中医师承学堂

伤寒理法与经方临床

张英栋　著

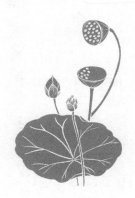

中国中医药出版社
·北　京·

图书在版编目（CIP）数据

伤寒理法与经方临床 / 张英栋著 . —北京：中国中医药出版社，2015.9
（中医师承学堂）

ISBN 978-7-5132-2682-0

Ⅰ . ①伤⋯　Ⅱ . ①张⋯　Ⅲ . ①《伤寒论》—研究　②《伤寒论》—
经方—临床应用　Ⅳ . ① R222.29

中国版本图书馆 CIP 数据核字（2015）第 161684 号

中国中医药出版社出版

北京市朝阳区北三环东路 28 号易亨大厦 16 层

邮政编码　100013

传真　010 64405750

三河市双峰印刷装订有限公司印刷

各地新华书店经销

*

开本 710×1000　1/16　印张 16　字数 261 千字

2015 年 9 月第 1 版　2015 年 9 月第 1 次印刷

书号　ISBN 978-7-5132-2682-0

*

定价　38.00 元

网址　www.cptcm.com

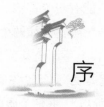

序

中医殿堂，从何门而入？

刘观涛

中医临床的殿堂，到底该从何门而入？——这是一个严肃的问题。

汗吐下和温清消补，八法之门，从何而入？

中医治病，正如我们乘坐交通工具到达某地，是乘飞机、乘轮船、坐火车、开汽车、还是骑自行车而去？在多数时候，不可能既有飞机的快捷，又有自行车的便利（除非是享受"专机待遇"的特殊乘客，但必有费用高昂之弊）。

任何一法用之，有其利，则必有其弊。

有人会说，莫若取各法之长，而避各法之短。

八法之中，的确有和解之法。然而，和法有"和解冲突双方"之利，则必有"难以力专效宏"之弊。

纵观中医临床各家学说，有侧重从"汗吐下"之门而入中医殿堂的攻邪学派（如张子和，所谓"邪去正自复"）；有侧重于从"补法"之门而入中医殿堂的温补学派（如薛己及当代的火神派医家，所谓"正回邪自去"）；有侧重于从"清法"之门而入中医殿堂的寒凉学派（如刘河间、朱丹溪）；有侧重于从"消法"之门而入中医殿堂的化瘀学派（如王清任）；有侧重从"和法"之门而入中医殿堂的柴胡学派（如被誉为某柴胡的名医们），所有学派殊途同归，均致力于驱邪扶正，只是入门之法有所不同而已。

对于一位优秀的医家来说，"从何门而入"都能最终到达中医殿堂。

只不过，任何一"门"，有其利则必有其弊。

或许有人继续"叫板"：我们综合各家所长，岂不两全其美？

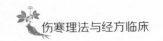

请大家思考：一个国家为什么只能有一个首脑？一个医院为什么只能有一个院长？为什么一支军队只能有一个统帅？假如两个、数个首脑、院长、统帅"集体做主"岂不可以综合各家所长，岂不两全其美？

实际上，一个首脑的制度，就是为了当"各家所长"兼容并包时，首脑可以主持"综合之"；当"各家所长"冲突矛盾时，首脑可以主持"取舍之"。——具体到中医诊疗，当我们面对复杂交织、相互掣肘的病机之时，必须做出"主次分配"，能够"两全其美"当然最好，但多数时候更要考虑"两利相权取其重，两害相权取其轻"。——所谓首脑的作用，最关键、最重要的是发挥"冲突矛盾"时的取舍决断。

我的朋友张英栋先生，选择从"汗门"而入中医临床的殿堂。

当然，他临床时也广泛应用"下、和、温、清、消、补"诸门，乃至最终以"正汗指征"融会贯通八法应用。

从"汗法（发汗解表）"到"广汗法（给邪出路，治疗里证）"

张英栋先生与国医大师李士懋一样，所提出的"汗法"已经并非解表发汗之法，而是包括解表发汗在内的、不仅局限解表发汗的更广泛的汗法应用，称之为"广汗法"和"正汗指征诊疗体系"。

通常谈起"汗法"来说，当代医家大多只是应用在针对"表证"的解表发汗，而忽略了诸多"里证"亦可用汗法"给邪出路"的广泛应用。对此，国医大师李士懋已经阐释甚详，不必赘言（读者可参见《李士懋田淑霄医学全书》）。疾病无非表里而已，汗法之应用，占据何止半壁江山，简直是十之七八。

从"汗法（发汗解表）"到"广汗法（给邪出路，治疗里证）"，只是张英栋学术探索的第一步。由此，张英栋又将"汗法和广汗法"扩展为融会贯通八法的"正汗指征诊疗体系"（请读者注意：张英栋先生亦习惯将"正汗指征诊疗体系"称之为"广汗法、泛汗法"。但笔者认为，这种在中医界独树一帜的"恢复正常，以汗为凭"的诊疗体系，用"正汗指征诊疗体系"似乎更为恰切）。

综合八法，临床广泛应用"正汗指征诊疗体系"

张英栋在临床时的"首脑风格"是：假如其他治法的"正常指征"不是特别明显的时候（比如，并非大便秘结的下法指征，并非虚寒明显的温补指征），要广泛考虑从"正汗指征"之门而入中医殿堂。即便有其他治法的明显指征，也不能忽略"正汗指征"。

为什么呢？

因为诸如正常便下、正常温热等其他指征诊疗体系，已经为临床医生广为熟知，但正常汗出指征的诊疗体系，却并未引起医界的高度重视。

所以，除了用汗法、广汗法"通过发散，治疗表证、里证"，张英栋还继续在学术上跨越：综合八法，执一驭万，成就了其临床广泛应用的"正汗指征诊疗体系"——张英栋先生通过"正汗指征"这种创新的中医诊疗视角，来把"治病八法"融会贯通。

从对疾病"诊断"的角度来看，是否"正常汗出"是判断疾病的普适性指征。正如同通过诊断"大便异常"一样。当然，假如患者"正常汗出"，那就可以通过其他诊断方式再进行诊断，不能仅仅依据"正常汗出"而判断其身体完全健康。

从对疾病"治疗"的过程来看，是否"正常汗出"是判断疾病向愈的重要指征之一（以前很多医家对此容易忽视）。假如其他指征皆已向愈（如大便正常），但没有达到正常汗出，那仍然说明疾病并非痊愈，仍需诊治。

如上所述，所谓"正汗指征诊疗体系"，可以通过各种治法（如汗法、下法、清法、和法等，不局限于汗法和广汗法），来达到"正常汗出"的效果。

"正汗指征诊疗体系"虽非万能，较之诸如"正常便下指征、正常温热指征"等常用指征，相对来说普适性更强、应用范围更广。但也是最容易被当代医家普遍忽略和冷落的诊疗体系和学术思想。

都知道张英栋先生主攻银屑病，运用"正汗指征诊疗体系"治疗银屑病是其特色。那么，"正汗指征诊疗体系"，是否能适用于所有的疾病呢？

张英栋回答："当然能！以'正汗指征'的视界切入临床，适用于所有的疾病，非仅银屑病。——就像我所掌握的《伤寒论》六经辨证，能够适用于所有的疾病一样。'正汗指征诊疗体系'与'正常便下、正常温热等其他指征诊疗体系'，共同构成了中医诊疗体系的宏伟殿堂。"

2015 年 5 月 1 日

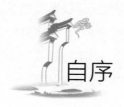

自序

"道""科学""序"

张英栋

大道至简，这是日常说滥了的话，我们真明白吗？

科学，这同样是真理世界的口头禅，并且还被很多人当作打人的武器，但是打人者和被打者思考过"科学"的真正涵义吗？

秩序之"序"（不是自序之"序"），这是通过刘明武先生的著作我才开始关注的一个词，但是此前类似的思维活动早已开始运行，比如合拍，治疗要顺应人体的节奏。

在经方应用如火如荼的当前中医界，也存在某些"虚火妄动"现象，思考中医的"道"势在必行。

什么才是经方应用的"至简大道"呢？理、法、方、药、量、用六者，理为先。于是，笔者无时无刻不在倡导中医的理，并且在《中国中医药报》开设了"理法与临床"专栏，本书的题目"伤寒理法"亦在"经方应用"之前。经方应用的理是什么？或者说在哪里能找到经方应用的理？笔者目前的认识，是在人体的规律中，在自然界的规律中，在《易经》《道德经》《黄帝内经》等中华元典描述的规律中。

道是方向，离开方向，跑得再快又有什么用？

有道就可以了吗？也不是。明白了道的重要性，掌握好方向后，要去实际地解决问题，还需要实际的技巧、工具，这也就是"理可顿悟、事宜渐修"所要表述的道理。

任何事物的重要性都是相对的。

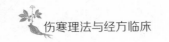

如果已经有了足够的技巧，这时候，最重要的是道，是方向的把握。

而如果只会"纸上谈兵""坐而论道"，那么这时候，最重要的便是"说一次不如做一次，做一次不如错一次"的实际经验教训。

这也叫针对中医学习问题的"辨证论治"吧。

说完道，再来说科学。

科学，核心涵义就是"分科之学"——分门别类地解决问题。从这个角度讲，分得越细，就越"科学"。

但强调"科学"的同时，需要随时地把握"道"的方向，随时地调整方向，随时地关照解决问题的初衷，"科学"才不至于在纷繁复杂中迷失，在过程中忘了初衷。

与"道""理"相对应的，按传统的说法讲，是"器""术""事"。这些说法，笔者觉得都没有"科学"更包容，更有现实意义，更容易将现代人的生活与先贤的思想联系起来，于是笔者选择了"科学"与"道"相对应。

序，笔者还没有太多的心得，先记下两句高大上的话，与同道共勉吧。一句是《周易·乾·文言》中讲的"与四时合其序"；一句是《周易·艮卦·象传》中讲的"艮，止也。时止则止，时行则行，动静不失其时，其道光明"。笔者的理解就是：做医生时，要找人体健康的规律，争取与这个规律合拍，这就是"合其序"；做人时，体味"厚积薄发"的规律，"时止则止，时行则行"，动静"合其序"。"序"，说白了，就是节奏吧？

规律、实效、节奏，应该就是"道""科学""序"的通俗解释。

以上讲的都是道理，而有部分读者似乎更喜欢看事实，下面把一篇2012年写的"道理融于事实"的旧文附于后，希望可以带动大家开始独立思考中医之道、科学、序，中医的规律、实效、节奏。

如何让自己的专业知识能帮助到更多的人？如何让大家以一种相对轻松的方式接受正确的思想？在某一日骑自行车锻炼远行的路上，一个想法跳进我的脑海——写评书。

医学是严肃的，是针对人的、帮助人重获健康的学问，既要找一种通俗的方式，但是还要保证正确性。在认真思考过医学科普节目的得失后，我得出以下的结论：以刻意地简化专业知识来换取"普及"，是得不偿失的。普及的前提是正确，如果不够正确、准确、精确、明确，普及又有什么用？

于是我给自己的普及提出了一个前提，一定要正确。

《伏牛记》的写作，首先是完全以事实为依据——方药是如实的纪录，思路是尽量还原当时脑海中的思考。除了病者名字是虚构的以外，其他的都是真实的。要探索的只是一种更容易被读懂的写作方式——为了让自己写得不很累，更自由些，有兴趣看的读者也不觉得累，更容易在轻松的氛围中了解什么是中医、什么是医学、什么是病、什么是健康……

第一回：病有缓急，岂料中考临近日；治有盛平，磨刀不误砍柴工。

话说 2011 年的 4 月 21 日，一个个头高挑、学习很用功的女孩，得了一种病，一种把自己和家人都吓了一大跳的病。得病不足 10 天，小拇指甲大小的红斑就长满全身，在对于医学知识了解不多，甚至一些不太专业的医生那里，这都是很"严重"的病啊！在得病的最初，以闫昕学习很棒而自豪的一大家子人，都被突然降临的"灾难"给吓蒙了，如果没有央木医生的"系统、综合"治疗帮助，他们无论如何也不会得出最初只是"虚惊一场"的结论。

看病第一天，全家总动员——爸爸、妈妈，大姑、大姑父、二姑、二姑夫……如果不是目的地是医院，别人一定会以为是一大家子人要去参加一场家族庆典。

女孩名字叫闫昕（化名），17 岁，学习成绩连年在学校排名第一。闫昕有两个姑姑都嫁到城里，只有父亲一人留在农村。那年她上初三，在备战中考。如果能考上城里的重点高中就可以不花钱上，如果成绩不够，差一分就需要花几千。所以说，孩子不仅在学习，而且在给父母"赚钱"，不是有句话说：省下的就是挣下的吗？

女孩十几天前开始喉咙疼痛，一是没有正确的观念——有病需要分析病为什么得，正确治疗才能不损害人的健康；二是没有时间去看，好学生都是争分夺秒学习——老天爷总是不公，有的人时间用不完在挥霍浪费，而真正需要时间的人却时间总不够。于是就随便去小诊所买了点消炎药吃，埋下了得牛皮癣的"伏笔"。

在后来健康报发表的《感冒误治容易诱发银屑病》，和一系列的讲座中，央木医生把"感冒 - 喉咙疼 - 银屑病 - 癌症"的变化总结为"疾病前进四道门"的理论。当时还没有那样成熟的理论体系，但是对于消炎药的压制症状的危害已经有了深刻的认识——有病需要让病有出路、让病走，而不是压住让病

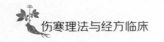

看不到了就行了。

如果当初闫昕喉咙疼痛的时候，知道应该用一点散的药物让喉咙那里憋住的火往出走，就没有后面的"虚惊一场"了；而如果喉咙疼痛压住了，压到更深层，以银屑病、牛皮癣的形式爆发，还是用寻常的压制的方法治疗的话，那将不会只是虚惊，而是一辈子的魔障。

生活是不可以假设的，生活是一条不会回头的河。

在喉咙疼痛吃了消炎药后，喉咙的问题暂时缓解了（注意缓解不等于解决，而可能是姑息养奸）。没有想到的是，很快皮肤上开始出现红点，并且很快蔓延至全身，包括面部，红点上面还是白色的鳞屑……

在不懂的人来看，这真是"洪水猛兽"——因为真快，因为真猛烈，因为真吓人。

但在央木医生眼睛里，这是"阳证"——是身体抵抗力旺盛，是一家人快速携手，把所有的门都打开，把身体里面问题都给快速地赶出来的结果。这种时候最好的治疗，一定是发散的治疗。有人提出来，这个急性点滴型进行型银屑病上是显不出医生本事的，因为比如青霉素之类用上1个月，也能迅速地"治好"这种病。央木医生给出的解释是：体内的垃圾被用力地扫除出体外，人体大门口是浮土，也就是所谓的"急性点滴型进行型银屑病"，继续清扫很容易清除，使之远离人体，并且注意日常清扫，以后有可能就不需要"大扫除"了。浮土扫出去容易，因为浮，往回扫同样容易，用消炎药、清热药就是把门口的浮土往家里扫，扫回来怕给风吹出去，还浇了水、和成污泥，这样是不容易再出了，出也不会像尘土那样散着出，是出的看起来少了、厚了、局限了，但这是好事吗？对于人体，里面攒上一堆污泥，这是很糟糕的，这也许就是癌症的雏形。所以说同样快速的治疗，方向不同，对于人体的作用来讲，应该是有天壤之别的！

4月21日兴师动众地一大家子来看，看病的结果是，无药而返。因为闫昕起了牛皮癣之后吃了不专业的医生开的"压"的药，央木医生让她先回去适当运动锻炼，同时停药看看身体自身的恢复。关于停药的原因，央木医生在后来的一篇《中国中医药报》专业版头条的文章里解释道："经过一定时间的'不治'，患者的身体状况会在一定程度上回到排除'药邪'干扰的本真状态，为进一步治疗提供基础。笔者在接诊新患者（急症除外）之初，都会安排半个月到一个月的，停用所有内服外用药物的治疗前准备阶段……"

　　虽然没有拿上药，但是一家人很高兴。央木医生说了，这种能自己发得很多、很散的病一般好治疗，并且治好了注意调整可以这辈子不犯。没有拿上药，但是收获了治疗的信心，并且听到这种被人渲染得很恐怖的病可以治好了以后不犯，闫昕一家都揪着的心放下了。两个姑姑会经常关照留在村里的哥哥一家，加上闫昕学习优秀、懂事听话，姑姑们在她得病后也是心急如焚，能找到非常专业的央木医生，是大姑的功劳。

　　减少了恐惧，收获了疾病可以治愈的"神"后，闫昕的病在逐渐变好。央木医生一直在到处传播着正确的理念：医学应该给人信心，医学是帮人找回健康钥匙的学问，而不是像现在这样宣传对于疾病的恐惧和对于药物的依赖。推销检查技术、努力找病、推销药物，让你依赖药物的不是真正的医生。这些是从国医大师陆广莘先生那里学来的，内行都知道正确，但是宣传理念是没人给钱、不能养家糊口的，国家没有给宣传以足够的经济动力，所以讲的人少。而实际上，从中医的角度讲，宣传正确的理念是在给患者"神"，"神"不是迷信，是心中的信念、是人体内可以指挥气血的皇帝。《黄帝内经》讲：如果治疗是正确的，但是"功不立"，这是为什么呢？是因为"神不使"。治疗的手段从外面来帮助人，但是人体内部的"神气"没有调动起来，"施治于外，神应乎中"才能治好。无论再好的治疗方法，如果没有调动其患者自身的积极性来，最后也可能会以失败告终。这也是央木医生著书立说的用意所在，病人太可怜了，有那么多的以"医疗"为名的商业机构都在吓唬他们，摧残他们自身的"神"，不就是在制造"功不立"的结果吗？

　　5月5日复诊。这时闫昕已经彻底服了央木医生，还没有服药，平素无汗干燥的皮肤在锻炼后已经开始有汗，而皮损已经有开始消退的迹象。央木医生还问了她是否渴、大便是否干等问题。闫昕平素口干，但是不喜欢喝水，大便干，2至3天一次。

　　脉象、舌象央木医生认为出于每个医生的主观判断，这个医生认为舌暗的那个医生认为是深红，这个医生认为脉缓的那个却认为滑，所以参考可以，但是不能拘泥，也不能以此来建立探讨的平台。对于闫昕的脉象、舌象，记录是"左脉细弦，右脉浮滑有力而不甚紧。舌尖红，苔中腻，舌下淡，略郁"。

　　对于急性泛发的银屑病而舌苔腻，最先想到的是开表、散郁、化湿，但此患者热象较明显，而脉中紧象不明显，所以先以通脉开郁试探：

黄芪50g，葛根30g，石斛45g，丹参30g，怀牛膝30g，生白术30g，生麻黄3g，金银花15g（后下），白酒1两（逐日递增，后下）。4剂。

其他药浸泡60分钟左右后，大火熬开，小火熬90分钟。然后调成大火，沸腾后，加入后下的金银花和白酒，熬3分钟。取药液400至500mL，分为两三次，饭后服。每次服药必须熬开再晾温后喝。

另嘱：每天吃油炸虾500g。

方子里葛根、石斛、丹参、怀牛膝是通脉活络而作用重在下肢；生麻黄、黄芪、金银花、白酒是作用于表而望得汗；生白术治湿而通便。

5月9日，大便已变稀，由原来的两三天一次，变为一天两三次。

白酒已经加至4两。后面两日递增一次。

出汗和皮损进步不大。快中考了，嘱咐其精神要放松。

石斛45g，怀牛膝30g，黄芪150g，当归50g，金银花20g（后下），白酒已用至4两，两日增加一次，后下。3剂，先煎3分钟取药液100 mL，再煎90分钟取药液300 mL，晚上一次服下。

关于500g油炸虾，闫昕表示不想吃，央木医生帮她分析，饮食的喜好也是病因的一部分，改了病就容易好，坚持错误的习惯，病就不容易逆转。

5月12日，还没有请假，嘱咐这次一定要请假，只有集中精力把治病这件事告一段落，才能集中精力应对中考。

昨天酒喝到5两，头晕、恶心。

先用小柴胡汤2剂治疗郁热，2剂后打个电话，看是否再回头用前面的方子（仿四神煎），把酒改为2至3两。

柴胡15g，黄芩12g，党参9g，炒甘草9g，姜半夏9g，生姜7片，大枣6枚。去滓再煎。

5月16日，已经请假。2剂后没有恶心，原方加酒2两，未出现不适。

精神状态欠佳，出汗变好，现在遍身有汗，小腿上略少。

晚上喝上药，半夜1点会开始泄泻，解释：补水作汗源，多余的泻掉。

皮损摸起来明显变平。原来皮肤干，从上周四开始抹香油，日十余次，皮肤不干了。告诉她以后不可让皮肤干，干就偏离了"温润"，是银屑病的预兆。

家里可以泡澡，不觉得上火。补诉：素月经正常，不疼痛，每次来一周。

麻黄30g，首乌藤50g，侧柏叶120g，3剂，"无感温度"泡澡。

腿上连片处洗后，先用乐肤液，后抹香油。

口服：桂枝12g，茯苓15g，桃仁6g，丹皮9g，赤芍12g，3剂，煎60分钟。

5月19日，从泡澡开始，晚上睡不着。但是泡了以后，出汗明显变匀。有利有弊，趋利避害。

这次腿上明显好（可能和泡澡、乐肤液都有关）。

麻黄30g，首乌藤150g（增加了100g），侧柏叶120g，4剂，外洗。

口服：桂枝12g，茯苓15g，桃仁6g，丹皮9g，赤芍12g，麻黄6g，连翘18g，黄连3g，4剂，熬60分钟。

5月23日，诸症均好，睡眠也变好，精神佳、出汗匀、皮损薄。

停用口服汤药，改用保和丸1丸，日三次；桂枝茯苓丸1丸，日三次，善后。

泡澡方同前，凸起处用乐肤液外涂。

6月9日，10天后中考，出汗很好，身上皮损都变平。

嘱咐考试前就停用所有药物，注意饮水，精神别紧张，适当运动，这就显示出当初让她休息的好处，前紧后松的治疗安排不仅顺应了治病的规律，也满足了考试的要求。后来知道小姑娘中考考得很好。

6月27日随访，只余左腿和腹部还有三五点皮损，其余均已光滑。

2011年5月5日开始看，至今42天，集中用药22天，已经有20天不吃药，目前效果很好。总结此病例，不外顺治（与逆治不同），顺天、顺理、顺情（病人之情），如果更顺些，提前请假，她可以好得更快些的。

7月14日随访，精神、出汗好，皮损全部消失，觉得印的颜色减轻1/3，想让印退得更快些。

口服：藿香正气胶囊，4粒，日三次；加味逍遥丸，1袋，日三次。

麻黄汤方外洗。

2011年8月收到一条短信，闫昕大姑写的，感谢之词溢于言表。

2011年9月闫昕父亲送来锦旗，落款"张先生全家"，当时央木医生在某论坛担任总版主，名号也是"张先生"，如此则成了"张先生全家"给"张先生"送锦旗，也是一段笑谈。

一年后（2012年）闫昕大姑的女儿也患银屑病，正值五六月，找央木医生看了一次，说先不要用药，放松心情，吃羊汤，让准备好了过暑假的时候看。孰料没有用药自己就好了，大姑更是感激涕零，逢人便讲央木医生的光辉事迹。

以上是笔者要写的评书《伏牛记》的第一回的草稿，诊务繁忙，学业颇紧，第一回写了一个草稿，就搁置了下来。整理旧稿时看到，敝帚自珍，写本书稿的时候想到，小柴胡汤、桂枝茯苓丸方、麻黄汤都是经典的经方，四神煎、藿香正气、逍遥方、保和丸方都是笔者自己使用过的经验方（关于何谓经方，笔者在《银屑病经方治疗心法》中已有详细论述，请参考）。笔者活用古方，以理为指导，取得了预期的疗效，可为笔者用伤寒理法于经方临床添一佐证，借来作序，就正于同道。不当之处在所难免，敬请指出，笔者会在今后的学习中修正。

2015年6月于奉亲养老斋

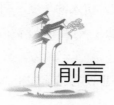

气机论与"正汗指征诊疗体系"

张英栋

学习《伤寒论》是为了什么？

是为了学习而学习吗？

不是，起码对于我不是。我一直以来对于自己的定位就是一个临床医生。我的所有努力都是为了临床疗效更扎实，学习《伤寒论》的目的，也不除外。也就是说，我学习《伤寒论》是为了用起来可靠，而不是说起来漂亮。这是需要读者注意的。

也就是说，我的学习和研究是基于临床的。

这是我对《伤寒论》探索的前提。所有的咬文嚼字和参酌天地，都是为了提高临床疗效。

我临床见到的主要疾病，是和张仲景先师见到的不一样的，所以我只能学习张仲景的思维方法而"寻其所集、思过半"。不能照搬、不能对症选方有的时候也是一种好事，它逼着你去研究其中的机理，而不是照猫画虎。

了解了以上的前提，会方便大家了解我对《伤寒论》临证探索的几点体会。

其一为气机论，实际上就是对于人体得病之理和治病之理的探索。

关于对人体生理病理的重视，仲景早有明训，可惜后学者真正看到、看懂的不多。"见病知源"是仲景在《伤寒论》序中的原话，便是仲景重视人体得病、治病机理的明证。不"见病知源"，只"见招拆招"，想要治愈疑难病、系统性疾病，难！

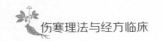

人体的生理是怎么样的？每个人切入的角度不同，于是表述不同。《内经》云"升降出入，无器不有"，基于此，笔者对人体生理状态的表述是"人体气机升降出入的正常状态"。

有了生理作为参照，人体的病理便容易描述了，为"人体气机的升降出入失调"，笔者简称为"气郁"。

有了生理状态和病理状态的比较，治疗的原理便容易懂了——使人体由病理状态回复到生理状态，从气机的角度来讲便是"调整气机的升降出入"。简而言之，便是"由郁变通"。

"郁"是金元四大家之首刘河间解读临床所见的一个法门。有邪者气血不通、气机郁闭，正气不足者同样会气血不运、气机不利，治疗的目的不外乎"疏其血气令条达"（《内经》语），实者攻之使通，虚者补之使通。这个和教材体系是不一样的，一听"气郁"，会有人误解为教材体系的气滞，容易局限于实证，把"郁"换作"气机的升降出入失调"这种提法为大家理解刘河间常讲的"怫郁"提供了一个桥梁。

其二为广汗法（即"正汗指征诊疗体系"），即是"给邪出路"的思维在表系统障碍（即"出汗障碍"）时的治疗大法。

"给邪出路"是治疗的目标吗？还是"给邪以出路"，进而让出入恢复正常才是治疗的目标？

"给邪以出路"只有通过正常出汗才能实现？还是通过大便、小便、月经、唾液等都可以实现？

……

这些问题时刻萦绕在笔者脑海中，指导着笔者临床的进步。汗，在我的脑海中，早已不是发散的手段，而变为身体局部恢复正常的标志。简言之，正常是我临床考虑最多的事情，我们的治疗不是让症状看不到了，而是要为患者长久的健康负责，医生要帮助患者在其体内建立健康的、趋于正常的新秩序，让患者的机体进入健康的良性循环中。

毋庸讳言，入手时的"汗"是以麻桂剂"开太阳"得汗为主的；但是很快便上升到了"气机通利、得汗而解"的境界；进而又找到了"气机恢复、自然汗解"的新高度。到最后就不分实证、虚证，都可以从正常的出汗这个指标上，找到可靠的立足点。这也就是"正汗指征诊疗体系"——以健康、正常的出汗指导疾病的诊断和治疗。

这个体系最初着眼于以正常的出汗为目标的所有方法，笔者命名为"广汗法"。后来中医传播专家刘观涛先生认为这一学术体系，在诊断和治疗中有着前人未曾重视的巨大价值，不妨命名为"正汗指征诊疗体系"，以免与发汗解表近乎同义的"汗法"相混淆。对此，我非常认同。

"正汗指征诊疗体系"（我亦习惯称之为"广汗法"或"泛汗法"，此前我曾在《中国中医药报》等报刊发表多篇关于"广汗法"的文章）脱胎于《伤寒论》，但是不局限于《伤寒论》，把"汗"与"健康""正常"直接联系起来，便让"汗"成为了一种治疗的大法，不仅仅是"发汗解表"的手段。

广汗法，让"汗"离开了法，与人体的健康直接相通。

正常的出汗（符合正汗四要素）是健康的标志之一，医学的最终目标是恢复健康。广汗法让治疗直接与最终的目标联系了起来，以避免治疗中出现方向性的错误。

广，第一个含义便是用方的广，不再局限于开表，只要涉及"阴、阳、内通道、外通道"的用方用药，都可以归于"广汗法"。人体所有系统的不通都会与表的不通有关联，"不止于表，不离于表"，"不止于汗，不离于汗"，这便让一个"汗"中，"八法备焉"。

广，第二个含义便是用法的广，不再局限于用药。通过调整外界温度得"遍身微汗"是不是广汗法呢？通过性情调整，得"遍身微汗"是不是广汗法呢？这些都是，都可以归于"广汗法"，"四多两温度"（适度多晒、适度多动、适度多穿、适度多吃发物，身体的温度、心灵的温度），皆为"广汗法"。

广的第三个含义是适应证广，这个是后话。第四个含义是眼界广，以开放的心态接纳更多与汗、与健康相关的知识与智慧。

气机与汗，是人体生理、病理的瞭望口，是笔者认识人体、改造人体的工具和标尺，能明白这两点，便掌握了进入笔者中医思维的钥匙，希望更多的中医人与我一起思考，一起进步。

其三为反对"方症对应"成为中医的主流。

前两点是立，而这一点是破。

"方症对应"与"方证对应"，有什么本质的不同吗？虽然后者常常被有些学者解释为证据等，但是从文字考证的角度，"症"和"证"两者在古代是一

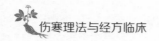

致的。也就是说，在古代"证"即是"症"，关于这点，本书第八章"经方应用杂谈"中有详细解读，在此不再赘述。本书除了强调"证"的现代称谓错误的时候，其他地方都径直写作"症"，以恢复古义，减少歧义，文中不再做说明。

在前言里需要强调的是，无论讲"方症对应"还是"方证对应"，都是以方为主体的，而不是以病、以人、以人对于自然的适应为研究的主体，与"见病知源"无关，与"临症察机"无关，能在这点上取得共识就够了。

方只是治疗的手段之一，很多时候不能说是主要的手段，更不是唯一的手段。

把一种治疗的手段，抬高到不该有的高度，是需要当代中医界反思的。

"医非小道"，医最重要的是理。

有理才能更好地用好治疗的各种措施（包括经方）。理，可以为经方插上翅膀，希望更多中医人重视中医的理，重视伤寒的理，重视经方的理。

2015 年 6 月 9 日

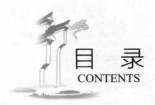

目 录
CONTENTS

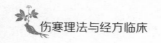

附篇　宜放斋随思集

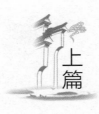

上篇

《伤寒论》理法

第一章 时代呼唤《伤寒论》理法

　　《伤寒论》产生于某个年代，某个空间，也就是说《伤寒论》产生有其特定的时空背景。

　　是不是也可以换个方向，这样说：某个特定的时空背景，借助于"圣人"之手，完成了《伤寒论》。

　　目前要借鉴《伤寒论》，必须认清，或者说努力认清《伤寒论》背后的时空背景。这样才可以更理性地学习《伤寒论》。

　　为什么《伤寒论》产生后经过了起起伏伏，经历了隐藏和发展，这个背后是否有什么规律呢？

　　《伤寒论》的产生、发展背后的时空变化规律，会帮助我们更好地认识"伤寒"病，更客观地面对"经方热"。

　　让我们一起来寻找《伤寒论》演变背后规律的蛛丝马迹——

《伤寒论》理法盛行的背景1——治法选择是时势使然

　　我国已故的著名中医学家刘渡舟教授在《论发汗解表法中的片面性》中提到，"要确切地承认伤寒的'寒'，就是寒冷之'寒'"、"从历史唯物主义的眼光来看，伤寒在我国也曾有过大的流行"、"伤寒既然是'寒'，而不是温，就应当用辛温之法"。以上的话我们可以这样理解，历史上的某些时期"伤寒"病有大的流行，既然病是"伤于寒"，所以产生了以"温"法为主的《伤寒论》。可以说在面对当时流行的疾病状况，温法的选择不仅是人为的选择，更是时势使然。

　　那么后来为什么还会出现其他的方法，出现其他的医学流派呢？在《中医各家学说》讲述吴有性对瘟疫论述的部分，我们可以了解到，"从公元1408年

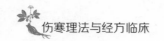

至 1643 年，发生瘟疫流行达 19 次之多……当时医家误以伤寒法治之，致使病人而死，比比皆是，不可胜计"，吴有性痛切感到："守古法不合今病……不死于病，乃死于医。"如果伤寒法效果好的话，会出现其他的方法吗？那为什么在"彼一时"有效的伤寒法到"此一时"却没有效果了呢？是因为气候变化在其中一定起到很大的作用。

在长期的临床实践中，中医界治疗思路的流行不是依靠医生的好恶，或者家传师授，而更多的是疗效使然，"适者生存"。某种治疗思路疗效好是因为正好暗合了自然界变化的规律，也就是说，不是某种治疗思路崛起于某个时代，而是某个时代自然界的变化规律选择了某种治疗思路。使用某种思路的人多了，便集合成医学流派。伤寒的方法不合于温病，是因为时势的变化。时势的变化中，气候的变化属于"天"的范畴，"人法地，地法天"，"天"的变化在所有的因素中应该是最重要的。

伤寒学派是中国医学史上一个很重要的医学流派，从东汉到现在 2000 多年，经历了由隐到显、起起落落的变化，用气候的变化决定医学流派兴衰的观点来考察，这样的变化有其规律在内。根据我国著名的气象学家竺可桢先生对中国 5000 年来气候的考察，从春秋到前汉时期，气候一直温暖，到了东汉末年，气候却急剧变冷，人类很难适应，天行寒疫，当时人口大量染病死亡。张仲景身逢其时，面对无法适应寒冷的疾病人群，勤求博采，总结治疗经验，写成《伤寒论》这部伤寒学派的奠基之作。从《伤寒论》写成到唐宋的 1000 多年时间里，它并不是很流行，这本书没有失传，有赖于王叔和的整理。王叔和生活在 3 世纪中期到 4 世纪初，此时我国"每年阴历四月（阳历五月）降雪。直到第四世纪达到了顶点……那时年平均温度比现在低 2℃～4℃"，我们可以理解为是这样的低温天气促使王叔和对于这本伤"寒"书的整理。《伤寒论》的复兴是在宋朝，从公元 1042 年到 1156 年，是伤寒学派重要医家庞安时、朱肱、许叔微、成无己生活的年代，气候寒冷的宋代，促使研究伤寒的著作大量出现。元朝之后到现在的 500 多年都属于第四次寒冷期，清代主要的伤寒学派医家喻昌、柯琴、张志聪等完成主要著作的时间都在 1620 ～ 1720 年之间。我们可以理解为，是寒冷的气候给这些医家提供了伤寒法实践的基础。

当然笔者也注意到了另外一些事实，如以寒凉为学术特点的金元四大家之一的刘河间生活的年代是公元 1110 ～ 1200 年，处于第三个寒冷期，却没有以温法为方向，他在《伤寒论》的基础上，总结经验，首先明确提出辛凉解表法以治当时的热性病，其谓："余自制双解、通圣辛凉之剂，不遵仲景法桂枝、麻黄发表之药，非余自炫，理在其中矣。故此一时，彼一时，奈五运六气有所更，世态居民有所变，天以常火，人以常动，动则属阳，静则属阴，内外皆扰，故不可峻用辛温大热之剂。"这提示我们气温的变化不是决定选择治疗方法的唯一要素，还有更多的规律在其中。不过以上讨论并不影响我们对于气温和医学方法相关性的判断，气温的变化与治疗方法的选取之间，有很大的关联。

进入新世纪，中医界崛起了一个新的医学流派"火神派"，这一派"重在阳气，善用辛热为长"、"善用大剂量姜、桂、附以回阳救逆，拯人于危"。火神派脱胎于伤寒学派，火神派方法的流行可以视为伤寒学派方法流行的一种延伸，从本质来讲都是研究"伤于寒"的。在临床上火神派的方法起到很好的治疗作用，笔者临床上对于久治不愈的银屑病（牛皮癣）患者，应用火神派的方法，取得较好的治疗效果。

《伤寒论》理法盛行的背景 2——话说时空背景

明代医家王安道在其《医经溯洄集》中有一段话："伤寒……发于天令寒冷之时……故非辛甘温之剂，不足以散之，此仲景桂枝、麻黄等汤之所以必用也。温病、热病……发于天令暄热之时……非辛凉，或苦寒，或酸苦之剂不足以解之。"这段话是说天令"寒冷"和"暄热"的气候，对于"辛甘温之剂"和"辛凉，或苦寒，或酸苦之剂"的选择起着决定性作用。清代医家喻嘉言《医门法律》中"凡治病不察五方风气，衣食居处各不相同，一概施治，药不中窍，医之过也"之说，认为地域、人群行为习惯等，对选择治法也起着决定性作用。

笔者认为，气候、地域、生活习性、疾病、治法的关系可以简单描述为：天、地、人的客观条件决定疾病，按疾病选择治法。这样的结论可以帮助我们从客观的角度分析时下的天、地、人，为临床寒温治法的选择提供客观依据。

下面从历史气候和地域特点对伤寒学派和温病学派产生的背景作一探讨。

从春秋到西汉时期，我国中原地区气候一直温暖，到了东汉末年，气候却急剧变冷，一年中寒冷时期超过半年。我国著名的气象学家竺可桢考察后得出当时"有几次冬季严寒，晚春国都洛阳还降霜降雪，冻死不少穷苦人民"的结论。气候寒冷的结果是"阴阳失位，寒暑错时，是故生疫"（曹植语）。公元161～219年短短58年间，疫病发生高达12次，间隔不足5年。张仲景生活在当时的中原地区河南南阳，在这样的气候背景下，"余宗族素多，向余二百，建安纪年以来，犹未十稔，其死亡者，三分有二，伤寒十居其七"，便是寒疫流行导致死者甚众的真实记录。当时的寒疫不仅在中国流行，外国学者详尽考证了这场灾难由亚洲向欧洲传播的过程。由于这场瘟疫，当时欧洲最强盛的东罗马帝国承受着日死亡人数8000以上的灾难，罗马城短时间内变得荒芜。

国内有学者认为东汉末年建安大疫是寒性流感，这场瘟疫有两个特点：一为时间长，范围广泛，死亡率高；二为以寒为基本特征。面对"伤寒"的大规模流行，张仲景"勤求古训，博采众方"，写成《伤寒杂病论》，可知辛温治法绝非凭空而来，而是"时势使然"。

东汉寒疫盛行，催生了伤寒学说，而明清的温疫流行，是诞生温病学说的温床。

据统计，明代1368～1644年间发生瘟疫53起，平均每5.3年1次；清代1644～1911年间竟发生109起，平均2.5年1次。明末医家吴又可在其《温疫论·自序》中说："崇祯辛巳，疫气流行，山东、浙省、南北两直，感者尤多，至五六月益甚，或至阖门传染。"有统计资料表明，这一时期的疫情与明清以前相比，突出的特点有四：一是疫情暴发更加频繁，不过由于医疗卫生保健水平的提高，死亡率反而大幅度下降；二是大规模者增多，其中大部分疫情的波及范围甚广；三是以温性者为多；四是疾病传染、流行的中心地带由汉代的中原为中心转移到江浙一带。这样的时空背景下，在对伤寒学说继承的前提下，温病学说应运而生。

伤寒学说诞生于东汉末年气候寒冷时期的中原地带；温病学说诞生于明末清初气候相对温和的江浙等东南热带地区。二者在认识外感疾病的临床基础、治疗思路及其方剂的创立、运用上却迥然不同。其发生、发展都是各自历史时期特定的天、地、人的客观选择。

寒温学说争鸣的焦点在于外感病发汗的方法。伤寒学派大家刘渡舟教授认为："在发汗解表法的认识上，存在学术上的先入为主，即学伤寒者，惯用辛温解表；而学温病者，则动手便用辛凉发汗。这种学术上的先入为主导致了发汗解表法运用的片面性和局限性。而在寒温两派争鸣的过程中，又出现了矫枉过正的弊端。"所以，刘渡舟教授强调："一定要从历史上寻找原因。"对选择寒温治法客观条件的探讨，可以将辛温、辛凉方法的创立和使用还原到特定的历史背景中，为当今临床规范化、客观化选择寒温治法提供思路。

《伤寒论》理法盛行的背景 3——当今天时为下元

读吴鞠通《医医病书》，其中第 5 篇就"三元气候不同"对于医学的影响有详细的阐述。吴鞠通认为：仲景为下元之明医，其所著《伤寒论》客观上是针对"下元"气候背景所生疾病而作，后世不可不辨自身所处是否为下元，就盲目地套用仲景的方法。这是笔者一直思考的"治法选择是时势使然"的东方版。

三元是纯粹东方术数体系中的内容，通俗地讲"三元"就是天的大气候变化的一个周期，时间为 180 年，按顺序称为上元、中元、下元，各 60 年。笔者数年前探讨治法选择的客观性时，依托的内容是竺可桢先生的论述，是西方方法对中国气候变化问题的研究，应该讲是西方版。

讲"三元气候不同"的现实意义是什么？据资料显示：从 1984 年至 2043 年，也属于东方术数体系中的下元。如果这个前提是正确的话，可以为近年伤寒学术流行及火神学说的崛起提供"天时"上的依据。《伤寒论》是为下元之年的疾病而写的，当今如果属于下元，则参考《伤寒论》方法治疗当今的疾病就变得理所当然。

讲"三元气候不同"对学习中医各家会有意义吗？答案是肯定的。大自然是一只看不见的大手，不着痕迹地指挥着人类的各项活动。无论是竺可桢先生对中国历史气候变化的研究，还是古代术数体系三元气候不同的描摹，都是在为历史上"天"的变化把脉。如果能把这种研究的成果及时补充到中医各家学术的研究中来，中医各家的兴替就不仅仅是停留在"知其然"阶段，而是进入到"知其所以然"阶段。过去更多地把中医各家的兴衰归结于"人事"，与"天时"比起来，"人"的因素应该不是唯一的。

为什么多数人不了解"三元"之说呢？吴鞠通找到的原因是"人多无是长

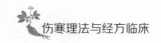

寿，不能遍历三元"，于是缺乏感性认识；加之"读书之时，得少便足，偏好偏恶……爱读简便之书，畏历艰辛之境"，缺乏理性而深入的思考。

"三元气候不同"对于医学的影响大吗？吴鞠通以其切身经历为据，说："余生于中元……温疫大行，余著《温病条辨》，以正用伤寒法治温病之失；及至下元甲子以后，寒病颇多。辛巳年，燥疫大行，死者无算，余作霹雳散以救之……余一人之身，历中元则多火症，至下元则多寒症、燥症……"对于当时已成大家的 70 岁高龄的吴鞠通老人的话，我们不可轻视。

时空背景决定了医学流派的变迁，并且可以宏观地决定今后的治疗向何处转变，我们应该自觉地去参考那个相类时间段的医学著作。虽然我们还不能明确地知道时空变化的规律，但是一定要对于时空的变化，心存敬畏，而不是因为不可知就狂妄地排斥。只有理性地信其有，才有可能在今后的研究中，一步步接近时空变化规律的真谛。

《伤寒论》理法盛行的背景 4——为"天"把脉，人定应天

上文中，笔者提到：大自然是一只看不见的大手，不着痕迹地指挥着人类的各项活动。无论是竺可桢先生对中国历史气候变化的研究，还是（吴鞠通讲的）古代术数体系三元气候不同的描摹，都是在为历史上"天"的变化把脉。如果能把这种研究的成果及时补充到中医各家学术的研究中来，中医各家的兴替就不仅仅是停留在"知其然"阶段，而是进入到"知其所以然"阶段。

为什么要研究中医各家学说？鉴古是为了知今。

在中医各家学说中找到的各家更替的规律，可以帮助我们客观地认识当今的中医，也可以预测中医发展今后的走向。

各家更替的原因是什么呢？或者说各家自立门派，提出理论创新的原因是什么呢？

是为了炫耀自己吗？

应该不是，用刘完素的话来说，"非余自炫，理在其中矣……此一时彼一时……"最大的理，莫过于天体气候变化的理。

近来学习《中医各家学说》（高等中医院校教学参考丛书），至陆懋修篇，对于"此一时彼一时"又有新收获。

陆氏不仅有《内经运气病释》《内经运气表》，在文集中还载有"六气大司天"专篇，着重论述临床理论与天体气候为病之间的关系。认为欲明前人治法之非偏，必先明六气司天之所偏。"三百六十年为一大运，六十年为一大气，五运六气迭乘，满三千六百年为一大周，遂以知古人之用寒用温，即各随其所值之大司天以为治，而在其人适与时合，往往有不自知者。其人而当湿土寒水，寒水湿土之运，则以温散补为治者非偏矣；其人而当风火火风，燥火火燥之运，则以凉泻清滋为治者非偏矣"。

"其人适与时合，往往有不自知者"，说得何其明白！理论的创新往往是不自知的，恰好顺应了天体气候变化的规律，于是流传，造福于当时。

陆氏由五运六气司天，推知河间著书，甲子四十三年，燥火用事，宜于凉；东垣著书，第六十六甲子，寒湿用事，故宜于温；丹溪著书，第六十八甲子，火燥用事，故宜于清。又以自己经历为之证，病之各随司天以变，这是个"人定应天"的问题。为医者能因时、因地不同而变通理法，这不仅不是偏，而是说明其懂得五运六气之理，能师古而不泥，自成一家之言。

陆氏原文曰："古圣昔贤著书立说，都是补偏救弊之人，仲景为医中之圣，师表万世。黄芩、白虎即守真所本也；建中、理中即东垣所本也；炙甘草汤、黄连阿胶汤即丹溪所本也。补泻温凉各随其运，设以守真而遇湿寒，决不偏于寒凉；东垣而遇风湿，决不偏于温补；丹溪而遇寒湿，决不偏于清滋。"这些给古人创立新的理论找到了客观的依据，这样创立新说便可以渐渐脱离神话。

对于司天之说、三元之说、中国历史气候变迁的规律，笔者还知之不深。但对于"理论创新是时势使然""治法选择是时势使然"的论断笔者却深信不疑。

理论创新，治法选择，一定不是创造者、选择者个人的抉择。在表面上主观选择的背后，一定有其客观的真理存在。

最大的理，莫过于天体气候变化的规律。

在理论、治法的变化和天体气候变化之间有什么复杂的关联？中医学"人定应天"之中究竟有什么样的秘密？其中细致的工作，需要一批人，甚至是一代人，需要多学科的学者一起来共同攻关，说明其中的机理。本文旨在抛砖引玉。

（本文资料整理自《中医各家学说》，人民卫生出版社，高等中医院校教学

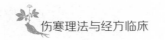

参考丛书，1992 年 8 月第 1 版，704 页）

《伤寒论》理法盛行的背景 5——读《天道与人文》有感

《黄帝内经》中有两篇提到"天文"。

一为《素问·气交变大论》：曰"帝曰：余闻，得其人不教是谓失道，传非其人漫泄天宝……岐伯曰：请遂言之也。《上经》曰：夫道者，上知天文，下知地理，中知人事，可以长久，此之谓也。帝曰：何谓也？岐伯曰：本气位也。位天者，天文也；位地者，地理也；通于人气之变化者，人事也。故太过者先天，不及者后天，所谓治化而人应之也。"

二为《素问·著至教论》曰："黄帝坐明堂，召雷公而问之曰：子知医之道乎……上知天文，下知地理，中知人事，可以长久，以教众庶，亦不疑殆，医道论篇，可传后世，可以为宝。"

"上知天文"是先贤认为医道中最首要的部分，而眼下，中医学似乎离"天道"越来越远了，有心去关注天道的人也越来越少了，或者说我们的知识体系让想关注天道越来越困难了。于是更多的人舍本逐末，避难就易，只热衷于入门手艺，而不深究天人的道理。

笔者对于"天"保持着浓厚的学术兴趣，在"全球气候变暖"似乎已经成为常识的今天，独立思考、探究后，发现真相远非这样。

气候，特别是气候的变化趋势对于医学的走向有着至关重要的意义。也就是笔者反复提到的"治法选择是时势使然"。治疗方法的选择，是有其客观性的，"气候变暖"则治疗需趋于多用寒凉，"气候变冷"则治疗需趋于多用温热，人的调整一定需要参照天的变化，这是天经地义的。于是，当再次捧读《天道与人文》一书时，觉得还有必要再次强调"气候变化"的趋势，提请同道独立思考。人定应天，气候变化的趋势是"天道"的范畴，不知"天道"，何以"长久"？

"全球气候变暖"是否成立，笔者认为可以从"全球"和"变"两个关键词来分析："全球"指空间，这个结论符合地球上所有的空间范围吗？还是只是观察了某个地方？是观测的中国、还是美国？赤道和两极肯定不会一样，这个结论是指同步吗？"变"指时间，既然说变，就需要说出时间的范围，是现在与 100 年前比变了？还是比 1000 年前，或者 10000 年前变了？如果没有时间范围来谈"变"，一定是有失严谨的。也就是说，离开空间限定和时间范围，来确定"全球"和"变"，我们有必要怀疑这个结论的客观和理性。

对于"全球气候变暖"的结论，我们只需要找到某个地方没有变暖的确切证据，就可以推翻。在竺可桢先生的《天道与人文》一书里，我们可以找到一些明确的、局部的、严谨的证据——"全球"包括中国，"变"一定包括五千年之间的变化，5000 年内中国某些地方比现在热的证据，在《天道与人文》一书中比比即是：

（1）殷墟甲骨文首先引起一些学者的注意，有人据此推断在 3000 年前，黄河流域同今日长江流域一样温暖潮湿。

（2）近 5000 年中的最初 2000 年，即从仰韶文化到安阳殷墟，大部分时间的年平均温度高于现在 2℃左右……

（3）……在殷、周、汉、唐时代，温度高于现代……

（4）由动物骨骼遗迹表明，在猎获的野兽中有獐和竹鼠……水獐和竹鼠是亚热带动物，而现在西安地区已经不存在这类动物，推断当时的气候比现在温暖潮湿。

（5）在武丁时代的一个甲骨上的刻文说，打猎时获得一象。表明在殷墟发现的亚化石象必定是土产的……河南省原来称为豫州，"豫"字就是一个人牵了大象的标志，这是有其含义的。

（6）5000 年前的仰韶文化以来，竹类分布的北限大约向南后退纬度从 1 度至 3 度。如果检查黄河下游和长江下游各地的月平均温度及年平均温度，可以看出正月的平均温度（现在比当时）降低 3℃至 5℃，年平均温度大约减低 2℃。

（7）仰韶和殷墟时代是中国的温和气候时代，当时西安和安阳地区有十分丰富的亚热带植物种类和动物种类。

（8）到了春秋时期（前 770 年至前 481 年）又暖和了。《春秋》提到，山东鲁国过冬，冰房得不到冰……此外，像竹子、梅树这样的亚热带植物，在《左传》和《诗经》中常常提到。宋朝 (960 年至 1279 年) 以来，梅树为全国人民所珍视，称梅为花中之魁，中国诗人普遍吟咏。事实上，唐朝以后，华北地区梅就看不见了。可是，在周朝中期，黄河流域下游是无处不有的……

（9）二十四节气是根据战国时代所观测到的黄河流域的气候而定下的。那时把霜降定在阳历 10 月 24 日，现在开封、洛阳（周都）秋天初霜在 11 月 3 日到 5 日左右。雨水节，战国时定在 2 月 21 日，现在开封和洛阳一带终霜期在 3 月 22 日左右。这样看来，现在生长季节要比战国时代短。这一切表明，在战国时期，气候比现在温暖得多。

（10）阅今日我国植物分布图，便可知司马迁时亚热带植物的北界比现时推向北方。公元前 110 年，黄河在瓠子决口，为了封堵口子，斩伐了河南淇园的竹子编为容器以盛石子，来堵塞黄河的决口。可见那时河南淇园这一带竹子是很繁茂的。

（11）中国气候在第 7 世纪的中期变得暖和，公元 650 年、669 年和 678 年的冬季，国都长安无雪、无冰。第 8 世纪初期，梅树生长于皇宫……第 9 世纪初期，西安南郊的曲江池还种有梅花……柑橘也种植于长安。唐朝大诗人杜甫 (712 年至 770 年)《病橘》诗，提到李隆基种橘于蓬莱殿……从 8 世纪初到 9 世纪中期，长安可种柑橘并能结果实……

（12）从这种物候常识，就可见唐、宋两朝温寒的不同。12 世纪初期，中国气候加剧转寒……

（13）13 世纪初和中期比较温暖的期间是短暂的，不久，冬季又严寒了……

（14）15 世纪到 19 世纪期间冬季……相对寒冷……这个 500 年 (1400 年至 1900 年) 的最温暖期间内，气候也没有达到汉、唐期间的温暖。汉、唐时期，梅树生长遍布于黄河流域。

（以上内容摘录自《天道与人文》，北京出版社，2011 年 6 月第 2 版，64 至 94 页）

竺可桢先生书中反复提到"仅仅根据零星片断的材料而夸大气候变化的幅度和重要性，这是不对的"，"地球上气候大的变动是受太阳辐射所控制的"，这些都在提醒我们对于"全球气候变暖"这样的随意结论应该持谨慎态度。"全球气候变暖"的结论，是与当代中医临床多用温热药取效的事实相违背的，这也可以作为驳斥"全球气候变暖"论的一个佐证。

希望更多的中医学者参与到气候与治法选择相关性的研究中来，让中医的治疗学研究更趋理性。"知其然更知其所以然"，"天文"应该是治疗方法选择真正的"所以然"。

第二章 三阴三阳推敲

中医，或者说中国各种传统学说，都选择阴阳——这种认识问题的范式。

阴阳是病位？病性？

三阴三阳呢？

发烧在阴阳的判断上有什么重要的价值？目前的医学界是否对于发烧存在着一些不合乎中庸的偏见呢？

从阴阳的思考中，我们会慢慢认识"中"——中医之中，中国文化之中，中国之中。

思维要高，而实践要细。

耐心清点着细致的辨识，随时提升至应有的高度。中医的品位就在对于阴阳的肯定、否定、看清、又模糊中……不断地螺旋式升华——

《伤寒论》三阴三阳本质——从"欲解时"谈"六病"

● 用阳气的"升降出入"——"圆运动"的模式来定位"三阴三阳"，即以人体阳气运动的不同状态来解读这些难题，正是"欲解时"带给我们的思路。

● "升降出入"是人体阳气顺应自然规律运行的方式，时辰是自然界阳气变化规律的客观尺度，而"欲解时"是两者的结合。

● 仲景以"欲解时"标志"六病"，让我们从中窥得"三阴三阳"的本质就是邪气中人深浅的阶段标志，即病位。

● 此病位非指脏腑，非指经络，但与之均有关，是把脏腑经络中与外邪中人相关的内容提炼出来，组合成新的概念，无法用别的更具体的内容来解释，只能叫"三阴三阳"，其中已经包含了阴阳气的多少、虚实、寒热等内容。

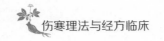

在《伤寒论》现存原文中，有6条格式统一的"欲解时"条文，如"太阳病欲解时，从巳至未上"。这6条"欲解时"条文在《伤寒论》的其他传本中也都义理相同地存在着，只是文字上稍有出入，如上条在其他传本中作"太阳病欲解时，从巳尽未"。看来"欲解时"的问题在《伤寒论》研究中是无法回避的。笔者通过质疑目前对"欲解时"研究的共识，试探这6条"欲解时"条文与"六病"本质的关系，希望与大家讨论。

对"欲解时"研究的共识

共识一："欲解时"是《伤寒论》中的"天人相应"学说

"人是大自然的一部分，天人相应……生命存在于地球这个大环境中，从低级到高级，再到人类，人的生命活动，都与太阳密切相关，人体的阳气随天阳的变化而变化"，这段文字摘于李心机《伤寒论通释》中对"太阳病欲解时"条文的解释，是说通过"欲解"这个桥梁，让人们发现了"人的病"与"天之时"联动的规律。任何尊重张仲景原意的学者，在面对这6条整齐划一的原文时，都应该领会到将《伤寒论》仅仅定位于"症候群""方证相应"的狭隘和局限，以"方证相应"入门则可，欲以之"登堂入室"或谓之"尖端"则不可。在探讨"欲解时"条文时，很多学者表达了他们的共识，如岳美中教授说"人身阴阳，合于大自然的气候……六经病亦多随其主气而解"；万友生教授说"六经病欲解时间问题是根据天人相应的理论而立说的"。

共识二："欲解"非"必解"，也可"欲剧"

《伤寒论》第193条云："阳明病，欲解时，从申至戌上。"第240条云："又如疟状，日晡所发热者，属阳明也。"日晡为申时。这样就出现了在申时，加剧和欲解两种可能同时并存的情况。历代医家对此逐渐达成共识，比如清代尤怡《伤寒贯珠集》云："阳明潮热，发于日晡；阳明病解，亦于日晡。则申酉戌为阳明之时。其病者，邪气于是发；其解者，正气于是复也。"舒驰远《伤寒集注》云："正气得所王之时则能胜邪……腹邪实盛，正不能胜，惟乘王时而仅与一争耳。是以一从王时而病解，一从王时而潮热，各有自然之理也。"皆谓病家阳气逢天阳趋势之助，"欲解"而非"必解"。邪气不盛战而胜之则解，邪气若盛则战而不胜，正邪交争加剧，反见症状加重。"解"与"剧"，均不出"欲解"范畴。

共识三："欲解"于"六病主时"

关于"六病主时"，历代《伤寒论》注家所用名词不一，但实质则同。其共识为"六病欲解时"即"六病主时"。笔者有意不用"六经主时"而言"六病主时"，是因为《伤寒论》主要谈"病"，而很少直接言"经"。其"三阳三阴""病"与"经络之病"有关，但与《素问·热病篇》中的"六经之病"绝非同义，故为了避免误导学者，采用"六病主时"的概念。历代注家对于"六病主时"颇有精彩之言，启人心智，如成无己云《黄帝内经》曰，阳中之太阳，通于夏气"，让人不要将"欲解时"拘泥于一日之内；方有执云"经曰，自得其位而起者，此之谓也"，提示时亦有位；张锡驹云"邪欲退正欲复，得天气之助，值旺时而解也……天之十二时又能助人体之正气也"，提示欲解于天助之时；黄实臣云"六经解时，所以发明六经之王时耳……正与邪各有盛衰，如邪盛正衰则至王时反加，若邪衰正盛则至王时而解"，提出了一个"王时"的别称；程知云"受病之经正气衰微，每藉力于时令之王也"仍是天助之意；上文已提到的舒驰远不仅说过"乘王时而仅与一争"，还说过"六经之病各解于王时之说亦不尽然，总以邪退则病愈，时不可限也"，提示学者不可拘泥。

我的思考

以上谈了古人从各个角度对"欲解时"所做的深刻思考，不外《伤寒论》中有"天人相应"的大道理，不可以只以方药汇集的"小道"视之；"于是发""于是解"的"欲解时"是客观规律，不容回避；"六病主时"有"其然"的特定时间。在学习的过程中，笔者发现有两个问题古今述之不详：一是《伤寒论》六病如何分阴阳；二是为什么某病会欲解于某时。

阳气"一日而主外"新解

《素问·生气通天论篇》云："故阳气者，一日而主外。平旦人气生，日中而阳气隆，日西而阳气已虚，气门乃闭。是故暮而收拒，无扰筋骨，无见雾露。"这里有两个特殊的字，即"外"和"闭"。如果顺着这个思路深入下去，"阳气者，一日而主外"的未言之意是否为"阳气者，一夜而主内"呢？日西则"气门乃闭"，那气门是哪些时候闭着、什么时候开、又是哪些时候开着的呢？笔者认为：平旦气门开，阳气一日而主外；日西气门闭，阳气一夜而主内。

关于阳气"升降"与"出入"

《素问·六微旨大论篇》云:"出入废则神机化灭,升降息则气立孤危。故非出入,则无以生长壮老已;非升降,则无以生长化收藏。是以升降出入,无器不有。"在带着"气门开闭、阳气内外"的思考阅读这段话时,笔者想到了白昼气门开,阳气出,尔后升;黑夜气门闭,阳气入,尔后降。这不是个如环无端的"圆运动"吗?正如《圆运动的古中医学》中的描述:"一年的大气……热则上浮,故夏时大气热浮而属火气……秋时大气凉降而属金气……冬时大气寒沉而属水气……春时大气温升而属木气";"一日之午时亦属火气……酉时亦属金气……子时亦属水气……卯时亦属木气";"人身亦有春夏秋冬",将人与天、一日、一年都以阳气的"升降出入"紧密地联系在一起。

阳气"出入"的气门和"升降"的边界

大自然阳气和人体阳气的运动都有着"气门开闭,阳气出入,阳气升降"的规律,落实到人体上,气门在何处,阳气升降的界限又在何处呢?《素问·阴阳应象大论篇》云:"邪风之至,疾如风雨,故善治者治皮毛,其次治肌肤,其次治筋脉,其次治六府,其次治五藏。"从这里我们可以推测"伤寒"为病由外入里的线路,从这个路线我们是否可以推知"病之内外"呢?

根据对"六病"症候的分析,可知三阴多为脏病,三阳则为非脏病。按外邪入侵的路线,可知相对脏为里来说,其余为外。气门是否就在脏与非脏交界的地方呢?相对于脏属阴来说,其余的为阳,阴阳本有内外的一层含义,太阴为阴之最即为最内,太阳为阳之最即为最外。故笔者认为阳气升降的边界就在太阴和太阳,具体说就是升不过太阳,降不过太阴。

从人体阳气的"圆运动"定位"三阴三阳"

《素问·天元纪大论》云:"阴阳之气各有多少,故曰三阴三阳也。"学者多据此认为"阴阳由一而三,是以阴阳气的多少为分类依据的"。但是有些问题用这样的思路无法做出解释,如对于太阴病与少阴病哪个病更重的问题,从《伤寒论》原文来看是少阴更重,但是从阴气多少来看应该太阴更重才对;为什么太阳和少阳要宣散,而阳明却要寒降呢?对厥阴的"阴尽阳生"的解读,按阴阳量的多少来讲,太阴"阴尽阳生"才对,等等。这些都是导致"欲解时"无法被人理解的节点所在。

用阳气的"升降出入"——"圆运动"的模式来定位"三阴三阳",即以人体阳气运动的不同状态，即升、降，出、入来解读这些难题，正是"欲解时"带给我们的思路。升和降是量变，而出、入，连同升极而降、降极而升是质变。这种解读强调了以病邪入侵的浅深分"三阴三阳"，与"阴阳气的多少"关系不大。如此说来，太阴主时阳气所处位置为离地面最远，少阴介于厥阴和太阴之间，比太阴要靠地面近一些。所以，少阴病的病位要比太阴病深。少阳为阳气出而升，太阳为阳气升极而降，阳明为阳气降而入，治疗时要模拟"欲解时"人体阳气的变化，故少阳、太阳需要宣散，阳明需要寒降。至于对厥阴"阴尽阳生"的解读，自然的阳气在地表上下的位置"阴尽阳生"，即在里面运行完毕，"尽"了，要开始在外面活动了，此处为"里尽外生"之意。

"六病""欲解时"与人体阳气位置关系

以下逐一解读"六病""欲解时"与人体阳气位置的关系：

"太阳病"是人体阳气在最体表的位置被寒邪所遏，"从巳至未上"，大自然的阳气在最外的位置隆盛，人体的阳气得天阳之助而有"欲解"之势。

"阳明病"是人体阳气入于胃肠，郁遏已久，无从疏泄，"从申至戌上"，大自然的阳气由最外向地面下降，郁遏的阳气得天阳下沉之势帮助而有"欲解"之势。

"太阴病"是人体在最深的脾的位置阳气虚损，"从亥至丑上"，大自然的阳气在地底最深的位置"一阳生"，人体的阳气得"夜半阳气还"之助而有"欲解"之势。

"少阴病"是人体在初升的肾的位置阳气虚弱，"从子至寅上"，大自然的阳气在向地表方向渐升，人体的阳气得天阳渐生之助而有"欲解"之势。

"厥阴病"是人体在脏病快还腑的位置阳气不足，寒热错杂，虚实互见，"从丑至卯上"，大自然的阳气在地表上下的位置"阴尽阳生"（阴指里，阳指外），人体的阳气得天阳之助而由虚转实，有"欲解"之势。

"少阳病"是人体阳气在胆气初升的位置郁而不伸，"从寅至辰上"，大自然的阳气在初出地面的位置升发，人体的阳气得天阳升发之势帮助而有"欲解"之势。

以上解读为了叙述方便，有5条用到了脏腑的名称，只有1条讲"体表"，实际上阅读《伤寒论》我们便可明白，"三阴三阳"病的病位概念容量极大，无法简单地用其他概念置换。它是一个功能性概念，不是简单的解剖学概念。

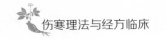

它以脏腑、经络为核心，但并不仅仅局限于脏腑、经络。

"三阴三阳"的本质即病位

综上所述，"升降出入"是人体阳气顺应自然规律运行的方式，时辰是自然界阳气变化规律的客观尺度，而"欲解时"是两者的结合。仲景以之标志"六病"，让我们从中窥得"三阴三阳"的本质就是邪气中人深浅的阶段标志，即病位。此病位非指脏腑，非指经络，但与之均有关，是把脏腑经络中与外邪中人相关的内容提炼出来，组合成新的概念，无法用别的更具体的内容来解释，只能叫"三阴三阳"，其中已经包含了阴阳气的多少、虚实、寒热等内容。后世的八纲辨证可以对其作出部分的、有限的具体解释，但是如果认为可以将"六病"刻板地用八纲解剖，第一个无法绕过的就是"欲解时"的6条条文。

《伤寒论》之"三阳易治三阴难"

《医学入门·痈疽总论》有"三阳易治三阴难"一语，专从经络循行部位考量。笔者学习《伤寒论》偶有一得，亦为"三阳易治三阴难"，然与彼不可同日而语。

仲景昔日"勤求古训"，而著《伤寒论》。古训中当有《素问·阴阳应象大论》之"故善治者治皮毛，其次治肌肤，其次治筋脉，其次治六腑，其次治五脏，治五脏者，半死半生也"一句。《伤寒论》中"三阳""三阴"至今众说纷纭，笔者参考《素问》"善治者治……其次……其次……"之意，以外邪入侵之病程阶段解之，颇能说明一些临床问题。此病程参考了时间，如"日传一经"，也参考了空间，如涉及经络区域的病变。但更重要的是依据了外邪由浅入深的步骤：气血不畅（正邪之争的战场）初在太阳皮毛，善治者顺正气抗邪之势迅速解决"战斗"，不善治者或者贻误战机，或者不识机体抗邪之势误治，导致病变向深进展。

"邪风之至，疾如风雨"，不识病，不识势，不懂得调整人体的正气使之有序，则病位渐深。由皮毛而肌肉，由肌肉而经脉，由经脉而六腑，最后入五脏。未入五脏者以腑病为主，相对容易治疗，迁延入五脏者，"半死半生也"。为了给病程系统归类，仲景采用了"三阳""三阴"命名（"三阳""三阴"归类在古代是极普遍的现象，据《黄帝内经释难》转引王玉川先生考察，中医古籍里有 29 种序次不同的三阴三阳)。

"三阳"多腑病,"三阴"多脏病。《难经正义》云:"以脏病深,腑病浅,分其难易耳。"即三阳易治、三阴难治之意。不过此为系统归类的概括,只言大概,不可绝对化,故《难经正义》又云:"然亦不可拘。"

三阳易治三阴难,病变深浅是一方面,但还有更重要的原因。《难经发挥》对于五十四难"脏病难治,腑病易治"的解读颇能启人心智,略述如下:

脏病何以难治? 这是五脏生理特征及功能决定的。一则人以五脏为本,《素问·六节藏象论》云"心者生之本","肺者气之本","脾胃者仓廪之本","肝者罢极之本","肾者封藏之本"。五脏发病,生命之根本受到动摇,故"难治"。二则五脏藏神,《素问·宣明五气》曰:"心藏神,肺藏魄,肝藏魂,脾藏意,肾藏志。"《灵枢·本脏》也曰:"五脏者,所以藏精、神、血、气、魂、魄者也。"五脏有病,会损及五神,五神之病药力难及,故"难治"。三则五脏的特征是"满",《素问·五脏别论》曰:"五脏者,藏精气而不泻也,故满而不能实。"五脏贮藏精微,是维持生命活动的基本物质。五脏有病,精微匮乏,就会产生种种虚证,虚证调补非短时间能纠正,故"难治"。

腑病易治,是因为六腑"实而不满",以通为顺,生理上是完成消化、吸收和排泄的。病理上多实,治疗上只要使之通,就可使功能得以恢复,因此在治疗上较五脏病症要容易治疗得多。

柯韵伯《伤寒论翼》中有一段话也可以帮助我们更好地理解"三阳""三阴"治疗中的不同:"小柴胡为少阳主方,乌梅丸为厥阴主方……阴阳异位,阳宜升发,故主以柴胡;阴宜收降,故主以乌梅。阳主热,故重用寒凉;阴主寒,故重用辛热。阳以动为用,故汤以荡之,其证变幻不常,故柴胡有加减法;阴以静为体,故丸以缓之,其证有定局,故乌梅无加减法也。"这段话从宜升与宜降,重用寒凉与重用辛热,汤以荡之多加减法与丸以缓之无加减法三个方面,点明了厥阴、少阳治疗的不同。

我们也可以粗略地把三阳看作是一种功能上的短暂失调,而把三阴当作是一种相对稳定的病态体质。总之,三阳易治三阴难,医者切不可将三阳治成三阴,错治不如不治。

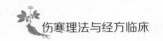

三阴三阳在先，八纲在后，不可混同

六经与八纲是不同范畴的两种辨证体系，均来源于《伤寒论》。两者分开则互相配合，利于辨证论治；混同则造成混乱，模糊了《伤寒论》的原文大义。

辨六经不是分辨六大症候群。临床辨证，辨的不只是"症"，无论辨病、辨症，中医要辨出来的是病源（审证求因）、病机（临证查机），是道理，而不只是用方的指标。

学习陈亦人先生《略论"六经钤百病"》一文后，笔者对目前学习经方流行的方法和观点有了更明确的认识，对于三阴三阳辨证方法（俗称"六经辨证"）也有了更清晰的认识。

目前流行的经方学习法存在只想入门、不顾长远的倾向，也就是只顾实用、不讲道理。现阶段，这种学习风气在经方界占据了不该占据的位置。突出的问题有：把六经等同为八纲、把六经等同为症候群两种误区。

六经与八纲辨证源同流异

《伤寒论》原文的三阴三阳主要是辨病，每篇的开首，皆是"……之为病"，对于两经或三经病同时发生的，名为合病；先后出现的，名为并病。书中"此为阳明病也"，"伤寒脉弦细，头痛发热者，属少阳"，"自利不渴者，属太阴"，"自利而渴者，属少阴"等，都是辨病的实例。

将《伤寒论》原文的三阴三阳辨病变为六经辨证，首推北宋庞安常所著的《伤寒总病论》。庞氏将"某某病"改称"某某证"，首先提出六经辨证的提法。而六经辨证的核心目的是辨病之所在，这是六经辨证与八纲辨证的主要区别处。掌握了这一区别，则六经辨证与八纲辨证之间的关系便可明朗。

但只知病之所在，还不能完全解决问题，必须同时辨清病的性质，才能全面掌握病机。于是后人从《伤寒论》的精神中提炼出了八纲辨证。可以说，《伤寒论》六病篇的全部内容都贯穿着八纲辨证精神，只不过没有八纲名称而已。如此看来，六经辨证和八纲辨证都来源于《伤寒论》原文，前者更重病位，后者更重病性。

许叔微《伤寒发微论》中云："伤寒最要，表里虚实为先。"程钟龄《医学心悟》中云："伤寒变证，万有不齐，而总不外乎表里寒热四字。"陶节庵《伤寒全生集》首次将阴阳表里寒热虚实八者连在一起，提出"夫伤寒三百九十七法，无出于表里虚实阴阳冷热八者"。其后徐春甫在《古今医统大全》一书中又加上"纲领"两字，以示其重要，言"表里虚实阴阳寒热八者，为伤寒之纲领"。约而言之，则为"八纲"，这应该是八纲辨证名称的来源。

清代程应旄《伤寒论后条辨》中也曾强调指出"《伤寒论》乃医门之轨范，其中教人如何辨阴阳表里，如何察寒热虚实"。丹波元简《伤寒论辑义》中同样认为八纲是学习《伤寒论》的重点，并联系治法提出"要之《伤寒论》……宜于阴阳表里虚实寒热之分，发汗吐下攻补和温之别……"很多医家强调"八纲"具有共性，但不承认六经辨证具有共性。要知六经概括了"病所"，"八纲"概括了"病性"，临床辨证缺一不可，相辅相成，共同构成《伤寒论》的辨证体系，而为各种辨证的基础。

由上可知，六经与八纲是不同范畴的两种辨证体系，均来源于《伤寒论》。两者分开则互相配合，利于辨证论治；混同则造成混乱，模糊了《伤寒论》的原文大义。

等同六经、八纲辨证会误导临床

把六经等同于八纲首见于丹波元坚的《伤寒论述义》，书中说"太阳病者，表热证是也"；"少阳病者，半表半里热证是也"；"阳明病者，里热实证是也"；"太阴病者，里寒实证是也"；"少阴病者，表里虚寒证是也"；"厥阴病者，里虚而寒热相错证是也"。

之后，陈逊斋1935年中央国医馆附设训练班演讲词中说："伤寒六经者，阴阳寒热虚实表里之代名词也。"这种说法似能突出八纲，但是，六经指病之所在，八纲属于性质，是内涵迥异的两个概念，却混为一谈，未免混淆概念。与实际联系，则显然过于机械，甚至是概念错误。

例如太阳病属表热证的说法，就不够恰当。表热证治当辛凉解表，麻桂辛温怎么能用？岂不"阳盛则毙"。阳明病篇固然以里热实证为多，但也有里虚寒证，而且有主治阳明虚寒证的方剂。主张"阳明虚寒，即是太阴"，这是不符合"以《伤寒论》来解释伤寒"原则的。少阴病为表里虚寒证，只突出了寒化证，概括不了热化证，也是片面的。

笔者认为，也许六病之"经"就像是舞台，每一"经"都可以有寒热虚实

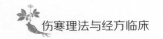

的不同表演，不能因某一类症多见或突出，就以偏概全。

需要肯定的是，"六经即八纲"这个观点有利于指导部分临床。这个观点是可以提的，但要说明是提出者个人观点，不能强加于仲景。

六经等同为症候群是舍本逐末

六经等同为症候群是更实用、更具迷惑性的观点。

这个观点首先应该是日本医家提出来的。鹤冲元逸说："伤寒六经，非谓病在六经也，假其为纪也已。"（《医断与斥医断》）山田正珍说："可见此书以六经立名，犹……以甲乙为记号。注家不察，解以《素》《灵》经络之说，可谓不解事矣。"（《伤寒论集成》）

其后，陆渊雷说"本论六经之名，譬犹人之姓名，不可以表示其人之行为品性"，"热病之症候群，为汤液家所宗"（《伤寒论今释》），明显受到日本医学的影响。

辨六经就是分辨六大症候群吗？临床辨证，辨的只是"症"吗？无论辨病、辨症，中医要辨出来的是病源（审证求因）、病机（临证查机），是道理，而不只是用方的指标。

在症候的后面加一个群字，意味着仅是表象的集合，而不存在什么内在的病理联系。

按照症候群的说法，每一张方剂的主治证，就应是一群症状的集合，至于为什么出现这些症状？这个方子除了这些症状还能治疗其他的症候群吗？出现这类症状就一定可以用这个方子吗？均无法回答。

《伤寒论》已经有很多的明示、暗示，应该无须赘言了吧。

疾病千变万化，症候群千变万化，可以学习的，只有规律和道理。

国画大师白石老人曾说，似我者死，学我者生。照猫画虎难画骨，症候群说白了只是"照猫画虎"式的经方学习应用方法，没有灵魂，没有创造性，有形无神，以之入门可以，但是如果一直坚守之、提倡之、推广之，则不可以。（本文资料和文献内容系根据陈亦人先生《略论"六经钤百病"》一文整理）

"六经钤百病"解

五脏能统百病，六经也可以统百病，这两者都是人体结构的分类体系，两者相对独立。对于人体的生理病理，可以有不同的"分科"方法，五脏体系、六经体系同样可以"分科"归类人体的问题。

经是把整个人体分成六个立体的区域，所以六经的划分可以为所有的疾病立法，简称"六经钤百病""六经统百病"。六经和八纲的关系是，六经是病位，八纲是病性，六经在前，八纲在后，八纲是在六经基础上总结的病性的概括，不可混为一谈。

经方圈子里，经常说一句话："六经统百病。"其原型应该是"六经钤百病"。语出俞根初之《通俗伤寒论》："以六经钤百病，为确定之总诀。"

"六经钤百病"的临床意义是什么呢？用柯韵伯的话说是："仲景之六经，为百病立法，不专为伤寒一科，伤寒杂病，治无二理，咸归六经之节制。"（《伤寒来苏集》）按照柯氏的思想，所有的疾病，"治无二理"，都可以按照"六经"的原则来分科归类。

六经是对人体的立体分类

为何六经可"为百病立法"？回答这个问题之前，我们可以先思考另一个问题：五脏可以统百病吗？

笔者认为，五脏能统百病，六经也可以统百病，这两者都是人体结构的分类体系，两者相对独立。对于人体的生理病理，可以有不同的"分科"方法，五脏体系、六经体系同样可以"分科"归类人体的问题。

打个比方，按照农业生产的要求，可以把国家分成 5 个区域；而按照军事防御的要求，可以把国家分成 6 大军区。研究的主体是一致的，不同的只是研究的目的和分类的方法。五脏是以原始的解剖为基础发展起来的人体的 5 大结构系统。而六经也是如此，是以古老的"足六经"体系为依托，对于人体结构的立体分类。

对于"足六经"体系，目前的研究还不够清晰，于是产生了对于六经归类的种种"空对空"的猜测。

但在有的学者心目中，六经是有明确的位置概念的，如柯韵伯说"夫仲景之六经，是分六区地面"。笔者理解的"地面"，是立体的分界，而不是一个平面上的划分。

研究人体的正常与疾病，必须落实到"位"，才会更实在。笔者认为，在仲景心中，"三阴三阳"的定位是清晰的，否则不会有这样明确的生理病理

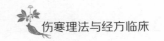

描述。

以阳明为例，生理方面："阳明居中，主土也，万物所归，无所复传"；病理方面："不更衣，内实，大便难者，此名阳明也。"如果不是有明确的阳明之"所"，仲景就不会有这样明确的判断。

明确了"六经"是一种结构概念后，对于《伤寒论》的学习和应用便容易变得清晰。还拿阳明为例，阳明定位后，所涉及的"时－人－病－症"便都可以用来判断阳明的问题，进而帮助机体按部就班地恢复正常。如：

第240条："日晡所发热者，属阳明也。"第193条："阳明病欲解时，从申至戌上。"讲的是"阳明之时"。

第234条："阳明，病脉迟、汗出多、微恶寒者，表未解也，可发汗，宜桂枝汤。"

第235条："阳明，病脉浮、无汗而喘者，发汗则愈，宜麻黄汤。"讲的是"阳明（体质）之人"。

第184条："始虽恶寒，二日自止，此为阳明病也。"第187条："大便鞕者，为阳明病也。"第243条："食谷欲呕，属阳明也。"讲的是"阳明之病"。

第185条："汗出濈濈然者，是转属阳明也。"第244条曰："病人不恶寒而渴者，此转属阳明也。"讲的是"阳明之症"。

阳明之时是天地对于人体的帮助，使人体逢其时便有力与邪气交争（争而能胜为愈，争而不能胜为表面上的症状"加剧"）；阳明之人是容易出现阳明问题的体质，阳明体质之人容易得阳明病，但也可以得其他的病。阳明之病，是胃肠为主的"里通道系统"出现的病态表现；阳明之症，是典型的"胃家"实热症的表现，在"伤寒"病的阳明阶段，多有典型的阳明症出现，如不大便、谵语、潮热、汗出、口渴等。

六经与五脏、八纲的关系

明确了"六经"是病位概念后，还需要去探讨两个问题：一是六经作为病位概念，和五脏的关系；二是六经和八纲的关系。

六经与五脏的关系，前面已经讲到。同样是一个人体，可以分成五个部分，也可以分成六个功能区。五是按照东方哲学中五行的要求设立的，六是按照东方哲学中阴阳的要求设立、并且推而广之为三阴三阳。设立之后不断地赋予其新的内涵，但是再多的内容都不应该模糊本来的面目。

因为研究的本体是同一个人体，所以五脏和六经有很多的关联，不能截然分开。如一个国家的地方政府和军队的建制，既各自独立，又互有往来、互相配合。

了解了五脏和六经同是病位概念后，实际上对于六经和八纲的关系也应该可以明白。如肾系统的病多虚，脾系统的病多寒，肺系统的病多偏于表。虚、寒、表是病性，而前面的肾、脾、肺等系统是病位。病位只是一个舞台，在每个舞台上，表里寒热虚实都可以上演。

如果某个舞台多上演热症，不能说，这个舞台只能上演热症，这就解释了阳明病中表里寒热虚实都有的问题。五脏、六经是病位、是舞台，而八纲是病性，是演出剧目的属性（悲剧、喜剧）。舞台和剧目有关联，但之间不能直接画等号，这就是六经和八纲的关系。

八纲是在六经辨证的基础上总结而成的，如因果倒置，把八纲置于六经之前是不正确的。还需要说明的一点是，表里，很多学者把这当作是病位的概念。但当你去查询何谓表的时候，你查到的是"非里也"；而查询何谓里的时候，查到的是"非表也"。表里是相对的，是病性的辨别，这个应该是明确的。

容易带来混乱的是《伤寒论》第148条"必有表复有里也……此为半在里半在外也"，如果通读本条条文，就可以知道这里同样是在辨别表里，是既有表又有里的特殊情况，而不是什么生造的"半表半里"的病位。

综上所述，六经是把整个人体分成六个立体的区域，所以六经的划分可以为所有的疾病立法，简称"六经钤百病""六经统百病"。六经和五脏是并列的两种结构分类体系，互有联系，不可替代。六经和八纲的关系是，六经是病位，八纲是病性，六经在前，八纲在后，八纲是在六经的基础上总结的对病性的概括，不可混为一谈。

"发热……发于阳"易愈

发热，一直被医学当作一个症状来治着。

在传染病大范围流行的时候，发热同样起着反映人体内部问题的作用，但是发热往往过于激烈，会对人体产生一些急性的、不容易逆转的伤害。

防治传染病，要警惕发热（过度），这样的惯性，让医学到了非传染病主

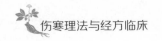

导的时代，对于发热（不及）仍然保持着过度的警惕。

目前，更多的疾病是不容易发热的。

目前，更多的人群是不会发热的。

目前，有太多的人还惧怕发热。

医学的作用在纠偏。

医生的作用在随时权衡利弊。

当发热不足的时候，医学应该纠什么偏？

当适度发热利大于弊的时候，医生应该做什么？

适度发热是一种恢复和保持健康的能力，现代人中有这种能力的已经不是很多，我们希望能帮助大家找回这种能力，于是有了"发热诱导疗法"。会适度发热，说明身体变壮了，会自己调节了，再交给它一些正确的理念，就容易根治了。

以下以一些实例来说明适度发热的益处，希望可以帮助大家独立思考，希望借由思路的转变，让大家更好地走向健康（保持健康，根治自然不在话下）。

一、享受发热，无为而治

"如何对待发热"？若问中医，回答多是解表散热、攻里泄热、甘温除热、滋阴降热等；若问西医，多是消炎、退热。医生多把发热当作"病"来对待，无论中医西医，一见发热就想要抑制之、消除之（甚至可以说是掩盖之），几成思维定式。

这样对待发热是否是正确的呢？

首先我们需要思考，人为什么会发热？进而可以尝试，在安全的前提下如果不去退热又会怎么样？改变对症治疗的思维惯性，从"以人为本、长治久安"来看，"放任"身体热一段时间是对机体长远的健康更好，还是一定不好呢？

本文试着给出一些临床的事实和理论的探讨，希望给患者及临床医生一些借鉴。

患者宋某，男，36岁，银屑病病史16年。诊治之初，笔者通过其病程缓慢、病变局限、皮损肥厚判断其为阴证。给予适当治疗后，精神渐好，出汗渐匀，头部、小腿部皮损消失，只剩面部难以攻克。患者常诉面部皮损僵硬不适，整体辨证为热郁阳明，处以大剂白虎汤为主收效不显，尝谓凭药力难于散结，如果可以通过正气的调整，有诱因激发发热则会帮助治疗。2013年9月30日复诊：患者诉有3天连续发热，体温38℃，因知笔者关于发热的道理，故未用消炎、退热药物，3天后自行热退，自觉与之前相比明显精力充沛，出汗变得容易而均匀，吃饭时胫前也可以出汗。最让患者欣喜的是，热退后面部僵硬感消失，自觉柔软灵活了，之后的治疗也由于这次发热而变得顺利很多。

患者何某，男，26岁，银屑病病史7年。高中时得了支原体肺炎，高热不退，咳嗽严重，后来去医院诊治，经过一个多星期的打针、输液，终于"好了"（症状减轻或者消失），可真正的烦恼却来了，身上开始出现红色的小斑点，后来越长越大，慢慢表皮上附着了银白色的皮屑，后确诊为银屑病。7年来四处就医，皮疹顽固难愈，几乎丧失治愈的信心。求治于笔者后，精神、出汗、皮损都在好转，只有小腿几处顽痰死结变化甚微。2013年11月19日复诊：患者诉出现发热，扁桃体化脓，均未用药，后发热自行消退，扁桃体自愈，皮损也大为改观。之后患者用文字来回顾这次发热的经历："……张大夫说要是有发热和感冒的情况只要不危及生命就不用管，让它热下去，自己慢慢退掉……真的开始发热了，下午就感觉不舒服，到了晚上量体温38.3℃，我想起了张大夫的话，让它热下去，我就没有管，没有喝任何的退热药，一直喝水，就这样熬过了第一晚，第二天早上量体温39.2℃，体温升高了，身上特别难受，腰疼，腿疼，但也就在被子里一直躺着，一身汗一身汗地出，自己都不记得怎么过的这一天，晕晕乎乎的，只记得出了好多汗，被子里床上都是潮潮的。第三天体温依旧不降，还在39℃左右……换了一套床单被罩，又熬过一天。第四天的时候体温终于缓缓降了下来，精神也好多了，可是扁桃体又开始疼了，心想，糟糕，不会是扁桃体发炎了吧，果不其然，第二天扁桃体化脓了，但是没有发热。多喝水多喝水，再熬吧，谨记张大夫的话，不能吃药。就这样折腾了一个星期，热退了，嗓子不疼了，我发现身上许多地方小的癣没有了，稍大一点的也退下去了，依稀能看见些红色的印记。那时候心里真的太高兴了。"

笔者在临床中遇到患者发热，并不是急着去退热，而是首先判断发热对于其身体造成的危险我们可以接受的程度，接着评估发热对患者机体产生的长远影响，最后才决定是退热，或是助热。按中医分析病机属阴者，发热多可以帮助疾病由阴转阳，这时候笔者多会力陈利害，让患者明白在保证安全的情况下"享受"发热的好处。经过发热的自愈过程缩短治疗进程的例子太多了，近来有 70 岁银屑病患者赵某，55 年病史，皮损泛发、肥厚，初诊时皮疹肥厚裂口，行动不便，夏季住院时坚持发热 20 余日，治疗不足 4 个月时便精神、出汗、皮损都大为改观，患者自认为"已经痊愈"，如此之快速，出乎笔者的意料之外。

与借由"发热"进入治疗快车道的患者不同的是，还有越来越多的患者和医者由于不懂"发热"对人体的好处，盲目地掩盖发热、打击发热，从而让身体变坏、小病变大病，如安某，男，21 岁，2013 年 9 月 26 日初诊，病史一个半月。诊断完毕，问其最近有无发热情况，患者自诉今年农历七月初二发热，至 39℃，医生处以安乃近退热。大约十天后，身上开始起疹，医院诊断为银屑病。这样的例子太多了。

在安全的前提下发热，顶多算是"短痛"，与此相对，发热处置不当带来如银屑病之类的复杂疾病便是心理、身体双重的"长痛"。

"短痛"处置合理可以预防"长痛"，治疗"长痛"。

而太多急功近利，"对症治疗"的医生看不到这一点。

发热是阳气与外邪相争的结果。初感外邪，能热起来，整体阳气振奋就能把邪气赶走，迅速治愈疾病。久病之后能热起来说明阳气的功能在恢复，疾病有速愈之机。小病不怕热，只要安全，热就是在治病。对于顽固难治的病怕的是热不起来，而不是怕发热。在经历了很多的银屑病患者后——有很多是经过偶然"发热"而获得很好的临床效果，有很多是由于外感病发热被误治而得银屑病，笔者越来越坚信关于正视"发热"的益处是重要的，希望让更多的医生和患者认识到这一点。意识到这一点，就不会盲目地用消炎药或者寒凉中药去退热，而是尊重身体的"自卫反击"，更进一步的话，可以在关键时刻助人体正气一臂之力。

笔者将当今多数银屑病患者的核心病机归为表闭热郁，无论皮损是"冰"——寒湿积聚；还是"胶"——湿热胶着。临床患者常常感觉身体整体暖不起来，或者是上面容易上火而下焦寒湿重。这一类病人——有的是天生体质偏寒，有的则是多年用药及生活习惯不良损伤了阳气——有一个共同的特点，就是不容易发热，甚至连低热的时候都很少。

对于表闭热郁的银屑病患者来说，或者阳气不足，或者阳气不用，都存在阳气郁而难伸的情况，发热是人体郁闭的阳气被激发，同时会激发更多的阳气加入战斗，是难治病的"欲解时"。这个时候只要没有生命危险，最好的治疗就是帮助人体的阳气"一鼓作气，攻克顽结"。作为医者，如果没有十足的把握采取最恰当的治疗帮助患者时，我们不如做好粮草接应，观敌瞭阵。这个时候，无为而治也许就是最好的治疗。"无为"并不是不作为，而是不妄为，静观人体的自愈进程，伺机而动——这是属于"道"层面的治疗，非只懂"术"、只知方症对应的医者可比。

注："方症对应"与"方证对应"，有什么本质的不同吗？虽然后者常常被有些学者解释为证据等等，但是从文字考证的角度，"症"和"证"两者在古代是一致的。也就是说，在古代"证"即是"症"，关于这点，本书第八章"经方应用杂谈"中有详细解读，在此不再赘述。本书除了强调"证"的现代称谓错误的时候，其他地方都径直写作"症"，以恢复古义，减少歧义，文中不再做说明。

有了这样的思维认识，才能在保证患者安全的情况下，从容不迫地对待发热，"坐享其成"，让很多难治性银屑病患者的治疗以发热为拐点出现阶段性转折。如果医生治病只是为病人消除了症状而不考虑病人的整体，甚至以牺牲长远的健康作为代价，消除症状，貌似是在治病，实质是在害人。医学要寻求真正的治愈，必须要以人为本、整体兼顾，实现人体的长治久安。

希波克拉底曾经说过："自然是疾病的医生。自然能自己发现治疗途径和方法。"老子更是有"无为而治"的高见。在笔者看来，一位高明的大夫并不应时时想着如何"干预"人体，而应该学会更多地向人体的自愈能力学习，顺应自然之道，无为而治。"发热"作为人体自愈过程的外在反映，是应该抑制，应该掩盖，还是应该顺应、帮助？这个问题应该不难回答。总体战略上应该顺应，而战术上则需要三因制宜。

哲学是给予医学方向，如果方向错了，跑得再快又有什么用呢？

对于发热，可以"享受"者应该有十之七八，不去打击患者的自愈能力，对于医生来讲是"无为而治"，坐享其成的好事，何乐而不为呢？至于发热的痛苦，如果比起错误地压制发热带来的其他疾病来讲，应该是痛苦小多了，重要的在于观念的转变。如果真能明白"短痛"和"长痛"的道理，我们便可以

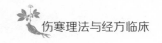

"痛并快乐着"——享受发热了。

二、珍惜发热

从《伤寒论》原理的探析中，我们可以得出"三阳易治三阴难"的结论。三阳三阴如何分辨呢？《伤寒论》第7条"病有发热恶寒者，发于阳也；无热恶寒者，发于阴也"给出了答案。由此我们可以得出一些初步的结论："发热……者"要比"无热……者"容易治。

《黄帝内经·素问·热论篇》中也表达了类似的思想："今夫热病者，皆伤寒之类也……人之伤于寒也，则为病热，热虽甚不死。"

既然这样，我们就应该不惧怕"发热"，而应该警惕"无热"。

如果一个基层医生将"发热……者"治成"无热……者"，我们首先不应该随意地鼓励。进而，我们还可以怀疑，他治错了。

治疗从根本上来讲应该是让病人越治越不容易得病、越治病越少的，快速地解除症状是不应该受到鼓励的，除非有其他更严重的后患或者生命危险。

发热从本质上来说是人体正邪交争的外在表现。如果正气不足的话，是很难发热的，或者说是很难发高热的。而没有邪气，人体也是不会发动正气抗邪表现为发热的。如果人体在发动正气发热抗邪，希望把邪气清除，而医生用了针对"发热"的对症治疗，实质上是在打击正气的抗邪的攻势。热退了，从表面上看是"病好了"，实际上是正气受伤了。一种后果是正气再也无力组织攻势——外在表现是不发热，这下以"发热"为治疗目的的医学该欢庆胜利了，而其实质是正气的衰弱；一种后果是正气在短暂的受挫后，稍作休整，继续组织抗邪的攻势——发热，那么以压制症状为治疗目的的医学便会认为其是"反复发热，难治之病"，而其实质是正气虽然受挫，却还能组织起新的攻势，恰恰说明了身体较好。

笔者数年前治疗一例酒糟鼻患者，42岁，男性，治疗效果满意让患者对于中医产生了浓厚的兴趣，希望笔者为之治疗反复发热。具体情况为半月到一个月便发热一次，全身乏力，非用较大剂量抗生素一周左右无法解决，已持续数年，深以为苦。笔者首先为之解读了"发热"这个症状作为抗邪的反应对于人体健康的积极意义，接着嘱咐其等再发热时马上找笔者诊治。患者半信半疑，等到又一轮发热之初，找到笔者，笔者为之开了疏散邪气的方子，然后嘱咐患者，不到万不得已，不要输液，方子也可以备用而先不吃。患者数日后复诊，说未用药，发热至42℃，持续1～2日，后热自退，嘱继续观察，看热还会反复否。之后持续随访，未再高热，也就摆脱了不断输液用抗生素之苦。

分析以上病例，患者正气抗邪的能力是顽强的，被不断地打击，还在"屡败屡战"，但是医生和患者多不能正确地识别"发热"的价值。当最后在保证安全、精神好的前提下允许正气"发热"驱邪外出的时候，正气把"发热"的能力发挥近乎极致，逐渐"热"到42℃，把该驱散的邪气都散出去了。因为邪导致的不通都在持续的"热"的状态中变通了，于是不必再正邪交争，于是反复发作的"发热"、输液的恶性循环也就结束了。

促使笔者把对于"发热"的思考写下来的是一个患者的遭遇。患者，女，31岁，银屑病皮损以头顶为主，经过一段时间的药物治疗和自我生活习惯的调整，全身皮损已渐渐退去，出汗、精神也都很好。在自我判断很好，自行停药2个多月的时候（在治疗效果很好的时候，即使停药，也应该定期去找医生，让医生不断地对于自身的生活习惯调整做出指导），突然与笔者联系，说不久前"发热"到39℃，然后去输液（用消炎药），感冒"减轻"，接下来头顶又出现皮损，躯干、四肢也出现很多小红点……甚为惋惜。笔者反复强调慎用凉性的和凉的东西，其中重点强调了要慎用消炎药；同时，笔者也反复强调过不是感冒引起银屑病的复发和加重，而是感冒误治容易诱发、加重银屑病。笔者还说过，"发热"功能的恢复实际是身体抗邪能力恢复的一个好现象，可以把在表之邪"热"通了，对于银屑病有治疗作用。

前车之鉴，希望其他患者不要重蹈覆辙！

适度地"发热"，对于汗的正常和在表之邪的祛除都是有利的，对于保持健康是有益的，千万不可误治、压制。只要以安全（一般为成人发热不超过39.5℃，3岁以上小儿没有抽搐史者在38.5℃以下）为前提，退热和消炎的药物要尽可能不用。

三、感激发热

听到发热，大家总觉得是个病，是病就需要治疗，为何还要感激呢？

实际上发热是症状，而不是病。发热在很多时候是因为身体健康出了问题，人体本能地要治疗和纠正身体的健康问题，治疗和纠正需要调动人体的正气，表现于外就是发热。

很多症状对于人体恢复健康是有积极意义的，最典型的如同吸入异物后的

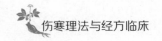

喷嚏和肺部有痰时候的咳嗽。咳嗽和喷嚏是症状，但是在适度的时候，不能去压制，而应该鼓励，帮助这个"给邪出路"的过程进行得更顺畅。身体内有垃圾，应该排除，排除的时候会出现症状，这种症状首先应该得到尊重，不应该不分青红皂白地盲目压制，而且在很多时候需要鼓励和帮助（只有在自发排邪的行动只是消耗正气而没有排邪意义的时候，才给予适当地控制。如剧烈咳嗽、支气管痉挛、痰黏无法排出的时候，咳嗽就属于无效劳动，应该适当控制）。

很早就知道发热是一种很多时候对人体有利的症状，但是发热到底对于人体有多大的意义，请看以下这则病例。

彭某，男，13岁。平素易感冒，容易嗓子不适、胸闷（中医分析他容易有郁火，郁火阻滞气机，易内热招外寒），银屑病因为宿舍潮湿，2012年9月在多省辗转治疗无效后找到我，皮损局限于头部和阴囊，干燥、肥厚，典型的阴证皮损。判断为寒湿阻滞、内有郁热，按照笔者的经验，治疗会很困难，勉为开方，投石问路：茵陈30g，栀子15g，生大黄10g，生甘草10g，僵蚕9g，蝉蜕6g，黄连6g，瓜蒌24g，姜半夏15g，干姜6g，葛根30g，生麻黄3g，4剂。药后，胸闷减，大便次数多，胃里明显比在其他地方吃药时舒服，但皮损与汗无明显变化。患者家在外省，调方不便，如此加减治疗近三个月，治疗无进展，颇感棘手，接下来意外的发热带给治疗巨大的转机。以下为患者事后自己整理的发热过程：

周二晚上，坐火车回家转车的时候大雨淋湿。

周三上午感觉头疼头闷。中午饭后头疼头晕加重。下午2点半左右头顶和脸部开始发热，20分钟后腿部开始发热发烫，逐步转化为全身发热发烫，10分钟后量体温38.5℃，全身出现乏力，至晚上体温保持在38.5℃，询问医生后未吃草药，未吃退热药。医生说在安全的前提下观察，让请假在家休息观察。

周四早上测体温40.2℃，头疼头晕加重，全身没有力气，微汗。询问医生说可以补液，但不用抗生素，出去找补液而不用抗生素的大夫，没有找到。至上午11点后自己感觉体温下降，测体温未减。头疼头晕感觉减轻，吃了一碗小米红豆花生粥，中午12点半左右起床活动，出现反胃呕吐。下午2点体温是39.5℃，头疼减轻。晚上6点15分体温下降到37.5℃，7点反胃头疼头晕全部消失，头皮出现通顺感觉，不紧绷了，精神状态良好，8点吃了一碗疙瘩汤，睡觉前体温仍是 37.5℃。

周五早上体温正常 36.5℃，头皮感觉特别轻松。

自从偶然的发热——没有经过药物干扰——人体自主地完成了整个发热到热自行消退的过程之后，患者的治疗进入坦途。很快皮损大部分消失，出汗变匀，健康状况良好。

是发热带给他如此好的效果。医生在这里做的，只是帮助患者认识到适度发热的好处，没有去迫害人体正气的自愈反应而已。从中医核心理论来讲，患者本属阴证银屑病，而发热属阳性过程。阴证银屑病借助发热的过程，达到郁开热散湿化的结果，于是机体发生了质的变化。

感激人体与生俱来的自愈能力吧，医生能做的是帮助和顺应人体的自愈趋势。作为医生，一定要明白"疾病从本质上是自愈的，治疗只是为自愈扫清障碍和创造条件"。只有这样，才能成为一个"以人为本"、称职的医生。

感激发热！发热是人体自愈能力的一种反映，压制发热，在一定程度上就是压制人体的生机和活力。当然，感激发热，顺应发热，甚至创造发热，一定要在保证患者生命安全的前提下。

四、正视发热

如果某一天，当大家都能认同发热不都是"病"，医学可能会改写。

什么是病呢？病是人体有问题的外在反应。

如果有问题，却不能有反应，是好事？还是坏事？

医学只是要解决有问题时人体的过激反应，但是缺乏认识的高度，导致连适度，或者连适度都不够的反应，都被归入要"解决"的行列。这就好比：吃东西太快会噎着，我们应该反对的是吃东西太快，但是由于认识不到位，连正常速度的吃饭，甚至连吃饭也一并反对了，这便是"因噎废食"了。

发热目前正处于这种人人喊打的境地。患者一发热就害怕，医生能迅速制止发热就是成功，这个已经偏离了中医之"中"与适度的核心。笔者有幸发现了适度发热对于人体长久健康的益处，并且在笔者的患者群中形成了"不怕发热，就怕热不起来"的风气，并且患者们一次次发热的确带来了好的结果，对于这样好的治疗规律，不敢自秘，公之于众，供同道参考（医学的本质是纠偏，医疗过程的实质是权衡利弊，其核心和评判标准在于"中"，以及人体的长远健康。在对于高热的坏处认识不够的时候，医学应该主要纠"过"之偏，而在对于高热的益处认识不够的时候，医学应该主要纠"不及"之偏，过与不及都是病，纠偏勿过要在中）。

以下笔者举一些实例，很多是患者的自述，希望对同道重新认识发热会有启发。

实例一：

曹某，男，26岁，安徽人，从上海来诊，病史5年，2014年7月17日初诊，银屑病皮损大块肥厚，进展缓慢，判断为阴证，治以大剂桂枝茯苓丸、吴茱萸汤、四神煎、四逆汤、暖肝煎、真武汤等调整，某次门诊后出现高热，以下为患者自述：……8月8日（星期五）回到家中，因为下雨身上有少许地方淋湿。晚上9点开始吃药，每隔20分钟吃一包，10点多吃完。歇息几分钟温酒服下（约一两），盖被睡下。自觉身上热。夜里身上大热……处于迷迷糊糊状态。一摸身上头上全是汗，身上燥热难忍很想有块冰抱在怀里，身上头上痒，用手抠头上的皮损很好抠很软。睡去！第二天起床觉得头晕没有太在意，铺床时忽觉得身体很轻松……上班至9点半觉得头晕加重并伴有清鼻涕流下，忽然意识到是否已经发烧。想起医生有"发烧为佳兆"的理论，赶紧用温度计测得体温是38.7℃。中午胃口不好只吃少许。在办公室睡觉从12点半至3点半（未开空调）。醒来后觉得头痛头晕加重，腿软，流清鼻涕，不想动，心慌难受。测得体温39.7℃。连续几天不怎么想吃饭。晚上回到家倒头便睡，直到第二天1点半起床。其间全身在被子里全是汗，感觉很轻松很爽，尤其是头部。这天测得体温分别是38.5℃、37.9℃、38.3℃。第三天体温一直维持在38℃左右。第四天体温下降至37.5℃以下，恢复正常体温。第五天体温再也没有超过37.0℃。在此后皮损增多（笔者注：实际是泛发而薄的意思，此文是患者在还没有完全明白治疗机理时写的，皮损泛发散发而薄，是由阴转阳的佳兆），但没有紧巴巴的感觉，若不看皮损单凭感觉与正常人无异。

到2014年9月16日的时候，患者皮损很薄，有很多大块中间完全变平，出汗明显变好，阴证皮损治疗2个月，吃药36剂，如果没有高热，是很难达到如此佳效的。

（很多患者戏问：我们也去淋一场雨如何？也能发烧吗？笔者答：发热与否，是看身体的反应能力的。如果身体内已经筹备好，很多不期而遇的诱因都会激发身体的反应导致高热。如果没有筹备好，去做一些无益的尝试，无

异于，兵练了一半，就送上战场去送死，对以后组成有效的作战部队，是一种损失）

实例二：

朱某，男，11岁，太原人。2014年2月18日初诊，在西医院确诊黑棘皮病，无好的治疗方法，经人介绍求诊。2年前开始出现颈部腋下色黑粗糙，眼眶下、口周色黑，食欲好，形体不断肥胖，阴茎发育不良短小。与家长讨论其病源时，家长说小孩小时候身体不错（笔者按：这个不错需要思考是真不错还是？），皮肤白嫩，两年多前喜吃雪糕，吃上也没有什么反应，不会发烧咳嗽，以为孩子身体好（笔者注：没有反应就是身体好吗？还是恰恰说明身体不好呢？一定要明确身体内有不好的东西，没有能力表现是好还是不好）。加上不懂得阳气对于小儿生长发育的重要性，于是批了大量的雪糕让其服用，两年后，恶果出来了——黑棘皮病，发育迟缓，肥胖。多诊合参，考虑为少阴阳虚，阳明瘀热，治以白虎汤合真武汤、小青龙汤、五苓散、平胃散、二仙汤等调整。到2014年6月16日，开始两年来第一次发热，最高热到39.2℃，没有用药（笔者的患者基本取得共识，在安全的前提下，发热是身体的自愈能力在觉醒，对于治疗和身体恢复健康都很有好处，于是不再怕发热，都在盼发热。热起来都是通过休息喝水等自愈，而多数患者还是热不起来），色素沉着明显好转，体重减轻5斤，阴茎发育明显变好（以上根据患者目前自述改编）。

是发热起到了加速治疗的作用。

或者更准确地说是笔者对于发热的正确认识，给了患者提升自身反应能力的机会。

再或者说是，笔者制订的治疗方案，给予人体反应能力足够的尊重，不仅没有压制人体的正气，反而有"创造发热"的潜在作用。

实例三：

赵某，男，70岁，太原人。银屑病病史55年，全身大片弥漫红斑，几经治疗无长效。2013年6月20日初诊，治以温酒配合血府逐瘀汤、四妙散、四神煎等方口服，注射脉络宁，从2013年7月25日开始发热，体温38℃，持续一个月左右，之后治疗进入坦途。本来治疗之初沟通时说的是治疗以年为疗程，是持续的发热（还有发热后身体的大范围瘙痒）帮了大忙，到2013年12月的时候，已经只有脚踝部还无法出汗，其余均褪去。精神、出汗、皮损三方

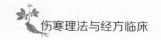

面都取得了极佳的效果。

以下是 2013 年 12 月 24 日时患者自己的笔述：

在 1958 年"大战钢铁"的年代里……15 岁……吃在东山，住在东山，长时间见不到太阳。加上房间潮湿，患上银屑病。一开始病不重，只是头部有一片。在那时，无钱看病，待到 20 岁，分配工作后，享受公费医疗才开始治疗。从 1958～2013 年这 50 多年中，每次治疗总要留几点，医生称这就是算看好了。到第二年、第三年又严重了，这样反复发作了 55 年。2013 年 6 月 20 日，我慕张英栋大夫之名而来，决定吃中药治疗：不忌发物，开始吃鱼、虾、韭菜、羊肉，忌食生冷，适量饮酒，多晒太阳，多穿衣，饮热酒。大约有一个月左右，开始发热，体温在 37.5℃～38.5℃ 之间徘徊，这样的低热持续整整 20 天。胸前、背后、肚子、臀部、腰部、四肢内外侧、手臂、脚面，就连耳朵内、指甲上都出现新疹（笔者注：应该是新、小的疹子，是冰由厚变薄、由聚变散的好现象，是人体反应能力变好的表现）……后来银屑就慢慢地少了，变成了锯木般的屑。渐渐烧退了，疼痛也就相应减少了。过了 5 个月，皮肤基本恢复正常，精神状态也基本良好。至今还服张英栋大夫的中药巩固成效，为的是彻底治好银屑病，防止复发……

实例四：

张某，女，7 岁，北京人。银屑病病史 1 年，平素很少发热，疾病发展缓慢，皮损斑块厚而不太红。2014 年 7 月 17 日初诊，治以四神煎、小青龙汤、四甲散等方加减。初始患儿家属一直对于综合疗法认识不够，经批评后加强关注，2014 年 9 月 15 日，开始发热，2 天 1 宿，对于患儿的病情影响是天翻地覆的，出汗明显变匀，皮损迅速变薄。

以下是患儿家属发表在"好大夫在线"网的"看病经验"：

我家孩子今年 7 岁，女孩，开始发病是 2013 年 9 月份，开学之后发热感冒了，治疗后不久额头出现三个扁平的疙瘩，开始没在意，后来身上也有了，才去医院看，当时就说是牛皮癣，我紧张害怕，开始胡乱给孩子用药，越来越严重……在张大夫这看病已经两个月了，从开始的乱治到找到张医生，我们经历了不到一年，孩子没少受罪，我也是以泪洗面，但是到太原之后治疗了一个月就开始好转，因为我们孩子比较严重的，全身都有，到一个半月的时候开始发热了，什么药没使，就是多喝水，抗过去之后，发现身上皮损突然间就很薄很薄的了，我们惊喜万分，这都要归功于张大夫，是他帮助我们、指导我们和病魔抗争，接下来我们还会继续努力、好好坚持锻炼（一定会多读张大夫的文章），我相信健康会马上找上门来的！

已经有太多的患者验证适度发热的卓越效果，特别是小孩——有的长高了，有的变壮了；而很多老人也借"正视发热"的益处，找回了健康。比如本文案例中那位 70 岁的老人刚从澳门旅游回来，自言与从前总在应付疾病的生活不可同日而语。很多家庭由于了解了"正视发热"的好处，找回了久违的笑声。可以说，适度发热是人体找回健康的捷径，接受适度发热，必须从"正视发热"做起。

五、创造发热

人体内自有好医生，于是在对身体外的医生没有足够的把握比身体内的医生好时，最好不要乱处置，这就是中医古谚"有病不治常得中医"的真谛。有问题时，人体内的"好大夫"多数会作出发热的处置来治疗，而人体外的医生去压制，这不是和人体的自愈能力唱反调吗？更严重一点说：是在戕害身体的自愈能力。医学哲学课上说：疾病终究是自愈的，医生的治疗只是为人体自愈创造条件和扫清障碍的，但愿医生和医学能时时记住以上这句话，正视发热只是第一步。

能够正视发热，珍惜发热，感激发热，享受发热，对于医学，就可以为适度发热创造一些条件了，简称"创造发热"，也就是我们说的"发热诱导疗法"。

发热只能是诱导，但是不能制造。

有一些人淋雨后会发热，而另一些人淋雨后只会怕冷，不会发热。这是因为前者身体已经做好阳气储备，有诱因激发，就会发热。而后者没有阳气的准备，有诱因，只能是对于阳气的破坏，而不可能激发身体的攻势，这也就是不能主动地创造诱因的原因。

有了正气的储备，诱因总会有的。

没有必要去关注诱因，那些都是可遇不可求的，我们能够左右的、也是有意义的事情是，储蓄正气，积累发热的能力。

做好该做的，静静等待诱因的来临。

这就是所谓的"发热诱导疗法"，也可以称之为创造发热。

辨"三阴三阳"论治疑难病举例

《素问·征四失论》中云:"诊病不问其始……卒持寸口,何病能中?"《伤寒论·伤寒例第三》云:"不知病源,为治乃误。"这些都强调了审症求因、见病知源的重要性。也就是说,学中医不仅要识方,更要识病、识症。

中医正道是什么?笔者以为是理法为先,然后是理、法、方、药、量、用六个方面的丝丝入扣。这与当下强调方症对应、将方作为学习中医核心的误解是截然不同的。作为中医,想要用中医药治疗疑难病、系统病(整体的、复杂的、涉及全身系统的疾病),舍却重新重视理法,别无他途。当然,重视探寻人体的健康与疾病之理,诊病与治病之法,与深究方药量用之理并无矛盾,古人也有"切脉认症则审矣,制药订方则未也"的感叹——说明识病、识症准确,用方不精同样不行。

方与理不可偏废,立言只为纠偏,在漠视理法的时代,着力强调理法才可使中医发展走上正道。

三阴三阳辨病,众说纷纭。

如果离开《黄帝内经》和《伤寒论》,则似乎都有道理。但是如果回到《黄帝内经》、回到《伤寒论》,我们可以发现:三阴三阳只是一种针对特定疾病的分类方法。

这种分类方法不仅与足六经体系经脉循行部位及其所属脏腑有关,还与疾病不同的发展阶段有关。

《黄帝内经》中不仅热病篇用了三阴三阳归类的方法,而且呕吐(缺太阳呕吐)、厥、头痛、腰痛、疟等疾病都用到了三阴三阳归类的方法。

笔者认为,《伤寒论》只是为理举例,对于特定的"伤寒"病用了三阴三阳的归类辨病方法,如果能举一反三,我们同样可以创造对于其他疾病的三阴三阳归类法。

谈到了疾病的归类辨治方法,有一点需要说明,这种归类方法,说白了就是针对特定疾病的"中医临床理论",是中医基础理论与临床的桥梁。

中医基础理论是针对人体生理、病理的总原则和学问,而中医临床理论是针对某一特定疾病的辨治理论,是中医基础理论的具体化。

笔者以对于《伤寒论》原理有限的认识为基础，创立了银屑病三阴三阳辨治的中医临床理论，验之临床，收效尚可。现简述如下：

太阳之银屑病，起病急，皮损小而泛发，恶寒无汗，脉可浮紧，急治以麻黄汤类方开腠解郁为主。

阳明之银屑病，皮损色红，发热明显不恶寒，胃家实，脉滑有力，治以白虎汤类方清热解郁为主。

少阳之银屑病，病情迁延，胁肋部位皮损居多，神情默默，上焦郁热，脉多弦细，治以柴胡类方散郁调气为主。

太阴之银屑病，起病慢而局限，皮损多见于下肢，色不甚红，苔腻。可伴纳呆泻利，不可凉血攻热，缓治以桂枝人参汤类健脾温通为主。

少阴之银屑病，脉微细，皮损顽厚，色白或潮红，可伴失眠或神差，治以真武汤类或黄连阿胶汤类补虚散凝为主。

厥阴之银屑病，汗出部位局限，皮损可局限于头顶，可伴久利、腹痛、少腹不适，治以乌梅丸类方补虚温下散郁热为主。

第三章　与汗相关的理法

汗。

汗法。

解表剂。

后世的中医是否真的理解"其在皮者汗而发之""其有邪者渍形以为汗"的朴素意义。

什么是表？

中医肯定不能客观、理性吗？

中医疗效注定不能重复吗？

中医要重复地验证疗效，只有"某方治某病"这么一条路走吗？

笔者认为，学习，就是学人体的规律。

治疗，就是利用、顺应人体的规律。

在"汗"这个问题上，我找到了一点规律……

《伤寒论》汗法的双重标准

●"微似汗"之外，经方汗法的应用还有另一个准则，即"汗出彻身"。

●"微似汗"和"汗出彻身"强调了祛邪扶正的两个侧面，汗法之度即在于对二者的把握。

● 表实邪盛之人，应处以较峻之法，务求"汗出彻身"；而体质素弱，不耐克伐之人，即使邪盛，也只能予以较缓之治，谨守"微似汗"之旨，"立足微汗求彻汗"。

《伤寒杂病论》中论汗法甚多，为中医学汗法的理论和实践提供了宝贵的范例。对于仲景所论汗法，很多学者关注到了"微似汗"，却未对"汗出不彻"给予足够的重视。这种认识落实到临证中，与中医学三因制宜、执中致和的原则有所悖逆。有鉴于此，笔者撰此文，希望就汗法之度的问题与大家共同探讨。

微汗乃其常

桂枝汤方后注云："温覆，令一时许，遍身漐漐，微似有汗者益佳，不可令如水流漓，病必不除。"麻黄汤、葛根汤、桂枝加葛根汤、桂枝加厚朴杏子汤、桂枝加附子汤、葛根加半夏汤、大青龙汤、防己黄芪汤、麻杏石甘汤等13方后注都有"微似汗"字样。或曰"温服微汗愈"，或曰"覆取微似汗"，或曰"余如桂枝法将息及禁忌"，或曰"将息如前法"。很多学者由此推导出"微似汗"是仲景对于汗法的唯一法则。

其实，"微似汗"之外，经方汗法的应用还有另一个准则，即"汗出彻身"。这两个准则强调了"汗出而解"不同的侧面。针对不同的病症和体质状况，侧重应该不同。表实邪盛之人，应处以较峻之法，务求"汗出彻身"；而体质素弱，不耐克伐之人，即使邪盛，也只能予以较缓之治，谨守"微似汗"之旨。

仲景在很多条文中明言过汗的危害：如《伤寒论》38条大青龙汤方后注告诫曰"汗多亡阳，遂虚，恶风，烦躁，不得眠"；247条"太过者，为阳绝于里，亡津液"；《金匮要略·痉湿暍病》曰："太阳病，发汗太多，因致痉。"有些条文还提出了相应的治法，利于后学者以方测证，领略过汗的危急程度：如《伤寒论》20条"太阳病，发汗，遂漏不止，其人恶风，小便难，四肢微急，难以屈伸者，桂枝加附子汤主之"；29条"若重发汗，复加烧针者，四逆汤主之"；68条"发汗，病不解，反恶寒者，虚故也，芍药甘草附子汤主之"。以上三条均用到了回阳救逆第一要药制附子，可见过汗危害之甚。后世医家对于过汗也多谆谆告诫：如《景岳全书》中说"或邪气虽去，遂致胃气大伤，不能饮食而羸惫不振者有之，此过汗之诫也"，"或挟虚，年衰感邪等证，医不能察，但知表证宜解，而发散太过"；《伤寒论译释》中说"真气疏泄太猛，邪反得以逗留"。

过汗危害如此之烈，难怪医圣反复明文强调"微似汗"，意在让初学者首先明白"汗不可过"。而对于汗法的另一个原则"汗出彻身"，则尽量地掩藏在

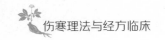

字里行间，避免患者冤死于学医不精者手中，医圣用心可谓良苦。

彻汗不可不知

当今很多学者认为，仲景根据《汤液经》写成《伤寒杂病论》。《汤液经》已然不可得见，《辅行诀脏腑用药法要》作为源于《汤液经》的另一传本，对于《伤寒杂病论》的重要参考价值便不言而喻了。

《辅行诀脏腑用药法要》中的小青龙汤组成和主治都基本等同于《伤寒论》中的麻黄汤，可以推断此两方当源于同一个祖方。在《辅行诀脏腑用药法要》小青龙汤方后赫然写着"必令汗出彻身，不然恐邪不尽散也"。与《伤寒论》35条麻黄汤方后的"覆取微似汗，不须啜粥，余如桂枝法将息"迥然不同。

顺着这条思路，我们在《伤寒论》中也可以找到麻黄汤使用的另一种法则——汗出彻身。虽然没有直接表述，但是字里行间及无字处求之，"汗出彻身"的表述非只一处。《伤寒论》24条"太阳病，初服桂枝汤，反烦不解者，先刺风池风府，却与桂枝汤则愈"；46条"太阳病，脉浮紧，无汗，发热，身疼痛……服药已微除，其人发烦目瞑，剧者必衄，衄乃解"；48条"二阳并病，太阳初得病时，发其汗，汗先出不彻，因转属阳明……若发汗不彻，不足言，阳气怫郁不得越，当汗不汗……以汗出不彻故也，更发汗则愈"；55条"伤寒脉浮紧，不发汗，因致衄者，麻黄汤主之"；185条"本太阳初得病时，发其汗，汗先出不彻，因转属阳明也"，等等。皆因病情太重或药力过缓导致汗出不彻。

24条的核心在于治疗目标有误，本应用开腠发表之麻黄剂"汗出彻身"，却用了调和营卫的桂枝汤，徒增郁热，而不得解，故"反烦"。借助针刺开腠发表，"却与桂枝汤则愈"。

46条使用麻黄汤治疗是正确的，故"服药已微除"。但是用方的正确如果没有足够的剂量或者"温覆"之类方法保证的话，郁热无法解除，故"其人发烦目瞑"，最后通过自"衄"——红汗这个途径，达到汗"彻"的治疗目标。55条论述了当汗不汗，即使身体自发以"红汗"解邪，但无法"彻"，故仍需麻黄汤"汗出彻"才可解。

48条和185条表达了"发汗不彻"导致"阳气怫郁不得越"，使疾病由太阳、二阳并病，最终转入阳明。所以，太阳病初起阶段，应该抓紧时机发汗，并且"令汗出彻身，不然恐邪不尽散"而入里。

《伤寒论》之得汗与"正汗指征诊疗体系"

"汗者，散也"。辛以散之为汗法之常，而服承气汤、清营汤、清瘟败毒饮、加减复脉汤等绝无发散作用的方剂，却可汗出、病解，这还属于"汗法"的范畴吗？本文从中医历史长河中撷取几则"汗出病解"的故事，并延伸下去，认为这些无发散作用的方剂属于"深层求其汗出"、"不表之表，不汗之汗"的汗法，是更深、更广意义上的汗法——"广汗法"（为了避免在名称上的争议，有的时候笔者将"广汗法"换作另一个名称"正汗指征诊疗体系"，这两个名词是同义的）。

许叔微是宋代著名医学家，以善用经方闻名医林。他有两个流传较广的未使用辛温发汗剂治疗却"得汗而解"的治病故事，可以作为"广汗法"的注脚。

一则是应用大承气汤得汗，出自《伤寒九十论》。中医博士罗大伦在其《这才是中医》一书里描述得绘声绘色：一天，有人拍打许叔微家的门板，许叔微打开门，看见几个人抬着一个官兵，忙问是怎么回事？来人告诉他，这是从前线宣化镇部队撤下来的一个病号，患伤寒五六天，许叔微诊得脉象洪大而长。再问患者症状，知其大便多日不通，身上发热，无汗。许叔微说："这是个阳明证啊，需要使用泻下的办法！"患者家属吓了一跳，说："这个患者都七十多岁了，使用泻下的方法不合适吧。"许叔微说："恐怕只有这样的办法了，因为现在热邪毒气并蓄于阳明，不管多大年龄，不泻下不行啊。"患者家属只好答应了，于是许叔微给开了大承气汤。一服药灌了下去，没多久，患者就喊着要去厕所，然后就开始泻下。泻了以后，全身微微出汗，一摸，温度已经降下来了，其他病症也消失了。

二则是用抵当汤得汗，出自《普济本事方·卷九》。有一个人病了七八天，症状比较可怕——发狂，六亲不认，狂躁不已，说胡话，摔东西。先请一位医生来，诊得脉微而沉，看患者皮肤微微发黄，判断是"热毒蓄伏心经"，用生铁落、牛黄等重镇清心之品治疗，患者狂躁如故，于是请了许叔微来。许叔微等患者安静的时候，先按了按患者的肚子，腹部皮肤冰凉，手下觉硬，腹中胀满，稍一重按患者就喊疼。"小便畅快吗？"许叔微问患者家属。"很通畅"，

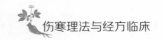

家属回答。亦诊得脉微而沉，判断为瘀血证，用抵当汤（出自《伤寒论》）。抵当汤组成：水蛭（熬）、虻虫（熬）各30个，大黄48g(酒洗)，桃仁20个（去皮、尖、双仁）。服到第二服药的时候，患者"下黑血数升"（这是离经之瘀血排出了），"狂止，得汗解"。

上面两则医案对"广汗法"作了形象的说明，其实就是《伤寒论》中的"汗出而解"。《伤寒论》中言小柴胡汤，两处提到"汗出而解"，分别是101条"复与柴胡汤，必蒸蒸而振……汗出而解"；230条"可与小柴胡汤……身濈然汗出而解也"。小柴胡汤无疑也属于"广汗法"的备选方剂。实际上有很多方剂合理使用都可以合乎"广汗法（正汗指征诊疗体系）"的要求，或者说，"汗出而解"可以作为很多病症向愈的标志来看待，不仅是外感病，内伤杂病亦如此。经云"阳加于阴谓之汗"，有阴、有阳、阴阳和合，才会得"正汗"。有阴、有阳、阴阳和合不就是健康状态的代名词吗？从这个角度讲，"正汗指征诊疗体系"意义深远。下面这个故事讲的是偷喝凉水得汗，相信会让读者对于"广汗法（正汗指征诊疗体系）"有更深入的认识。

清代魏之琇《续名医类案·卷五》中记载"一人感疫，发热烦渴，思饮冰水，医者禁服生冷甚严，病者苦索不与，遂致两目火并，咽喉焦燥，昼夜不寐，目中见鬼，病患困剧，自谓得冷水一滴下咽，虽死无恨。于是窃取井水一盆，置之枕旁，饮一杯，目顿清亮。二杯，鬼物潜消。三杯，咽喉声出。四杯，筋骨舒畅，不觉熟睡，俄而大汗如雨，衣被湿透，脱然而愈。盖其人瘦而多火，素禀阳藏，医与升散，不能作汗，则病转剧。今得冷冻饮料，表里和润，自然汗解矣"。

读完此案，笔者记起行医之初，小女年幼，偶感风寒，恶寒发热。服药数日，温覆，体温一直不降，屡用西药初可得汗，热退一时，很快就又升高。肌表灼热，夜卧躁烦，遂冒险去其衣被，不料却全身微微汗出，身凉，病竟愈。恍然悟：《黄帝内经》所谓"体若燔炭，汗出而散"之"汗出"，非特指辛温发汗而言，任何形式的治疗、有意无意地达到"汗出"的目的，都可以得到"汗出而解"的结果。

已故现代著名中医学家冉雪峰在《八法效方举隅·汗法》中云："发汗之道甚多……内因气结，则散其结而汗出；内因血闭，则开其闭而汗出；内因水停，则化其水而汗出；如因热壅，则清其热而汗出……神而明之，存乎其人。"

赵绍琴教授则说得更为直接："汗之，是目的，而不是方法。"

在机体整体失去正常稳态的时候，在肌表局部出现汗出障碍，治疗目的是要恢复整体的稳态，而不应该只着眼于局部。治疗就其实质而言是追求"邪退正复，气机通畅，阳施阴布"的整体恢复，"正汗出"只是整体稳态恢复的标志之一。很多时候用麻黄汤类强发其汗，只会白白损伤元气，不从整体上达到"邪气退，正气复"的状态，要想出现"汗出而解"的结果，无异于缘木求鱼。《伤寒论》言"当自汗出乃解……须表里实，津液自和，便自汗出愈"。《瘟疫论》言"自汗者，不因发散，自然汗出也……气通得汗，邪欲去也"。已然言之甚明！

谨防"衣里冷湿久久得之"

很多银屑病患者在接受了多运动、多穿的医嘱后，开始穿起了厚厚的衣服，不仅不容易出汗的地方穿得很厚，而且皮损很少、出汗容易的地方也穿得很厚。

多穿的基础上多动，容易出汗的地方很快汗出淋漓。冬天里局部汗出很多的话，只要稍一降低运动强度，寒冷的气候就会让汗水与汗水直接接触的衣物变冷，这时候如果没有及时换干爽的衣服，便会"衣里冷湿久久得之"（《金匮要略》第十一篇 16 条）。夏季运动汗出后吹空调和在荫凉的地方运动出汗也都会受到寒湿之邪的侵入。

对于银屑病，特别是时间较久、屡经治疗者，体内有湿是一定的。得汗只能是微似有汗，使体内邪气去而不感受新的邪气。"发其汗，但微微似欲出汗者，风湿俱去也"。湿为阴邪，其性濡滞，难以速去，微发其汗，顺应了湿邪致病的特点，使阳气充斥于肌腠表里之间，缓缓蒸发，则营卫通畅，湿邪才能去除。

"出汗多要素"中，针对湿邪者首先要关注的是"微似有汗"和"一时许"。只要做到"一时许""微似有汗"，体内的湿邪就会逐渐减少，虽无近功，日久自有效验。如果一开始就想要"遍身"，非大汗不能。而大汗的结果只能是"汗大出者，但风气去，湿气在，是故不愈也"（《金匮要略》）和"衣里冷湿久久得之"。

针对运动，笔者提出"低强度长时间运动，一滴汗出遍全身"。运动至身上某一部位微汗，便必须控制强度，绝不能出现某部位大汗的情况。宁少勿多，宁慢勿快，是久病有湿邪的患者运动时必须要牢记的原则。保持在汗似有似无的状态下，便是"微似有汗"，时间越久，去除湿邪的效果越佳。

针对穿衣，《金匮要略》防己黄芪汤方后有明确提示："后坐被上，又以一被绕腰以下，温令微汗，瘥"，这里强调了腰以下的温覆，这就意味着腰以上不许温覆。容易出汗的地方少穿，不容易出汗的地方多穿，力求均匀出汗。

《伤寒论》"火劫发汗"之现代版

无论何病，新病、体质壮实者多病程短，疗效快；而久病、体虚者，治疗却不可求快，若贪功冒进，只能损伤身体，让病变更趋难治。

银屑病用"得汗"的思路来治疗，本无懈可击。但一些"目中无人"的医生或医疗机构，靠"劫"来发汗，如采用汗蒸、高温洗浴、光疗等法，有的有近效无长效，有的连近效也不可得，却以"汗"为名来吸引患者。对此患者需明辨，要明白"得汗"的真谛。银屑病治疗需要的出汗，是自然而然的出汗，是长久的出汗，最后治愈时"微似有汗"应该成为一种患者生命的本能、一种生活的常态。只有这样，疾病才能治愈而不复发。而用一些过激的手段，强发其汗，是在机体没有做好各方面准备的情况下，强迫出汗，不是"自然汗出"。虽可出汗一时，却不可能使"微汗"成为一种生存状态，治疗的效果也不好。

治疗最终是要解决人的问题的，人好了病最终会好，而症状暂时没有了却伤害了人体本身，只能说是得不偿失。后者可以称之为"目中无人"的治疗手段或治疗理念，说到底是害人的。

《伤寒论》太阳篇第111条曰："太阳中风，以火劫发汗……"已经提醒不可劫汗，而目下林林总总的劫汗方法，如汗蒸、高温洗浴，包括光疗，有几家是根据真正的中医原则来实施的呢？光疗是目前西医针对银屑病的一种治疗方法，对有些患者有效而对有些患者无效，有的患者不仅无效而且皮损变得更为顽固难治。笔者推究其理，认为其属于"火劫"法的当代变形。对于皮损很局限、机体基本正常、病变仅在体表者，是可以试用的。但对于病变范围较广，或患者属体质虚弱者，却要慎用。

汗蒸、高温洗浴较之光疗，其从业人员更加混乱，以之治疗银屑病造成红皮病型银屑病的不在少数，患者要慎之又慎。红皮病与《伤寒论》中"邪风被火热，血气流溢，失其常度，两阳相熏灼"的描述很吻合。寻常型银屑病不经误治变为危险的红皮病型银屑病的比例极少，这就是说，红皮病型银屑病大多数是治疗失误导致的，将没有危险的寻常型治成有生命危险的红皮病型，是所有患者都不愿意的，也是可以防范的。

总之，从中医角度来说是汗不可劫；用西医专家的话来讲是"宁可不治，切莫乱治"！

"疮家不可发汗"如何解

《素问·五常政大论》云："汗之则疮已。"一般理解为在疮疡初起之时，正气未虚，可应用开腠解郁药物，给邪气以出路，使毒邪随汗而泄。

何谓疮？广义讲，一切体表浅显疾患都可称为疮，病机为"营气不从，逆于肉里，乃生痈肿"（《素问·生气通天论》）。即营气运行不畅，瘀阻于肌肉腠理之间，血郁热聚而生疮痈。

以"正汗指征诊疗体系"（以汗为目的的所有方法）的思路来解"汗之则疮已"，"汗"便不仅仅局限于"发汗"，而是理解为无论应用何法最终"自然得汗"，应用范围也便不再是"疮疡初起之时，正气未虚"，而延伸到外科疾病的始终。

《素问·阴阳应象大论》云"其有邪者，渍形以为汗，其在皮者，汗而发之"；张介宾云"疮在表，则汗之则已"；《外科正宗》在肿疡治法中说"……饮热就暖者，邪在表也，宜汗之"；薛己《外科枢要》中写到"肿作痛，便利调和，脉浮而洪，其邪在表，当先托其里以汗之"……总之，壅阻于皮肤血脉之间的毒邪，皆可随汗而散。换言之，汗是"阴阳和合、营卫通畅"的标志，也就是体表健康恢复的标志，体表健康了，自然疮就愈合了。

张洁古云"治疮之大要，托里、疏通、行荣卫三法"。这便将汗法治"疮"的总则做了具体的分解"托里者治其外之内……外之内者其脉浮数，焮肿在外，形症外显，恐邪气极而内行故先托里以防其干也"；"疏通者治其内之外……内之外者其脉沉实，发热烦躁，外无焮赤，痛甚，邪气深于内也，故先

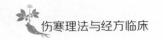

疏通脏腑以绝其源";"行荣卫者治其中也……内外之中者，外无燃恶之气，内亦脏腑宣通，知其在经，当和荣卫也"。三者是言具体的战术细节，而"正汗指征诊疗体系"之"汗"所言为战略意图，无论如何治疗，"自然得汗"为其治疗的目标和终点。

以上所言为：得汗，疮才会"已"。而《伤寒论》85条所言"疮家虽身疼痛，不可发汗"，又是何意呢？从字面上来理解，85条包含了两层意思：一为疮家不可用发汗的方法来治疗疮；二为疮家即使有外感，偶尔用发汗之法也不可。

一为得汗，疮才会"已"；一为疮家不仅不可用发汗的方法来治疗疮，而且即使有外感，偶尔用发汗之法也不可。

钱瑛曰："……疮家气虚血少，荣卫衰薄，虽或有伤寒身疼痛等表证，亦慎不可发汗。若误发其汗，则阳气鼓动，阴液外泄，阳亡则不能柔养，血虚则无以滋灌，所以筋脉劲急而成痉也。"准确地提示了"疮家"的特征在于"气虚血少，荣卫衰薄"。"疮家"，笔者理解为"素患疮者"。当然，还有另外的一些观点也应该引起我们的重视，如张童燕等认为"疮"为"灸疮"，"疮家"为身上长有灸疮的慢性病患者。"气虚血少，荣卫衰薄"的人，如果使用"发汗"的方法，则因体液丢失而导致血容量下降，容易出现张仲景所谓之"痉"。可如果不将"汗"局限于"发汗"，而解为"得正汗"的思路，则"气虚血少，荣卫衰薄"的人也是"可汗"的。

笔者认为，"疮家不可发汗"与"汗之则疮已"并无矛盾之处，是从不同的角度强调"汗"的不同方面的：即外科疾患为"在表"者，是应该用"汗"的思路来解决的，但对于体质虚弱者不可贸然"求汗"，要明白"汗"不仅有"发汗"一法，"阴阳和合、营卫通畅"之"自然得汗""得正汗"才是"汗"之真谛。

仲景的临证也证实了这一点，一方面立虚人禁汗之诫，另一方面又创扶正发汗之法，如少阴表证，虽少阴阳虚，仍以汗法解表，方用麻黄附子甘草汤；《金匮要略·痉湿暍病脉证治》云："太阳病，其证备，身体强，几几然，脉反沉迟，此为痉。瓜蒌桂枝汤主之。"

思考"急汗之"

《普济本事方》卷第八大柴胡汤方后讲到："仲景称急下之者……谓才觉汗多，未至津液干燥，便速下之，则为径捷，免致用蜜兑也。若胸中识得了了，方可无疑。若未能了了误用之，反不若蜜兑为稳也。"

朱步先对此发微曰："急下之证，未可迟疑，趁其津液未涸，元气未漓，速去其邪，以存正气。"

"急"与"稳"，在此文中为反义词。"急"为"未可迟疑"之意；而"稳"为"行蜜兑"之法，许叔微在书中已经明确给予评价："子只知抱稳。"许氏意在，只知道死守着稳当，对于需要"急下之"的病症来讲无异于杯水车薪，缓不济急。治法选择是客观的，是以满足治疗需要为目的的，而不是主观的、医者的喜好可以左右的。也就是说，有些医者可以治疗急症，但不会治疗缓症，而有些医者会治疗缓症而不擅长于治疗急症，理性地认识到这一点，让自己的思路更广阔，更能适应各种不同类型病症的治疗需要。

"急下"所求在速，"蜜兑"所求在缓。许学士在此文中主要强调的是，要抓住热邪初结、津液未涸、正气未伤的治疗时机，达到如"急进大柴胡等三服，得汗而解"的邪去正安、立竿见影的效果。不是在强调"反不若蜜兑为稳也"，"反不若蜜兑为稳也"是针对"未能了了"者的无奈之语。

热邪初结之时，邪如浮土，可以一吹而散尽，需治以急；而以"蜜"缓之，无异于姑息养奸，将浮土和成泥，再希望一吹而尽散就难了。

许学士言外之意是，希望医者都做"胸中识得了了"者，"速下之……径捷……可无疑"；而不要成为"未能了了误用"者。祛邪之法可速，可治急症，可速愈"重症"，这需要中医界"慢郎中"一类深思。

以上谈了"急下之"的客观性和重要性，由此联想到笔者对于急性发病之银屑病使用的"急汗之"之法。"急汗之"也有其客观性和不可替代性，仿照朱氏的叙述格式，可以这样讲："急汗之证，未可迟疑，趁其肌腠初闭，郁热初结，津液未损，元气未伤，速去其邪，以存正气。"

如果将"急汗之"之法，用"以得正汗为目的"的"正汗指征诊疗体"思路来检测，"急汗之"便可以理解为"尽快使其汗出恢复"之意。如果这样理解，许学士此处用大柴胡汤也可以归入"急汗之"之法的范畴。方药的功效在攻下，但却客观上达到了"急进大柴胡等三服，得汗而解"的目标，故可将之归入"急汗之"之法。

"汗出……不能发黄"的启示

按刘渡舟先生的解读，阳明病发黄的原因为："阳明病法多汗，今反无汗……湿热交郁，皆无路可出……熏蒸于外，则其人身必发黄。"也可以这样理解，内有湿邪，郁而化热，无路可出，于是症状百出。发黄只是其中一种。

临床中，银屑病湿热为病者不少。笔者认为，湿热型银屑病之发疹，可以参考仲景书中的发黄，作出预防和治疗。

《伤寒论》199 条中曰："阳明病，无汗，小便不利，心中懊憹者，身必发黄。"

《伤寒论》236 条中曰："阳明病，发热，汗出者，此为热越，不能发黄也……"

199 条说了内有湿热，"无汗……身必发黄"；而 236 条说，内有湿热，但是"汗出……不能发黄也"。从这一反一正的说明中，我们应该能看出"汗"这个出路，对于湿热的重要性。

从《伤寒论》"汗出……不能发黄"的表述中，我们能否得出"汗出……不能发疹"的启示呢？

遗传决定了疾病的易感性，得过银屑病的，或者银屑病患者的子女，如果辨证属于湿热者，可以参考《伤寒论》中上述内容预防，和在治愈后防止银屑病复发，关键的点就在是否能保持正常出汗上。

预防和防止复发的重点在汗上，那治疗已经致病的湿热之邪，是否也一定要用发散的方法呢？答案是：不一定。

《伤寒论》262 条中曰："伤寒瘀热在里，身必黄，麻黄连翘赤小豆汤主之。"

《伤寒论》236 条中曰："……瘀热在里，身必发黄，茵陈蒿汤主之"。

麻黄连翘赤小豆汤为麻黄汤去桂枝，加姜、枣以调和在表之气血，为湿热之邪缓开腠理；而连翘、生梓白皮、赤小豆为清利湿热之药，与麻黄为代表的表药共成表里双解、分消湿热之势。

与麻黄主表相对的是，大黄主里。茵陈蒿汤，以茵陈六两为主，栀子十四个，大黄二两，服用后的见效标志为"小便当利……黄从小便去也"，看来大黄在这里，言之领湿热之邪从里走泄是可以的，但不能讲是以通大便为目的。

可以看出，对于已经致病的湿热之邪，强调的不是汗而是"给邪出路"，邪祛则气机通畅，小便自利，汗自出，大便自畅。着眼于小便、汗、大便，既可以看作是治法，具体为渗湿、散湿、泄湿。也可以看作是治疗达到目的的标志——正常的小便、正常的大便和正常的汗出。前者是"广汗法（正汗指征诊疗体系）"所不能概括的，需要提出广下法甚至广通法的概念来与之适应。

再回到具体方剂来讨论，与麻黄、大黄等代表的祛邪之法相对应，《伤寒论》中 261 条提出了栀子柏皮汤的缓清湿热之法，与前两方比起来，此方整方剂量要小，饮用量要少（其他方有"三升……分温三服，半日服尽"和"三升……三服，小便当利……"的要求，而此方仅有"一升半……分温再服"的说明）。从这里可以看出，仲景邪势大治以急、重，邪势轻治以缓、中的思路。

关于湿热型银屑病和汗及仲景学说的关系，还有一点需要指明，即局部汗出一定不可以误认为是"正常的汗出"。

《伤寒论》236 条中段讲了"……但头汗出，身无汗，剂颈以还……身必发黄"的病态；第 200 条也讲了"……额上微汗出……必发黄"的病态。

"秋宜下"时如何用汗法？

《伤寒论·辨可下病脉证并治第二十一》开篇即云："大法，秋宜下。"这与《黄帝内经》中"春夏养阳、秋冬养阴"（此处阴为收藏之意）的养生大法是一脉相承的。根据这个原则，在治疗有病的机体时，应该不违逆天的大趋势，尽量不用汗、吐的方法，特别是在为慢性病制订大法的时候，这点更应该给予足够的注意。

"病宜汗"是笔者总结的对于银屑病的治疗大法。

"下"与"汗"在治法上应该说是矛盾的，一者向下、向内，一者向上、向外。

秋天应该如何治疗银屑病呢？特别是慢性银屑病需要较长时间服药者。是应该顺应天时遵循"秋宜下"，还是应该按照笔者总结出的治疗银屑病的规律

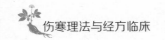
服从"病宜汗"的原则呢?

对于这种表面上看起来的矛盾,我们需要深入的分析:

"大法,秋宜下",是说在秋天得病时尽量采取"下"的方法,要"下"的是邪,治疗的目的是邪去而"阴阳自和"(见于《伤寒论》58条),"表里实,津液自和"(见于《伤寒论》49条)。

"病宜汗",是说患银屑病的机体都存在出汗的障碍,治疗的目的就是通过各种方法达到"阴阳足,汗路通"的目标。

"阴阳自和"、"表里实,津液自和"与"阴阳足,汗路通"并不存在矛盾。由此推出治法的"宜下"和要求患者的"宜汗"也是没有矛盾的。

入秋后,笔者根据"大法,秋宜下"的治法原则,用方上更多地选用了柴胡类方、白虎汤、防风通圣丸方、龙胆泻肝丸方等具有"下"的作用的方剂,同时在对患者的医嘱中仍然强调需要综合调整达到遍身发热、"遍身微似有汗"的目标。以人为本,将"秋宜下"与"病宜汗"有机地融合在治疗策略中,取得了满意的治疗效果。

"阳气内蒸而不骤泄"

《金匮要略·痉湿暍病脉证治第二》云:"风湿相抟,一身尽疼痛,法当汗出而解,值天阴雨不止,医云此可发汗,汗之病不愈者,何也?盖发其汗,汗大出者,但风气去,湿气在,是故不愈也。若治风湿者,发其汗,但微微似欲出汗者,风湿俱去也。"文中强调了"微微似欲出汗者,风湿俱去"。

《金匮要略心典》解读此段的时候,云:"风、湿虽并为六淫之一,然风无形而湿有形,风气迅而湿气滞,值此雨淫湿胜之时,自有风易却而湿难除之弊,而又发之速而驱之过,宜其风去而湿不与俱去也。故欲湿之去者,但使阳气内蒸而不骤泄,肌肉关节之间充满流行,而湿邪自无地可容矣。"提出了"微微似欲出汗者,风湿俱去"的表象之机理——"阳气内蒸而不骤泄"。

《黄帝内经》言"阳加于阴谓之汗",是说阳气蒸化津液,化气从毛窍而出的正常状态。阳不亢烈,也不虚弱;阴不匮乏,也不泛滥。一切都在"中度"(中规中矩之意)的范围之内,适度的汗可以看作是人体正常的一种标志。

如果身体一直保持这种正常状态,周而复始的话,邪气是没有机会侵入人体的。《黄帝内经》所言"正气存内，邪不可干"之"正气"，解释为"人体的正常秩序"，当更容易被现代人接受。

邪气着而为病，是以失去这种"人体的正常秩序"为前提的。治疗的目的，可以说就是恢复"人体的正常秩序"。这样的目的，不仅是在治病，同时也在保健和防病。

如何能做到恢复"人体的正常秩序"呢？最直接的方法就是直接着眼于阳气、正气。

将目标定位于"阳气内蒸而不骤泄"，笔者认为是调整机体、长期愈病的重要法则。首先，"阳气内蒸"，意在让阳气变得充足，不断地在内部"充满流行"，充斥于体内，使邪气难于立足，并且正气不伤。其次，"不骤泄"，以"泄"提示"给邪出路"的同时，充分注意到了保护自身，不仅易去之邪、即使顽固缠绵之邪也缓缓地发到肌表，然后排出体外，这就是"不骤"的妙处。对于自身的气血来讲，"阳气内蒸而不骤泄"达到的目的是"疏其血气令条达"的通，以不伤害自身，或者以最小的伤害为代价，把邪去掉，这种治疗完全符合不仅求有效、更求长效的治疗原则。

"微似有汗"不仅出现于《金匮要略》风湿的治疗中，而且在《伤寒论》中桂枝汤方后"……适寒温，服一升。服已须臾，啜热稀粥一升余，以助药力。温覆，令一时许，遍身漐漐，微似有汗者益佳，不可令如水流漓，病必不除……"中也有体现。这样来看，"微似有汗"代表的"阳气内蒸而不骤泄"的治疗大法是有普遍意义的。

笔者所治的银屑病患者阴证居多，除了一部分初发的、播散的、发病急骤的可以在短期治愈外，大部分需要长期治疗，无论辨证属虚属实，"阳气内蒸而不骤泄"都会是不错的选择，将此思路与"遍身漐漐，微似有汗"的治疗目标结合起来，相信对广大医者和患者都会有所启发。

发汗不彻转阳明

《伤寒论》185 条云："本太阳，初得病时，发其汗，汗先出不彻，因转属阳明也。伤寒发热，无汗，呕不能食，而反汗出濈濈然者，是转属阳明也。"对于"发其汗，汗先出不彻，因转属阳明"，笔者理解为：太阳病发汗当到位，到位则病可在太阳解。如果发不到位，由于"发表不远热"，便会增加体内郁热，而变为阳明病。

刘河间《素问玄机原病式》有一段话似乎是专门为此作注："夫辛甘热药，皆能发散者，以力强开冲也。然发之不开者，病热转加也。"河间本意在表述"辛甘热药"不好把握，不如加入寒凉的药物稳妥。但从另一个角度看，我们可以得出：如果用得好，温药"力强开冲"，可以让疾病快速治愈。加入寒凉药物，会制约"辛甘热药"的"开冲"之力，在治疗慢病的时候正好让治疗的节奏慢下来，与疾病相吻合。但是另一些时候寒凉掣肘，却会错过疾病可以速已的有利时机，这种情况多出现在正邪势均力敌交争之际，体实而病重之时。

笔者在《银屑病患者冬季慎食发物》（发表于 2011 年 11 月 28 日《中国中医药报》第 4 版）一文中，仿照河间格式，描述了"发物"使用不当对于银屑病的影响："发物，力在加热而发散。发之能开者，其热自散，腠理自通达；发之不开者，内热转加，腠理闭结转甚。"

银屑病为《黄帝内经》所云"其在皮者"的表证，临床多见肌腠不利，内有郁热之证，以"发"来取"汗"，要点在于"力强开冲"。"发之"是方向，"汗"才是"发之"到位的标志，只有遵循"发之"的方向，并且到了"腠理开通"的程度，才能出现"汗泄热退而愈"的结果。如果"发之"，但是"不开"，病不仅不解，反会加重。很多时候会"转属阳明"。《伤寒论》中提及很多手段，如"温服""温覆""啜热稀粥""后服促其间"等都是为了加强开冲之力，为汗出可"彻"而设。

《伤寒论》"辨不可发汗"启示

清代医家吴鞠通有一段话，大意为："医生不得有善用之药，若有善用之药，必有不当用而用者；医生也不得有畏用之药，若有畏用之药，必有当用不敢用而误者。"对于药是如此，对于法又何尝不是呢？

笔者临床重"汗"法，但也时常提醒自己：不可有不当用汗而执着于汗之误。

"离开禁忌证片面强调适应证，临床上施方用药将失去法度。同样，离开适应证片面强调禁忌证，宛若作茧自缚"（李心机语）。《伤寒论》中《辨不可发汗病脉证并治》一篇，便提示了汗法（特指发汗法）的禁忌证。

条文中看不懂者不少，如有关"动气"的条文。但品味可以读懂的条文，收获已经不少。以下不揣浅陋，对于该篇中提出的不可汗情况作一简要小结，以期对"广汗法（正汗指征诊疗体系）"得汗的步骤有更完善的认识（"正汗指征诊疗体系"以得汗为最终的目标，可发汗者为最容易达到目标者，步骤简单；而不可发汗却最终需要得汗者，步骤自然会复杂得多）。

《辨不可发汗病脉证并治》一篇不可发汗的情况大致有三类：

一是非表郁，或者说主要矛盾不是实邪在表，不可发汗。如265、142条，邪至少阳，不可发汗。

二是有表证，但以里邪为主要矛盾者不可发汗（即"虽有表证，实无表邪"）。如335条，厥为在表的症状，但主要矛盾在里热郁闭，故治应用下，不可发汗。

三是里虚者不可发汗，包括阴虚、阳虚、气虚、血虚。如23、50、285、364等条，无论病在何经，或者是杂病，只要病机中有诸虚存在，便不可发汗。这点尤其需要固执于"方症对应"的中医初学者注意，"其形相象，根本异源"（《辨不可发汗病脉证并治》篇原文），不究病机，执方欲加，可能动手便错，有时候貌似有效，实则伤人害命，促其寿限，贻害无穷。

讲到此，笔者想到不见于此篇的《伤寒论》第49条曰："……法当汗出而愈，若……不可发汗……须表里实，津液自和，便自汗出愈。"49条讲的似乎是汗出自愈的情况，但在当今临床上静候自愈并不太现实，医生需要采取主动，只是不能条件不足时轻举妄动。"表里实"是"自汗出愈"的条件，实际上也是《伤寒论》中"可发汗"的条件：表里实而以邪在表为主要矛盾者，才可发汗。

此外，笔者将既见于《伤寒论》398条原文，又见于《辨不可发汗病脉证并治》篇中的条文共计17条，按398条的顺序重新整理如下，括号中为398条所有，而《辨不可发汗病脉证并治》篇中没有的内容。

第23条曰：太阳病，得之八九日，如疟状，发热恶寒，热多寒少，其人不呕，清便欲自可，一日二三度发（脉微缓者，为欲愈也）。脉微而恶寒者，此阴阳俱虚，不可更发汗（或更下、更吐）也。

第27条曰：太阳病，发热恶寒，热多寒少，脉微弱者，此无阳也，不可

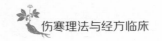
发汗。

第 50 条曰：脉浮紧者，法当身疼痛，宜以汗解之。假令尺中迟者，不可发汗。何以知然？以荣气不足，血少故也。

第 83 条曰：咽喉干燥者，不可发汗。

第 84 条曰：淋家，不可发汗，发汗必便血。

第 85 条曰：疮家，虽身疼痛，不可发汗，汗出则痉。

第 86 条曰：衄家，不可发汗，汗出必额上陷脉急紧，直视不能眴，不得眠。

第 87 条曰：亡血（家），不可发汗，发汗则寒栗而振。

第 88 条曰：汗家，重发汗，必恍惚心乱，小便已阴疼，与禹余粮丸。

第 142 条曰：太阳与少阳并病，头项强痛，或眩冒，时如结胸，心下痞硬者（当刺大椎第一间、肺俞、肝俞、肾）不可发汗。

第 265 条曰：伤寒，脉弦细，头痛发热者，属少阳。少阳不可发汗。

第 284 条曰：少阴病，咳而下利。谵语者，被火气劫故也，小便必难，以强责少阴汗也。

第 285 条曰：少阴病，脉细沉数，病为在里，不可发汗。

第 286 条曰：少阴病，脉微，不可发汗，亡阳故也。

第 294 条曰：少阴病，但厥无汗，而强发之，必动其血。未知从何道出，或从口鼻，或从目出者，是名下厥上竭，为难治。

第 335 条曰：伤寒，一二日至四五日，厥者必发热。前热者后必厥，厥深者热亦深，厥微者热亦微。厥应下之，而反发汗者，必口伤烂赤。

第 364 条曰：下利（清谷），不可攻表，汗出必胀满。

止汗与"阳气内蒸"

清代尤在泾《金匮要略心典》讲："欲湿之去者，但使阳气内蒸而不骤泄，肌肉关节之间充满流行，而湿邪自无地可容矣。"

笔者在治疗银屑病的过程中发现，"阳气内蒸而不骤泄"不仅针对湿邪致病是法宝；针对其他邪气致病——特别是久病者，"阳气内蒸"都有纲领性的指导意义。

或者从另外的角度讲，中医的邪并非确有其物，而是"审症求因"求出来的。所以，所有停痰、积饮、凝寒、瘀滞等导致疾病缠绵难愈者，皆可以判断其有湿邪存在。这样针对顽湿的"阳气内蒸"原则，就升格成了所有顽固难治疾病的总治则。

从汗的角度来谈，如何能做到"阳气内蒸"，就是泄，而"不骤泄"。

汗控制在泄与不泄之间，就完成了体内的"阳气……充满流行……邪自无地可容"。

汗之泄，是为了"给邪出路"，不至于郁。

汗之不泄，是为了"阳气……充满"。

如蒸馒头，锅下之火不能太猛，太猛则水很快都变成蒸汽泄出去，水耗尽馒头未熟；火也不能太小，太小则不能形成蒸汽充溢的状态，水为死水而馒头还是熟不了。只有火和水的和谐配合，才能达成水火消耗最少，而蒸汽充溢，馒头成熟的结果。

火蒸于水则为汽，体内也在发生着类似的过程——"阳加于阴谓之汗"。

持久的正常出汗，是人体内水火和谐、维持体内稳态的结果。

银屑病患者的汗出过多可以见于两种情况：一为局部汗多，以头部、胸背、腋下、手足心汗多为常见，而四肢伸侧、特别是下肢伸侧及脚踝常常无汗。另一种为除了有银屑病皮损的地方，全身都汗多。

对于这两种情况，都应该以止汗为首要考虑。

局部和整体汗多，都会导致汗出无效——因为没有"阳气内蒸"的过程，顽湿是不会"移营拔寨"的，顽湿不动汗空泄，于是称之为汗出无效——无法导邪外出。

明白顽湿需要"阳气内蒸"，汗多需要止汗而促成正汗，则顽固性疾病治疗便找到了原则。

谈到这里，一些初学者开始糊涂了，平常讲的汗法是发汗，笔者又提到了广汗，这里又强调止汗，这些听起来似乎矛盾的称呼之间，如何能和谐统一呢？

这些疑问的根源，在于大家不理解"广汗法（正汗指征诊疗体系）"的真正含义，一听到"广汗法"，便想当然地认为，就是要让出汗。甚至有人把某些"出大汗好得快、出小汗好得慢、不出汗好不了"之类的非中医言论也当成是"广汗法（正汗指征诊疗体系）"，实际上这是对"广汗法（正汗指征诊疗体系）"的误解。

"广汗法"作为一个特定的名词，是有严格界定的，关键要明白两个字：一是汗，二是广。

汗，特指正常的出汗——同时符合可持续、全身均匀、微微湿润三个方面的出汗。"广汗法（正汗指征诊疗体系）"的目标是健康而正常、符合三要素的出汗，是机体健康的外在标志。

广，不仅指方药使用灵活，不局限于辛味发汗，还包括了日晒、泡浴、运动、饮食、衣着、情绪等各种非药物方法产生的正常出汗。或者说，如果从"法自然"的中医原则来看，非药物治疗的后者是"广汗法（正汗指征诊疗体系）"更推崇和首选的方案。

与正常出汗相对的是不正常的出汗，进入夏季，汗出过多（包括局部和整体的汗出过多）可视为不正常出汗的重要表现形式。

对于汗出过多的这种不正常出汗，止汗就是"广汗法（正汗指征诊疗体系）"。

如患者闫某，平素头部和上半身汗多，进入夏季这种情况更加突出，而其上半身及下半身的皮损，都属于顽痰死结之类的、质地特别结实的银屑病"疙瘩"，这样的皮损，汗多没有作用，只有止汗，让体内的阳气含在身体里，不那么急于泄出去，以实现"阳气内蒸"之力，才有可能化解顽痰死结。

笔者视其舌尖红，苔薄腻，舌下淡红有瘀，脉缓，以止汗为大法组方：

苦杏仁 12g，豆蔻 5g，生薏苡仁 18g，生大黄 3g，玄明粉 3g，仙鹤草 30g，生麻黄 3g，麻黄根 9g，生牡蛎 18g，生龙骨 18g，厚朴 6g，滑石 15g。

上药 7 剂，水煎服，日 1 剂，分两服。

药后，上半身汗减少，下半身汗略多，汗向全身均匀转变，效不更法，稍事加减继续服用，并且强调上半身穿衣适当减少，下半身要适当增厚。

由此可见，适当应用止汗大法，也会让机体向着可持续、全身均匀、微微湿润三个方面转变。所以说：止汗也是"广汗法（正汗指征诊疗体系）"，"广汗法"不只是发汗。

"微汗" 不可执

桂枝汤方后的注可谓影响深远，"令一时许，遍身漐漐，微似有汗者益佳，不可令如水流漓，病必不除"。几乎成为汗法的教条，让中医同道对于微汗印象深刻，同时对于大汗格外顾忌。

同是汗法代表的《伤寒论》麻黄汤取汗，也遵循了桂枝汤方后注的要求，"覆取微似汗，不须啜粥，余如桂枝法将息"。但在麻黄汤的另一版本有不同的说法——《辅行诀脏腑用药法要》小青龙汤（即《伤寒论》中的麻黄汤）方后赫然写着"必令汗出彻身，不然恐邪不尽散也"。前者强调了微汗，后者却强调了"汗出彻身"——应该不排除身体条件允许时的大汗。

近有患者谢某的经历可以让我们一起重温大汗的重要性。

银屑病患者小腿前面较难出汗属于共识。谢某治疗数月，一直秉持微汗法，身体整体状况和皮损均有明显好转，但是小腿前面欲汗而难汗。

单位有羽毛球赛，谢某推脱再三，不得已参赛（笔者对于"对抗性运动"原则上是反对的，因为只要对抗运动，一定会汗出"如水流漓"。"立足微汗求大汗"的原则，让患者去操作是有困难的，不如一律禁止其对抗运动，这样更具可操作性）。虽然她尽量缓和地参赛，但是还是出了很多汗。赛后，有一个情况让她很兴奋——小腿前面开始出汗了。

"究竟该大汗，还是微汗呢？"就这个问题，谢某请教笔者，"如果一直微汗，小腿就不会出汗。是不是应该更多大汗呢？"笔者答："以微汗为基础，为常态。在平素微汗，正气较为充足的前提下，偶尔大汗可以把不通的地方打通，是可以的。但是不能因为偶尔的大汗尝到了甜头，就把大汗作为习惯，那样就会对身体造成损伤。大汗只能是偶尔的，暂时的。"

笔者治疗有一个原则：以最小的正气损耗为代价求得身体的通畅（如果说不消耗正气是不现实、不客观的）。微汗对于身体的损耗最小，于是符合求长效的原则。而偶尔的大汗对于比较充实的身体来讲，损耗也不会很大，但可以获得微汗所不能达到的荡涤顽痰死结的作用。

从根本上来讲，治疗是一个随时权衡利弊的过程。谢某如果一开始就大汗，会伤损正气，欲速而不达。因为有了前面一贯的微汗，让身体渐通而不

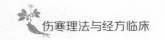

伤，正气慢慢蓄积，有与邪气打一仗的资本了，在体表的反应就是"欲通难通，热而难汗"。

这时，恰到好处地打一场球，鼓励正邪交战，气血奔涌，一战而通。通后需要休养生息，见好就收，不能盲目地大汗，一通再通，劳民伤财，不利于身体的长治久安。

大汗与微汗，可以用急治与缓治的对比作解，"急则治其标，缓则治其本"，虽然"治病必求于本"，但是急攻之法不可废。

从大汗、微汗的讨论，我们可以看出，在医学研究的道路上，没有一贯的、教条式的正确，没有一劳永逸的结论，只有因人、因地、因时的权衡，变化是永恒的，而静止是相对的。

汗，作为立足于健康、以人为本、着眼于长远的治疗指标来讲，可以说是永恒的。但是究竟是发汗为主，还是止汗为主？究竟是该大汗，还是该微汗？究竟是可以清热凉血，还是慎用清热凉血……这些具体的细节，都是相对的，都要靠医者的思维去临场决断。

多年以前，笔者说过一段话："医疗的大方向，需要高瞻远瞩来确定。大方向确定后，具体的操作，就需要如山道开车般灵活转向。大方向一定要坚守，而小方向一定要灵活，不可固执。既要万变不离其宗，又要圆机活法，二者不可偏废。"至今读来，仍以为正确，说来与同道共勉。

"给邪出路，以汗为凭"治难症

先要说明几个问题。

一是"邪"。谈及邪，笔者头脑中出现的是临床大家张子和的名句："夫病之一物，非人身所素有也，或自外而入，或自内而生，皆邪气也。""邪气加诸身，速攻之可也，速去之可也……邪之中人，轻则传久而自尽，颇甚则传久而难已，更甚则暴死。若先固其元气，以补剂补之，真气未胜而邪已交驰横骛而不可制矣。惟脉脱下虚，无邪无积之人，始可议补……先攻其邪，邪气去而元气自复也。"

二是"出路"。笔者曾撰文说"给邪出路"，要以正气最小的损伤为代价，给邪出路、控制入路，建立体内健康新秩序。因为，邪积聚于人体为灾，攻邪可谓抗灾、救灾，但抗灾不能忽视灾后重建，要使邪的产生减少，并且有畅通的排邪渠道。

三是"汗"。谈及汗，笔者头脑中出现的是如下经典名句："阳加于阴谓之汗"；"人之所以有汗者，皆生于谷"；"一时许，遍身漐漐，微似有汗"；"阳气内蒸而不骤泄"；"测汗者，测之以审津液之存亡，气机之通塞也"。如此，汗便与健康相关的阴阳、气机、脾胃都产生了密切的联系，而正常出汗所涉及的时间、范围、量、势等方面也都得到了恰当的表述。

而且，谈及汗须知正汗。正汗指同时满足四要素（持续、缓和、遍身、微汗）的出汗。要达成正常的出汗，需要四个条件——阴充、阳足、脾胃和、气机通达。正常的出汗是健康的标志之一，如能达到正常的出汗，便更接近健康或者已经达到了健康。

"以汗为凭"，即正常的出汗只是治疗过程的标志之一，汗只是标志，不是方法，更不是目的。当然，汗出正常不等于健康。汗更多体现的是邪的出路通畅。如果邪的出路畅通，但不能控制邪的聚集，也就是邪入的过程，同样不会达到健康的目标。故治疗是有步骤的，给邪出路是第一步。

可以说，"给邪出路，以汗为凭"即是"广汗法（正汗指征诊疗体系）"的本质。以"广汗法"的思路治疗很多疑难病症，符合健康医学的总则，符合立足长效、着眼长远的原则，以下用一些实例说明。

某女，中学生，患银屑病数月，遍身起疹，治疗无效。获悉笔者使用"正汗指征诊疗体系"，求治。

我得知其大小便及月经等均通畅，只有汗路不畅，遂未用药；先嘱其食温热羊汤，忌食生冷，家中开空调控制在30℃左右，多做运动。一个月后反馈，经常保持遍身微微汗出，不药而愈。

银屑病皮损是人体选择的邪之出路，这条"路"我们不欢迎，需要换一条路，但千万不能堵路。汗可以替代皮损，成为我们可以接受的"出路"。用药可以得汗，很多时候不用药同样可以得汗治愈银屑病。如此看来，治疗疾病、恢复和保持健康，最重要的是理法，而不是方药。

某女，3岁，发烧数日，中西药迭进只可暂时取效。患儿用药有汗，停药则无汗，检查结果很是复杂，家长非常紧张。

笔者向家长解释，发热是身体自发排邪的外在反应，只要能保证患儿安

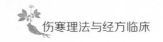

全，发热并不可怕。作为医生，可以帮助小儿机体更快地把邪排出去，让身体没有必要再发热。

遂处方以生大黄、竹叶、栀子、甘草少量，神曲、山楂、麦芽等大量，嘱大锅熬水，熬开后5～10分钟服用。每隔10～20分钟即少量服用汤药。药一直煎着，一直喝着。服药30分钟后开始大便数次，但小儿并不难受，2小时后开始头部微汗，然后胸背、四肢也慢慢见汗，遍身微微汗出持续3～4小时，服药一剂后烧退未再反复。

如此看来，"给邪出路、以汗为凭"不仅治疗慢性杂病，急性病也可以起到快速、稳妥的疗效。

某女，年近60，三叉神经疼14年。咀嚼食物都会引起剧烈疼痛，颇以为苦，中西医门诊治疗无效，住院治疗数次亦无效。笔者发现其下肢凉，上焦烦热，遂以胫前发热微汗为目标，嘱咐下肢多穿裤子，适度运动；先期配合中西药治疗，然后先停西药，后停中药，生活习惯逐步改善，经过5个多月的系统治疗，14年的顽固三叉神经疼痛竟然痊愈。可知，强调理法，多种治疗手段协调配合，针对下肢的瘀滞，温通得汗、"给邪出路"，对于老年性的顽固疾病可以有好的治疗效果。

正常的出汗是人类的本能，但是很多偏离健康的人慢慢不"会"出汗了。"给邪出路，以汗为凭"的"广汗法（正汗指征诊疗体系）"，目的就是调动一切手段，让人恢复并且保持其正常出汗的本能。实践证明，"广汗法（正汗指征诊疗体系）"应用甚广，并且符合人类崇尚自然疗法的趋势，希望越来越多的医者和患者关注"广汗法（正汗指征诊疗体系）"。离健康越近，离疾病就越远。

广汗法·广下法·广通法

何谓广汗法？是发汗的方法吗？不是。广汗法是以正常的出汗为治疗目的的所有方法的统称。《八法效方举隅》中说"内因气结，则散其结而汗出；内因血闭，则开其闭而汗出；内因水停，则化其水而汗出；如因热壅，则清其热而汗出……"

谈及汗，很多医者只是认识到"辛温挥发之品，鼓荡外出……显而易见"

的汗法，却不了解前面讲的那些针对病因，使用散结、开闭、化水、清热等方法而达到的"不表之表，不汗之汗"、"深层求其汗出"的方法。

在了解广汗法的时候，一定要明白两点：一为广汗法绝非发汗的方法；二为广汗法更多强调的是"以汗测之"。广汗法更多是针对汗的效果的，即以正常的出汗为检验标准，来验证使用的方法是否正确。

与广汗法相应，也有广下法。笔者在治疗胆结石等疾病的时候，强调的就是无论应用什么治疗方法，只要达到并保持正常的大便，便是正确的治疗。对于笔者命名的广下法，近代医家冉雪峰先生在《八法效方举隅》中也有相应的表述："经方阳明三承气汤……不曰下结，而曰承气，义可深思……合正奇常变而通之，下庶有济。且以汗为下，以吐为下……在用之者各适病机，权衡轻重缓急……"

什么叫"以汗为下，以吐为下"呢？与"合正奇常变而通之"联系起来，便容易理解。用常规认为的发汗方法，而客观上起到了正常大便的效果，则为"以汗为下"；而用常规认为的吐剂，达到了下的效果，则为"以吐为下"。

广下法不仅针对正常的大便，凡着眼于人体向下的通道是否通畅的方法，都可以归于广下法。如治疗泌尿系结石，笔者关注点在小便是否可以达到和保持正常（这是从源头上、从"病的核心本质"来治疗泌尿系结石的）；治疗妇科杂病，笔者多从恢复和保持正常的月经入手。

是不是达到广汗法强调的正常出汗并且保持稳定，达到广下法强调的向下窍道的功能并且保持正常，人体就会健康了呢？也不是。这涉及一个"一通百通"和"百通一通"的问题，也就顺理成章地推出了广通法。

《八法效方举隅》一书"下方解"中不仅提到了"以汗为下，以吐为下"，而且提到了"下之得法，汗可以出，表可以解……正可以复"，等等。用简单的、机械的分类方法来理解，则越解越乱，为什么汗法又是下法？吐法又是下法？而下法怎么又会是汗法、甚至补法呢？

一言以蔽之，"给邪出路"而已。各个通路在不通的情况下，会相互关联，相互之间会受到或多或少的影响。在通一条邪路的过程中，其他的邪路也会得到相关联的疏通。这可以概括为广通法。人体不外气血（此处之血当包含了津液在内），气血以流通为贵，不通可以表现出不足的状态，这种情况下，通就是补，于是"通之得法"会达到"正可以复"的客观效果，此为通补。

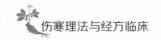

　　如果身体的问题主要是局部的不通，其他窍道不通都是因为此处的不通，则治疗只需要着眼于通这一处，就会"一通百通"。而如果是全身多系统的不通，导致了此处的不通，就要在全身都通了以后，才会让这个局部真正通畅，此所谓"百通一通"。

　　有一种情况需要强调，本来是属于"一通百通"的情况，但在解决之后，误认为只要保持这一通，便可以健康无忧，于是不注意生活方式的健康，会由于其他窍道不通导致疾病的复发。

　　如一青年，患银屑病以广汗法很快临床治愈，以为保持微汗就可以身体健康，而嗜酒贪凉，一年后银屑病皮损再现，又三周临床治愈。自此方知，保持"一通"是不行的，只有保持"百通"才能算作健康。注意，此处的通是特指各方面恢复并且保持正常，是使人体各项机能保持在一个正常的度上，绝非过"通"。

《伤寒论》从汗论治瘙痒

　　《伤寒论》中有三处提到瘙痒，机理各不相同。一为"以其不能得小汗"；二为"迟为无阳，不能作汗"；三为"无汗……以久虚故"，证机各异，但"不得汗"却同。于是我们可以得出结论：《伤寒论》将瘙痒之原因归于无汗。

　　第一处是《伤寒论》第23条："太阳病，得之八九日，如疟状，发热恶寒，热多寒少……一日二三度发，脉微缓者，为欲愈也……面色反有热色者，未欲解也，以其不能得小汗出，身必痒，宜桂枝麻黄各半汤。"

　　李心机《伤寒论通释》解释为：太阳伤寒八九日，表邪将解，本当以小发汗之法，一疏即解。却失于发汗。病有向愈之机，而未顺势发泄，阳气怫郁在表。表邪欲解而不得，肌肤欲通而未通，邪扰肌肤，故痒。正邪交争已八九日之久，邪气微，正气也不盛。过汗则伤正，不汗则不能开启腠理、予邪以出路，治疗以桂枝麻黄各半汤小发其汗。验之临床，确有佳效。

　　笔者数年前以经方治疗皮肤病，曾治一七八岁男童，皮肤瘙痒数月，无疹，无余症，试开两剂桂枝麻黄各半汤，隔数日，路遇其家人，言一剂即效，两剂瘙痒除。

　　第二处是"脉浮而迟，面热赤而战惕者，六七日当汗出而解，反发热者瘥迟，迟为无阳，不能作汗，其身必痒也"。

　　见于《医宗金鉴·订正仲景全书伤寒论注·卷三辨太阳病脉证并治下篇》，在该篇中紧随《伤寒论》第23条之后。两条相邻，均有"面赤身痒"，而证机却迥然不同。关键在于脉象，23条脉是浮紧的，后来"脉微缓者，为欲愈"，意为脉由浮紧变得略微缓和。而本条却是"脉浮而迟"。脉浮与脉迟并见之论还有一处，《伤寒论》第225条"脉浮而迟，表热里寒，下利清谷者，四逆汤主之"。其"下利清谷""里寒""（脉）迟"已经到了用四逆汤的程度，"表热""脉浮"只能是虚阳外越。反观此处之"脉浮而迟""面赤身痒"也可能是里阳虚甚、虚阳浮越于外，而不是肌表阳气怫郁。此处之"不能作汗，其身必痒"，原因是"无阳"，即里阳虚，无力"加于阴"而作汗，浮阳扰动肌肤而痒。治疗时既要着眼于"汗"，更要注意到"无阳"，麻黄附子剂较为合拍。

　　笔者曾治疗一位慢性荨麻疹患者，脉象虽未体会到"浮而迟"，但证机却确为里阳虚寒，处以麻黄汤合麻黄附子细辛汤，患者得汗而愈。

　　需要指出的是此条不见于目前通行的《伤寒论》条文，录有"辨脉法"的版本在"辨脉法"中录有此条。这提示我们学习《伤寒论》时需要多个版本互参，有很多有价值的条文及字词在经过漫长的传承，以及多次辑复后，会有所脱落，或杂陈于不重要的条文之间，但这些却可能正是临证之箴言。在谢观的《中国医学大词典》解释"痒"时收录了此条之"（脉）迟为无阳，不能作汗，其身必痒"。《古今图书集成医部全录之淋浊遗精血汗门·无汗篇》中也录有此条，"经所谓脉浮而迟，迟为无阳，不能作汗，其身必痒……皆阳虚而无汗者也"。

　　第三处是《伤寒论》第196条，"阳明病，法多汗，反无汗，其身如虫行皮中状者，此以久虚故也"。

　　对于"身如虫行皮中状"为瘙痒之意，并无异议。而对于"久虚"则见解多有不同。有认为阳明反无汗是因为阴津久虚，作汗无源，邪热欲解而无从疏解故痒。如《聂氏伤寒学》在此条后言"今反无汗，乃其人久虚，津血均亏，无以作汗"，治疗"当取益气生津，以充汗源，宣透郁热，以清阳明之法"。方取白虎加人参汤、栀子豉汤化裁，也有选用竹叶石膏汤与桂枝二越婢一汤加减的，思路大致相同。而另外一些学者将"久虚"理解为阳气虚，作汗无力。如上文引过的《古今图书集成医部全录之淋浊遗精血汗门·无汗篇》认为"阳明病反无汗,其身如虫行皮中之状……阳虚而无汗者也"。选方亦截然不同,《太平圣惠方》此条后出方,"宜术附汤"。组成为:甘草(炒)二两,白术四两,附子(炮)一两半,方后明言"此药暖肌补中,助阳气"。

对于《伤寒论》第 196 条"久虚"的认识不同,选方不同,为我们临证选方拓宽了思路,而对于本条痒的核心机理的认识却没有分歧,即"无汗……久虚故"。《素问·阴阳别论》中将汗的机理归为"阳加于阴谓之汗",无阴、无阳均不能作汗。广而言之,"久虚"可能是阴虚或阳虚,也可能是阴阳两虚,也可能是气虚、津亏,或气阴两亏。无论是什么不足,都可以导致"无汗"而"痒",临证宜"机圆法活",总以酿汗为要。

综上所述,《伤寒论》中论痒三条,一条讲肌腠不通而不得小汗,阳气怫郁在表故痒;一条讲阳虚较甚不能作汗,浮阳外扰肌肤而痒;一条讲久虚酿汗无力或无源,肌肤不得由汗而通却欲通,故痒。《黄帝内经》有言"知其要者,一言而终",《伤寒论》中论瘙痒,"其要"即为"不得汗",治疗目标则为"汗出而解"。

痒与"阳气怫郁"

刘完素在《素问玄机原病式·五运主病》中分析"诸痛痒疮,皆属于火"曰:"人近火气者,微热则痒,热甚则痛,附近则灼而为疮,皆火之用也。或痛痒如针轻刺者,犹飞迸火星灼之然也。痒者,美疾也。故火旺于夏,而万物蕃鲜荣美也。炙之以火,渍之以汤,而痒转甚者,微,热之所使也;因而痒去者,热令皮肤纵缓,腠理开通,阳气得泄,热散而去故也。或夏热皮肤痒,而以冷水沃之不去者,寒能收敛,腠理闭密,阳气郁结,不能散越,怫热内作故也。痒得爬而解者,爬为火化,微则亦能令痒;甚则痒去者,爬令皮肤辛辣,而属金化,辛能散,故金化见则火力分而解矣。或云痛为实,痒为虚者,非为虚为寒也,正谓热之微甚也。"

笔者引守真先生此文,并非要咬文嚼字,而是想以此文为依托,将笔者所理解的痒及治疗讲清楚。

"微热则痒,热甚则痛"似有片面重火之嫌,笔者认为不如径直改为"邪微则痒,甚则痛"。邪是什么?是气血不通的原因推测。于是"邪微则痒,甚

则痛"便可以理解为"气血不通轻微则痒，严重则疼痛"。这样就容易理解
"痒为痛之渐"了——痒是半通不通，疼痛是彻底不通。

"腠理闭密，阳气郁结，不能散越，怫热内作"故痒。阳气在正常的时候，
可以温通气血，使腠理开阖适度，于是以"阳气"名之。但是，在"郁结，不
能散越"的时候，是否还能叫作"阳气"呢？

笔者认为不能。只有在正常的时候才是"正气"，不正常的时候叫作"邪
气"，中医的理论讨论起来才容易规范。于是，"阳气郁结，不能散越"的时候
我们称之为"怫热"——阳气怫郁导致的热邪。这样，作为症状的"痒"是半
通不通，治疗就是要疏通引起不通的原因，使不正常的"怫热"之邪向正常的
"阳气"回归。

"痛痒如针轻刺者，犹飞迸火星灼之然也……痒得爬而解者……微则亦能
令痒；甚则痒去者，爬令皮肤辛辣……而解矣"，摘录出来的这几句为治疗瘙
痒提供了一种方法。"如针轻刺"会痒，搔抓"微则亦能令痒"，但是搔抓"令
皮肤辛辣……而解矣"，同理，用针重刺也会治疗瘙痒。

"炙之以火，渍之以汤，而痒转甚者，微，热之所使也；因而痒去者，热
令皮肤纵缓，腠理开通，阳气得泄，热散而去故也"。同样的方法，而结果
不同，提示前者腠理不容易通，故以热"发之不开"，瘙痒转增；而后者以热
"发之"，"皮肤纵缓，腠理开通"，邪散而阳气得以恢复正常，故"痒去"。一
者提示加热的力度；二者提示要注意有"发之不开"的情况存在。

"炙之以火，渍之以汤，而痒转甚者，微，热之所使也；因而痒去者，热
令皮肤纵缓，腠理开通，阳气得泄，热散而去故也。或夏热皮肤痒，而以冷水
沃之不去者，寒能收敛，腠理闭密，阳气郁结，不能散越，怫热内作故也"。
前半句是说热"令皮肤纵缓，腠理开通，阳气得泄，热散而去"；后半句是说
"寒能收敛，腠理闭密，阳气郁结，不能散越，怫热内作"。前后一对比，便容
易得出，对于痒的治疗，应该去疏通不通的腠理。

综上所述，痒为邪微，阳气欲疏通而痒，病位在皮肤腠理，治疗可以"以
痛止痒"，也可以"疏通腠理散邪而治痒"，二者结合，标本兼治，以整体的健
康为出发点来看待痒，病去正气复而痒不再犯。

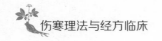

张仲景、刘河间与"阳气怫郁"

大道至简！

如果还没简单到多数老百姓都能听懂，笔者认为便是道还不够通、不够"大"。于是，让中医的道理尽量简单而不失正确便成了笔者的理想之一，经常会努力用一些通俗的、流行的、甚至是时髦的语言来表述中医的道。

三明治又叫三文治，发源于西方各国的一种快餐食品，现在也流行于我国。这种"面包夹调料再夹肉"的形象，正可以直观地传达笔者对很多患者病理状态的认识。

患者最里面一层是凉，体现为很多人脏器的"寒"；中间一层是代谢物质的堆积，堆积久了没有出路便会化"热"；最外界一层是体表。因为目前"会"正确出汗的人不多，导致很多人毛窍不通，笔者将之也简单归为"寒"。

因为，形象思维是最基本的思维活动，逻辑思维是在形象思维的基础上发展起来的。而采用"模型"，就可以使事物的规律简单化，容易被大家认识和掌握。

"三明治"模型便是笔者基于以上思想，针对目前多数患者身体的病理状态创建出来的。如此比喻似乎一下子让疾病结构明晰起来。

而且，用"三明治"模型可以把张仲景的六病体系装进来。

最外层的寒：腠理开阖不利与太阳病相类，实质为阳气郁闭于表。

中间这层的代谢物堆积郁而化热与阳明、少阳病相类，实质为阳气郁闭于腑，无法正常地"传化物而不藏"，于是表现为阳明"胃家实"证和少阳郁热证。

最里层的寒是三阴病，此三阴兼具脏腑相对的阴、身体内外的阴和寒热虚实相对的阴，于是多表现为里、虚、寒的脏症，以太阴病为主；而少阴病、厥阴病为太阴病的极端状态。

治疗就是视最外层之表、中间层之腑、最内层之脏何者为主要矛盾而采取相应的大法，一般的策略为"能开表则不涉里，能攻实则不兼虚，时时顾护脾胃之气"。如此，难解的张仲景《伤寒论》六病便有了一种相对合理实用的"三明治"解读模型。

用"三明治"模型也可以把刘河间的"主火"体系装进来。说河间"主火"，不如说河间更重视"阳气怫郁"不用，以及阳气不用形成的后果，于是就有了对"六气郁皆从火化""五志过极皆属于火"的强调。

王好古对于河间学术的评价是"务在推陈致新，不使少有怫郁，正造化新新不停之义；医而不知此，是无术也"（《此事难知》）。

笔者认为评价非常精到。怫郁的是阳气，一有怫郁，便由正常的阳气变为反常的邪气；在河间时代，邪气多从火化（河间并不无视其他性质的邪气），于是主火、主寒凉治火，所治主要在"三明治"模型的表和中间一层，所以"务在推陈致新"。

而与河间学派相对应的易水学派，立论针对的多是"三明治"模型的最里一层，于是更多地扶助脏气、阳气、脾气、胃气。

用"三明治"模型来看，河间学派和易水学派并无矛盾，只是由于时间、地域的不同，以及所关注的病人群体不同，各强调了"象"之一偏而已。但作为青史留名的大家，其临证一般都是不偏的，学术之偏只为纠正世道人心之偏，后人不可以偏视之。

"三明治"模型是分而论之，得病会不会如此界限清楚呢？当然不会。于是临证除了大刀阔斧、单刀直入如麻桂剂、硝黄剂、理中剂外，还有坐镇从容、统筹兼顾之法，如大青龙汤、麻黄连翘赤小豆汤、防风通圣丸等方便是兼顾两层或者三层之法。识证分析越细越好，而运筹论治眼界越宽越佳。

冷水治疗"阳气怫郁"

自然疗法应该是治疗的最高境界。即不用药物，只凭自然界的阳光、空气、水、温度及语言、运动等，就可以帮助患者治疗疾病，甚至是严重的、用药物也无法治疗的疾病。

笔者经常想，用药无非是在模拟自然。比如病属于寒，身体喜夏不喜冬，治疗就是在患者的身体内加入更多的"夏"意，使之在自然界的冬夏中均可正常生存。这种情况，用"夏"药可，不用"夏"药而模拟出一个自然的"夏"来不更好吗？这样的思路，可以说比只知道用药对症已经高出一些，但是还缺乏对于人体自愈潜能的足够关注。

以下这几则医案却是以寒来治寒，激发人体自愈潜能的高手所为，每次读来都令人向往，如今再读便有了在安全的前提下试用的愿望。

陈寿在《三国志·卷二十九·方技》载华佗医案："有妇人长病经年，世谓寒热注病者。冬十一月中，佗令坐石槽中，平旦，用寒水汲，灌，云当满百。始七八灌，会战欲死，灌者惧欲止，佗令满数。将至八十灌，热气乃蒸出器器高二三尺。满百灌，佗乃使燃火温床，厚复良久，汗洽出，著粉汗燥便愈。"

张子和《儒门事亲·卷六·热形》有一案，与华佗之案如出一辙："一妇身冷脉微，食沸热粥饭，六月重衣，以狐帽蒙其首犹觉寒，泄注不止。常服姜、附、硫黄燥热之剂，仅得平和，稍用寒凉，其病转增，三年不愈。戴人诊其两手脉，皆如绳有力，一息六七至。《脉诀》曰：六数七极热生多。以凉布搭心，次以新汲水淋其病处，妇乃叫杀人。不由病者，令人持之，复以冷水淋其三四十桶，大战汗出，昏困一二日，而向之所恶皆除。此法华元化已曾用，惜无知者。"

据说《南史》记录了医家徐嗣伯治疗伯玉伏热案，治法上与此类同。

可以说诸位医家所治为"寒"证无疑，并且是"经年""三年不愈"。但寒证久，是否有伏热，需要一分为二地看；有或没有，都需要蛛丝马迹来支持。华佗案对于伏热的证据没有交代；张子和案则交代了"两手脉，皆如绳有力，一息六七至"，但是为何之前描述的是"一妇身冷脉微"呢？

清代尤在泾在《伤寒贯珠集》中指出"积阴之下必有伏阳"。

"积阴"与"伏阳"看来应该不在一个层次上。

也许"积阴"是笔者前文（《中国中医药报》2013年11月27日第四版"理法与临床系列"第12篇《用"三明治"模型解读张仲景与刘河间》）所述"三明治"病理模型的表层，"伏阳"在"三明治"的中层，阳气怫郁而为火；治疗中是该疏散火为主还是开腠理之表为主当临证定夺。

但是张子和案里看到的"六月重衣，以狐帽蒙其首犹觉寒，泄注不止"，更可能是太阳、阳明、太阴"三明治"的三层都是寒的，于是称为"积阴"。那"伏阳"伏在什么地方呢？厥阴吗？身体的自愈潜能到了"置之死地而后生"的最后关头了。如何才能激发？

"冬十一月中，佗令坐石槽中，平旦，用寒水汲，灌，云当满百"，这里面有治疗意义的"寒"有三：一为"冬十一月"；二为"平旦"；三为新汲的井水。而关键处在"当满百"。如果没有满百的运筹，则在"战欲死，灌者惧欲止"、"妇乃叫杀人"的时候，便不敢"令满数"、"不由病者，令人持之，复以冷水淋其三四十桶"。

积寒，伏热。寒之下可以有热，而热不能化寒。

寒性凝滞，而热性疏通。热无力疏通寒，为什么？因为阳气被怫郁，寒之表象越明显，可能正说明阳气被压抑得越深、越久、越坚。

如何能使被压抑已久的阳气，有一个"郁极必伸"的转机？一寒、二寒、三寒，寒而复寒，如此"置之死地"，如此"不留余地"，治疗如果不是这样反复地"冷水淋"，而是要改用方药的话，不知能否有如此的效果，不知能否有如此的力度。

自然疗法有其不可比拟的优势，融入医理则会脱离左道旁门，而威力无穷。

此法可试否？笔者在三思，患者的生命安全是最重要的，能准确判断出患者有强大的自愈潜能是前提，在无法可施、又能保证安全的情况下，会不得不试。

治疗，是不断权衡利弊的动态过程，相信有一个时机会让我们践行中医先辈的"善巧方便"，让那些神奇的治法不再是一个传说。

第四章　咬文嚼字与理法

咀嚼，推敲。

这是中医常用的字眼。

"文以载道"的基础是咬文嚼字。

中医要的是滋味——"多一分则肥，少一分则瘦"，这能没有标准吗？"中"讲的是恰到好处，是近乎艺术的拿捏到位。

"文"是文化的化石，是流淌着的历史。

在"文"的传递中，发生了多少需要我们去探究的故事——比如"抟"误传为"搏"；如不存在的"开阖枢"；如生造出来的"半表半里"……

这些似乎不是一个中医生应该管的"闲事"。

但是作为一个定位于"学者型中医"的医生，为了减少"差之毫厘谬以千里"的故事发生，我不得不做一些与医疗直接相关的考证……

《伤寒论》桂枝汤方后"一时许"正确位置的铁证

几百年来，众注家对《伤寒论》的研究或阐释，或是以赵开美复刻的所谓宋本为蓝本，或是以成注本为蓝本。在这两个通行版本中，桂枝汤方后注云："……适寒温，服一升。服已须臾，啜热稀粥一升余，以助药力。温覆令一时许，遍身漐漐，微似有汗者益佳，不可令如水流漓，病必不除……"按照这样的句读，"一时许"被理解为对于"温覆"的时间要求，临床缺乏可操作性。

如果"温覆"10分钟，就已达到"遍身漐漐，微似有汗"的目的，还需要继续"温覆"吗？如果不再温覆，则有悖"温覆令一时许"的含义；如果继续温覆，就会汗出"如水流漓，病必不除"。再做另一个截然相反的假设：如果"温覆"已经远远超过"一时许"表示的两个小时，是一晚上，甚至一两天，还没有达到"遍身漐漐，微似有汗"的目的，还要继续"温覆"下去吗？以上两种假设在临床实践中都可遇到，前者于偶感风寒的急性病中多见，后者于慢性顽固性的皮肤病，如银屑病的治疗中多见。基于上述考虑，笔者认为，把"一时许"作为对于"温覆"的时间要求，缺乏临床实际意义，会令患者在操作时无所适从。而如果把"一时许"与后面的"遍身漐漐，微似有汗"关联起来，则临床意义很大。"令一时许"作为发汗的时间要求，与"遍身""微似有汗"合起来组成"汗出三要素"，作为皮肤功能恢复正常的标志应用于疾病的治疗中，会起到重要作用。

仲景本意到底是如通行版本中的"温覆令一时许"呢，还是笔者推测的"令一时许……有汗者益佳"呢？在考证的过程中，笔者借鉴了李心机教授的"让《伤寒论》自己诠解自己"的方法，发现了5条有利于笔者观点的考证依据。

其一：宋本《伤寒论·辨可发汗病脉证并治第十六》有"凡发汗，欲令手足俱周，时出似漐漐然，一时间许益佳，不可令如水流离……"条文，与第12条用了同样的"令"与"不可令"的句式，但把"一时间许"放在了"手足俱周"和"似漐漐然"的后面，很明确是"汗"的具体要求，与"温覆"无关。

其二：唐本，即《千金翼方》本《伤寒论》中桂枝汤方后明确写着"温覆，令汗出一时许，益善"。"一时许"出现在"汗出"之后，是汗的时间要求，而非出现在"温覆"之后。

其三：《金匮玉函经》桂枝汤方后曰"温覆令汗出，一时许益佳"，"一时许"在"汗出"之后，与"温覆"无关。《金匮玉函经》是公认的研究《伤寒论》的一个极具价值的古老传本，对赵刻本有"欲人互检为表里"的重要的互校作用。

其四：冯世纶教授主编的《解读伊尹汤液经》中，在《可发汗证第八·可发汗上篇》的桂枝汤方后与唐本相同，为"温覆，令汗出一时许，益善"。

其五：赵开美复刻的宋本《伤寒论》，即目前通行版本中，第12条桂枝汤方后注出现了两个"令"字，从语法角度讲，应该语意连贯、一致，都是说明"温覆"等手段要达到的目的的。第二个"令"字没有歧义,与汗相关,为"不可令如水流漓";前面的"令"应与之相对,为"令一时许遍身絷絷微似有汗者益佳"。

综上所述,"令一时许"不是对"温覆"的要求,而是对发汗时间的要求,所以赵刻本和成注本中"温覆令一时许,遍身絷絷,微似有汗者益佳"当为"温覆,令一时许遍身絷絷微似有汗者益佳"。

《伤寒论》273 条"自利益甚"析义

每读《伤寒论》到 273 条"太阴之为病,腹满而吐,食不下,自利益甚,时腹自痛。若下之,必胸下结硬"。读"自利益甚"时总觉不妥,何谓"益甚"?不就是"更厉害了"吗?和什么比较更厉害了呢?没有什么前提,直接说更厉害了,不合文理,也不合常理。

如果本条文中,或者本条文前后给出一个前提,比如汗吐下后"自利益甚",比如形寒饮冷"自利益甚",这样才说得通。但 273 条是《伤寒论》太阴病的第一条,并且其后的条文也没有什么明示或者暗示。

笔者一贯主张不可以辞害意,不做随文附释,读经典要读的是理,而不是强为古文字作解。有疑问的时候存疑待考可以,但不可囫囵放过。于是"自利益甚"作为一个"存疑待考"留了下来。

之后读文献,《脉经》病不可下证篇曰:"太阴之为病,腹满而吐,食不下,下之益甚,腹时自痛,胸下结坚。"《千金翼方》太阴病状篇曰:"太阴之为病,腹满,吐,食不下,下之益甚,时腹自痛,胸下坚结。"《太平圣惠方》辨太阴病形证篇曰:"伤寒四日,太阴受病,腹满吐食,下之益甚,时时腹痛,心胸坚满。"《太平圣惠方》辨不可下形证篇曰:"太阴病,其人腹满吐食,不可下,下之益甚。"用伤寒名家李心机教授的"让《伤寒论》自己诠释自己"的思路,我们找到了"自利益甚"疑点的阶段性答案。

以上《伤寒论》别本中,都不是"自利"与"益甚"相连,而是"下之益甚"。

只有《金匮玉函经》和目前《伤寒论》通行本中是"自利"与"益甚"相连。《金匮玉函经》辨太阴病形证治篇、辨不可下病形证治篇与目前《伤寒论》

通行本中此条只有句尾"结硬"和"痞坚"不同，其余完全一致，为"太阴之为病，腹满而吐，食不下，自利益甚，时腹自痛，若下之，必胸下痞坚"。

通过各版本中本条文的对比，我们可以发现古圣先贤的原意传承之不易。每个版本的文字、句读都不尽相同，这也对我们提出要求，穿越文字的表面，去领会中医经典的核心思想，这才对得起祖先。而要下这些工夫，首先要求我们不能浮躁，不能急，需要有时间闭着眼睛、静下心去品味，去意会岐黄、仲景。

目前《伤寒论》通行本中辨不可下病脉证并治第二十，比太阴篇中少一个"若"字，为"太阴之为病，腹满而吐，食不下，自利益甚，时腹自痛，下之，必胸下结硬"。可否把"下之"的位置做一个调整呢？放在"益甚"之前，那样便可以文通意顺。

通过意会，根据以上佐证，笔者将现行273条原文文字、句读做了一些调整，初步结果为："太阴之为病，腹满而吐，食不下，自利。下之益甚，时腹自痛，必胸下结硬。"此举仅为初探，不妥之处，敬请同道指正。

《伤寒论》"心中懊𢚩"是胃病

《伤寒论》通行本398条中有6条出现了"心中懊𢚩"，分别为：76条、134条、199条、221条、228条、238条。经过对于此6条反复揣摩发现，"心中懊𢚩"当指胃中较严重的不适感，与心无关。如果此结论成立，那么从这点出发，我们有理由怀疑论中的"烦""心烦"多是指胃而非指心（"烦"在条文中很多时候是指"懊𢚩"的轻症阶段）；也有理由揣测栀子豉汤是治疗"胃"的一类方剂，并且并非催吐方。

将上述6条条文主干化后可得：

第76条曰："……发汗、吐下后，虚烦不得眠，若剧者……心中懊𢚩，栀子豉汤主之……"

第134条曰："太阳病，脉浮而动数……头痛发热，微盗汗出，而反恶寒者，表未解也。医反下之……膈内拒痛，胃中空虚，客气动膈，短气躁烦，心中懊𢚩……则为结胸，大陷胸汤主之；若不结胸，但头汗出，余处无汗，剂颈而还，小便不利，身必发黄……"

第 199 条曰："阳明病，无汗，小便不利，心中懊憹者，身必发黄。"

第 221 条曰："阳明病，脉浮而紧……发热汗出，不恶寒反恶热……若下之，则胃中空虚，客气动膈，心中懊憹，舌上苔者，栀子豉汤主之。"

第 228 条曰："阳明病，下之……不结胸，心中懊憹，饥不能食，但头汗出者，栀子豉汤主之。"

第 238 条曰："阳明病，下之，心中懊憹而烦，胃中有燥屎者，可攻……宜大承气汤。"

6 条中，有 3 条"心中懊憹"与"胃"并提：两条是"胃中空虚"；一条是"胃中有燥屎"；而另一条与"心中懊憹"连接的是"饥不能食"。

6 条中，有 4 条明言"阳明病"，阳明病提纲条文即已明言"胃家"；另外两条，一条是"发汗、吐下后"的坏病，还有一条是不典型太阳病"医反下之"。

6 条中，明文提到"下之"后得的有 4 条，还有一条是"发汗、吐下后"。下法最容易伤到的似乎是"胃"而不是"心"。

如果将 199 条的主方假定为茵陈蒿汤的话，这 6 条中将有 3 条与大黄有关，分别为：大结胸汤、大承气汤和茵陈蒿汤。有 4 条与栀子有关，分别为：栀子豉汤和茵陈蒿汤。无论是"发黄""结胸"和"燥屎""胃中空虚"，与"心"相比较的话，似乎都要与"胃"联系更紧密一些。大黄"调中"（语出《神农本草经》），治疗"胃家"无疑，那么栀子是否是治疗"胃家"的另一类主药呢？

"心中懊憹"讲的是"胃"，还有一个有力的佐证是"懊憹如饥"，此语见于《伤寒论》《金匮玉函经》和《脉经》三书的"不可发汗"篇中。饥的只有胃，那么"如饥"的"懊憹"也应该是说胃的。

将以上这些联系起来看，这 6 条都在讲述以"胃"为中心的气血结聚——原因或为热与水结，或者湿热结聚，或者单纯的热郁而结，用药后得效的标志或为汗、吐，或大便通、小便利，并不一定可以料定会出现哪种反应。治疗只为疏解结聚，条达气血，至于邪气会随着正气的排邪趋势从哪里出来，并非可以料定的。这就是 76 条"水药不得入口……吐下不止"而用药后还以"得吐"为见效标志的原因。

栀子豉汤类方几乎都以"得吐"为见效标志，但是枳实栀子汤方后却云

"温，分再服，覆令微似汗。若有宿食者，内大黄如博棋子五六枚，服之愈"。从方药组成上看，枳实栀子汤应该归入栀子豉汤类方。枳实栀子汤提示的是汗、下为得效标志，而其他栀子豉汤类提示的是吐，这是否是合起来提示——"用药只在开邪结，邪之所出要看人"呢？

"调和荣卫"有待商榷

《伤寒论》53 条曰："病常自汗出者，此为荣气和，荣气和者外不谐，以卫气不共荣气谐和故尔。以荣行脉中，卫行脉外。复发其汗，荣卫和则愈，宜桂枝汤。"读至"荣气和者外不谐"时总觉不顺，"荣气和"是说荣气没有问题，"荣气和者"和"外不谐"之间有必然的联系吗？此条文到底是说"荣气"还是"卫气"，还是两者都出现了问题呢？这些问题直接关系到桂枝汤的使用，所以关系重大。带着这些疑问，笔者参看了该条文的其他版本。

《脉经·病可发汗证》曰："病常自汗出，此为荣气和，荣气和而外不解，此卫不和也。荣行脉中，为阴主内；卫行脉外，为阳主外。复发其汗，卫和则愈，属桂枝汤证。"

《金匮玉函经·辨太阳病形证治上》曰："病常自汗出者，此为营气和，卫气不和故也。营行脉中，为阴主内；卫行脉外，为阳主外。复发其汗，卫和则愈，宜桂枝汤。"

《千金翼方·太阳病用桂枝汤法》曰："病常自汗出，此为荣气和，卫气不和故也。荣行脉中，卫行脉外。复发其汗，卫和则愈，宜桂枝汤。"

《太平圣惠方·辨太阳病形证》曰："太阳病，自汗出，此为荣气和，卫气不和。荣行脉中，卫行脉外，复发其汗，表和即愈，宜桂枝汤。"

其他四个版本和通行本的不同主要集中在两点：一是其他版本把"自汗出"的原因直接归结到了"卫气不和"，而不是像通行本中更多地强调了"荣气"和"卫气不共荣气谐和"；二是对于"复发其汗……宜桂枝汤"的原理其他版本明确指出是"卫和则愈"，而不是如通行本中的"荣卫和则愈"。

需要说明的是，分析多版本的不同不是为了文字上的推敲，而是为了探寻仲景的诊疗心法。文字上的比较和讨论是为了"名正而言顺"，让临床工作者更好地学习条文传达的仲景的理法。对于经过数千年传承到现在的仲景的文字，笔者向来主张"勿滞仲景纸上语"，要神悟"仲景言外之意"。但是不"滞仲景纸上语"，不是将条文按照己意，随意地修剪、挪移，那样很难保证修改后比之前更正确，很难在中医界取得共识，也很难形成研究《伤寒论》的合力。鉴于这些情况，《伤寒论》的多版本研究——在版本对比中找到尽可能符合仲景本意的文字表达，不失为一良法。

回到 53 条，经过多版本对勘，我们可以认为此条要表达的医理是："常自汗出"的原因在"卫气不和"，治疗的重点在用桂枝汤使"卫和"。如果这种推理是正确的话，那么我们通常所说的桂枝汤"调和荣卫"的认识便有待商榷。

53 条的"荣气和"，似乎应该与 54 条的"脏无他病"意义类似，是仲景在表述时提供的一个阴性前提，提示后人"荣气和""脏无他病"的时候出现"自汗出"，才可以考虑单用桂枝汤。此文仅为初探，不妥之处，敬请同道指正。

附：荣卫的问题是中医理论中的一个疑点、难点，笔者以下提供涉及"荣""卫"的通行本 398 条《伤寒论》中的条文，与同道共同探讨：

50 条："脉浮紧者，法当身疼痛，宜以汗解之。假令尺中迟者，不可发汗。何以知然？以荣气不足，血少故也。"出现"荣"1 次，无方，提示荣气没有不足才可汗。

53 条：见本文。出现"荣"5 次，出现"卫"3 次，用桂枝汤。

54 条："病人脏无他病，时发热自汗出而不愈者，此卫气不和也，先其时发汗则愈，宜桂枝汤。"出现"卫"1 次，用桂枝汤。

95 条："太阳病，发热汗出者，此为荣弱卫强，故使汗出，欲救邪风者，宜桂枝汤。"出现"荣"1 次，出现"卫"1 次，用桂枝汤。

另外，在《金匮要略》及"辨脉法""平脉法""伤寒例"中，"荣""卫"出现次数较多，研究"荣""卫"问题时不可忽视。

《伤寒论》中"搏"应直接改为"抟"

对于"搏"为"搏"之误，笔者的认识始自钱超尘老先生。（搏为抟之繁体）

后来发现还有其他的学者论及此点，如:《甘肃中医学院学报》1992 年第 2 期即有《中医典籍中"搏""搏"二字误用辨析》之文,《中医文献杂志》1995 年第 3 期中《由"专"求义》一文也提及抟与搏相讹……如此看来,中医界认识到此点的人应该不少。

《中华医史杂志》2006 年第 2 期钱超尘撰文《〈伤寒论〉〈金匮要略〉"搏""搏"辨》,文中说:"搏"之俗体作"搏"(后者为书法中搏的另一种写法),与"搏"形近。近一个世纪来《伤寒论》《金匮要略》铅字排印本、电脑录入本凡"搏"皆讹为"搏",而赵开美本《伤寒论》、元大德《千金翼方》或作俗体"搏",或作繁体"搏";元邓珍本《金匮要略》、赵开美本《金匮要略》皆作俗体"搏"。是诸善本《伤寒论》《金匮要略》无一作"搏"者。

读及此,可知,铅字排印本、电脑录入本《伤寒论》《金匮要略》之"搏"皆为讹字,当作"搏"(即简化体中的"抟"),是一个关于文字录入错误的"铁案"。

《中国中医药报》2007 年 11 月 28 日 4 版还有钱超尘《〈金匮要略〉"搏"讹为"搏"举证》一文,列举误录之 17 处,为此"铁案"提供了翔实的论据,本书不再赘述。

"开、阖、枢"是不存在的

有很多学者把"开、阖、枢"作为一种经典的理论来指导思维,也有很多学者认为"开、阖、枢"根本是不存在的。这两种理论的共同点,都是遵从《黄帝内经》,基于《黄帝内经》来解《伤寒论》。

从这个共同点来分析,笔者认为后者是正确的。如果能确认前者的理论支点,是《黄帝内经》传抄中的错误,前者还会坚持吗?

李克绍先生在《伤寒解惑论》一书中,有一篇《对传统的错误看法要敢破敢立》,论证了开、阖、枢确实是关、阖、枢的演变,并说:"太阳、太阴为关,关指关枢……阳明、厥阴为阖,合指阖扉……少阳、少阴为枢,枢指枢杼……这本来是古代建筑学上的一些名词,古人用于三阴三阳,其目的是以比类、取象的方法,帮助学者领会其大体意义。诚如丹波氏所云'且害蜚、枢持、关枢之类,为三阴三阳之称者,不过借以见神机枢转之义,亦无深义焉',而有的注家,却偏偏就此传抄之误,在开阖枢上大做文章,注《伤寒论》者尤

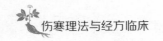

其如此，结果把《伤寒论》越讲越玄妙，学者越听越糊涂。这有什么用呢？不过是在故弄玄虚，吓唬人罢了。"

《伤寒论》之"寒""热"假说

《伤寒论》之"伤寒"有广义、狭义之分。广义为"伤寒有五"（见于《难经·五十八难》），实则即为"伤邪"之意。"寒"是否有"邪"之意？也就是说，如果伤寒含义为伤邪，温病为某个时代外感病的总称，则两者可摆脱名相之争，实现统一了。

"寒"在《伤寒论》某些文意中是有"邪"之意的。不仅是"寒"，"热"在某些文意中也不是指"热"，而是指代"邪"。"寒""热"作"邪"解，则《伤寒论》中的一些文句，以及《伤寒论》中"伤寒"之名便变得容易理解了。

"寒"当作"邪"解的有《伤寒论》166条"胸有寒也，当吐之，宜瓜蒂散"和176条"里有寒，白虎汤主之"。在解读176条时，《医宗金鉴》引王三阳语："经文寒字当邪字讲。"柯琴《伤寒来苏集》更是直接把"里有寒"改作"里有邪"。

"热"应作"邪"解的有《伤寒论》163条的"协热而利"和144条的"热入血室"。如裴永清所著的《伤寒论临床应用五十论》中，在讲到应用小柴胡汤的144条"热入血室"时说："所谓热入血室，即邪入血室。"并且举了两个例子：一为月经初潮受惊吓后月经不行，三日后发热腹痛，以小柴胡汤加当归、桃仁、川芎、赤芍十余剂，经行而热退人安。一为月经期被其父怒打后致经闭数月不至，出现精神症状，住院半年乏效，查其舌苔黄腻，脉沉弦有力，诊为"热"入血室，其血必结，以小柴胡汤加益母草、水蛭等调治二月余，经水来潮而病愈。可知"热入血室"之"热"，不仅代表寒热邪气，还包括了精神、情志之邪，甚至饮食结滞等。

上文仅是按照文意、医理作解，要下定论，尚有待医古文学者找到古文字学上的证据。

"欲解"非"必"解，可加重也可减轻

《伤寒论》现存原文中，有 6 条格式统一的"欲解时"条文，如"太阳病欲解时，从巳至未上"，这是任何尊重历史的学者在研究《伤寒论》时无法绕过的问题。但少数学者却故意否定人与天的关系，希望把"欲解时"的内容从《伤寒论》学术体系中淡化甚至剔除。之所以有这种分歧，原因在于"欲解时"的临床意义尚未得到公认。近来在银屑病的临床中，笔者又一次发现"欲解时"的重要临床价值——不仅冬重夏轻的银屑病可以判断为太阳病，而且逢夏才发作的银屑病同样可以考虑为太阳病。

何为"欲解"？"欲解"就一定是病解向愈吗？有没有一种可能，"欲解"的结果是病的外在表现加重？

《伤寒论》第 193 条云："阳明病，欲解时，从申至戌上。"第 240 条云："日晡所发热者，属阳明也。"日晡为申时，申时为阳明主时。传统认为，193条说的是，阳明病在阳明主时会"欲解"——即减轻；而 240 条说的是，如果阳明主时病情加重，也要考虑"属阳明"。这就是说，阳明病在阳明主时会有病情加剧和减轻两种可能的情况出现。历代医家对此点逐渐达成共识，如清代尤怡《伤寒贯珠集》说："阳明潮热，发于日晡；阳明病解，亦于日晡。则申酉戌为阳明之时。其病者，邪气于是发；其解者，正气于是复也。"舒驰远《伤寒集注》云："正气得所王之时则能胜邪……腹邪实盛，正不能胜，惟乘王时而仅与一争耳。是以一从王时而病解，一从王时而潮热，各有自然之理也。"皆谓患者阳气逢天阳趋势之助，"欲解"而非"必解"。

病情的轻重是正邪之争激烈程度的外在表现。正邪交争加剧，则表面看起来病重；正邪之争无力，则表面看起来病轻。六病主时，人体得天阳之助，而与邪争，邪气不盛则正气得天助，战而胜之则解；邪气若盛则正气得助，可争，但战而不胜，反见症状加重。如果正气本弱，无力与邪争，表面看不到症状，但主时到了，得天之助，便会开始交争，表面看起来病情在加重，实际上反映的是正气得天助在抗邪，原本表面上无症状实际是病更重的表现。

"欲解"应该理解为想解决问题的趋势，具体结果是"解"了，还是"剧"了，均不出"欲解"范畴。

银屑病患者多冬重夏轻规律者，夏天轻，可以理解为"欲解"，"欲解"于一年的"巳至未上"，可以提示病"属太阳"。

但是还有一部分患者，如冉某，女，40岁，病史8年，每于夏季皮损出现，皮损仅局限于头顶部和腰部，发病与潮湿有关。刻下：左脉沉细弦、右脉细缓滑，舌下淡青，舌苔根白腻。夏季出疹，其他季节无疹。是说明夏天她身体最差吗？还是反过来说明她夏天身体正气战斗力最强呢？

答案是，她在夏天得天助才可与寒湿之邪抗争，而出现皮损，说明了邪气之深、之盛。其他季节，无天助，正气根本无力与邪对抗，所以无症状。

第240条说"日晡所发热者，属阳明也"，我们可以按此原理推导出"夏日病情加重，属太阳也"的结论。据此结论我们判断其有太阳病，另据其发病与潮湿有关、脉沉缓、苔白腻考虑有太阴病，辨为太阳太阴合病，治以肾着汤与麻黄汤原方，肾着汤饭前服治其太阴病；麻黄汤饭后服治其太阳病，并且强调皮损外涂温酒，放胆吃"发物"，中午前后晒太阳等具"太阳时相"作用的治疗措施，"盛者夺之"，务求"发之"使"开"。

此患者非常认同笔者讲的"给邪出路"才会达到不复发的目的，不是盲目地听从，而是因为其看到周围有患者接受笔者治疗2个月、临床治愈后3年未复发，并且一直坚持吃发物的例子，便确信无疑。

"漐漐"有深意

"漐漐"，是笔者将正常出汗的标准从"三要素"扩充为"四要素"的关键。从关注《伤寒论》桂枝汤方后注开始，笔者对于"正常汗出"，进行了一些贴近临床且符合经典原意的研究工作。

最早是对于"一时许"位置的考证。借由这点，形成了笔者早先对于"正常汗出"三要素的总结，即：①一时许；②遍身；③微似有汗。通俗来讲就是三方面的要求：一是时间；二是范围；三是量。同时符合以上三点，便是正常的出汗。

在将"三要素"应用于"广汗法（正汗指征诊疗体系）"取得很好临床疗效的同时，笔者发现了新的问题。除了时间、范围、量三方面之外，出汗还应该有第四方面的要求，即"势"：汗出应该持续和缓，而不是猛出猛停、乍汗乍休。

　　对于这点，仲景先师有过论述吗？

　　于是，笔者开始关注"漐漐"。

　　"漐漐"在《伤寒论》书中出现6次，《金匮要略》书中出现1次。

　　《伤寒论·卷第二·辨太阳病脉证并治上第五》云"温覆，令一时许、遍身、漐漐、微似有汗者益佳，不可令如水流漓，病必不除"。

　　《伤寒论·卷第四·辨太阳病脉证并治下第七》云"太阳中风，下利呕逆，表解者乃可攻之。其人漐漐汗出，发作有时，头痛，心下痞，硬满，引胁下痛，干呕短气，汗出不恶寒者，此表解里未和也，十枣汤主之"。

　　《伤寒论·卷第五·辨阳明病脉证并治第八》云"二阳并病，太阳证罢，但发潮热，手足漐漐汗出，大便难而谵语者，下之则愈，宜大承气汤"。

　　《伤寒论·卷第七·辨可发汗病脉证并治第十六》云"凡发汗，欲令手足俱周，时出似漐漐然，一时间许益佳，不可令如水流离。若病不解，当重发汗。汗多者必亡阳，阳虚不得重发汗也"。

　　《伤寒论·卷第九·辨可下病脉证并治第二十一》云"太阳病中风，下利呕逆，表解者，乃可攻之。其人漐漐汗出，发作有时，头痛，心下痞硬满。引胁下痛，干呕则短气，汗出不恶寒者，此表解里未知也，属十枣汤"。

　　《伤寒论·卷第九·辨可下病脉证并治第二十一》云"二阳并病，太阳证罢，但发潮热，手足漐漐汗出，大便难，而谵语者，下之则愈，宜大承气汤"。

　　《金匮要略·卷中·呕吐下利病脉证治第十七》云"服已须臾，啜稀粥一升，以助药力，温覆，令一时许、遍身、漐漐、微似有汗者益佳，不可令如水淋漓。若一服汗出病差，停后服"。

　　可以看出，所有"漐漐"都与出汗有关。查阅资料，《集韵》云："漐漐，汗出貌。一曰漐漐，小雨不辍也。"《汉语大词典》解释为"汗浸出不住貌"。无论是"小雨不辍"，还是"浸出不住"，都对于"广汗法（正汗指征诊疗体系）"需要的"持续和缓"出汗（第四要素）提供了支持。《中医要籍重言研究》一书给"漐漐"的解读是"强调汗出之微细连绵"。

　　至此，对于"漐漐"的学习有了初步的成果，正常出汗标准的修订也得以有了经典的支撑，从"三要素"扩充为"四要素"。

　　到此，似乎可以止步了。

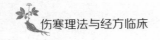

但是，笔者仍存疑虑。"漐漐"之本意究竟是怎样的？"漐漐"的确是表达汗出持续和缓的意思吗？《伤寒论·辨脉法》中"唇吻反青，四肢漐漐习者，此为肝绝也"之"漐漐习"与汗出有关吗？还是如《医用古汉语字典》中讲的"是振动的意思"呢……

第五章　伤寒理法杂谈

关于《伤寒论》这座高峰的攀缘，才是开始。

每条路都走了一点点，因为我们不知道哪条路离顶点最近。

有的路已经走得多了，成了所谓的路，有的路才走了几步，还没有路的样子，但是也许，它是真正的捷径。

"杂谈"，都是刚走了几步的"路"，谁有兴趣走下去吗？

……

不可独尊某诊

读《李培生医书四种》和《伤寒论注疏正》自序中有这样的话："脉为证之一，如脉浮主表……然阳明病亦有浮滑、浮紧、但浮；三阴之脉，更有脉暴出者死、微续者生，脉微浮为欲愈，不浮为未愈。当知仲景脉法，是用证以合脉，非拘脉以论证也。"

笔者由此想到，很多书中所述的"脉浮主表"是否准确？读完前面这段话后，应能给出否定的回答。这对无限夸大脉诊者，也是一个当头棒喝。不如换个说法："脉浮可以提示有表证"，这是对的。

如此说是把脉诊给出的信息纳入"诸诊合参"当中，让脉诊回归于"脉为证之一"的客观位置；而"主"，则有断定，以脉定证、定病的主导意义，似乎四诊或者诸诊之中，唯脉诊最重要。

笔者认为"用证以合脉"是客观的、可行的，看脉诊的结论是否与其他诊察手段得出的结论吻合，在同异之间辨别、取舍，这符合临床诊疗的实际。临床上不仅需要四诊，而且需要尽可能多的诊察手段来合参，才有可能得出尽可能正确的辨证结论。

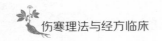

在当今的中医里，不仅有独重脉诊者，也有独重望诊者、独重问诊者。如果是对于某一诊断方法有更深入的体会，但是并不忽略、轻视其他诊察手段，可以认为是个严谨的医生。而如果刻意扩大、神话某一诊断方法者，多数为玄奇、孟浪者。

《扁鹊仓公列传》说"医之所病病道少"，不仅是治疗的手段怕少，诊断的手段也怕少。中医先辈已经总结出很多切实有效的诊断方法，在诊断复杂病症时，都用上尚恐不及，故意省掉一些诊断方法，如果不是诊断的疾病太过简单、单一，便是有另外的目的。

打个比方：一个小物件，一个指头挑起来都有余力，的确可以省掉其他的指头去用力；但是如果是撼动一块大石头，用上全手、全胳膊、全身的力量都嫌不够，你还敢省吗？

或者说，简单的病，需要辨析的疑似之处很少，选方便的诊断方法便可以代表其他的；但是复杂的疾病，每种诊断手段得出的结果都不一致，需要仔细辨别，慎重取舍。如果你所习惯选择的诊断方法得出的结果，正好是该舍掉的，而你没有经过"诸诊合参"的严谨训练，不是正好得出错误的结论吗？而治疗的错误也可想而知。

在更多的临床医生重方、重药、重治疗，而轻视辨证、轻视"见病知源、临证查机"的时候，笔者时常呼吁辨证的重要性、"诸诊合参"的重要性。辨证是前提，如果没有辨证阶段的高瞻远瞩提供治疗大方向，疑难病的治疗很容易陷入朝令夕改、见症治症的泥沼。

《伤寒论》中描述的"伤寒"病中，应该不乏急性的、复杂的、疑难的情况，否则不会造成"余宗族素多，向余二百……未十稔，其死亡者，三分有二"的严重后果。仲景面对这样的大样本，"勤求古训"，尽量去还原临床动态的、复杂的辨证过程。

笔者还拿浮脉作为例子，太阳病中，浮脉和其他诸多症状共同成为表的证据。但是把太阳病中得出"脉浮主表"的结论，机械地用于阳明病的诊断，就错了。

《伤寒论》201条言"阳明病，脉浮而紧者，必潮热，发作有时；但浮者，必盗汗出"。柯韵伯注曰："阳明脉证，与太阳脉证不同。太阳脉浮紧者，必身疼痛无汗恶寒发热不休。此则潮热有时，是恶寒将自罢，将发潮热时之脉也。

此紧反入里之谓，不可拘紧则为寒之说矣。太阳脉但浮者，必无汗。今盗汗出，是因于内热……脉浮，要知仲景分经辨脉，勿专据脉谈证。"

李培生曰："阳明病，脉浮紧，必潮热，发作有时。当是腑实燥结，大便不通，紧反入里，紧脉主痛，与太阳伤寒无汗而脉浮紧不同，故不可拘紧则为寒之说。若但浮者，必盗汗出。"则是阳明里热太盛，阴液失守所致，与"脉浮者，病在表，可发汗"(51条)不同，故不可拘浮为在表之法。

两个"必"字是辨证关键。是在阳明病的基础上，以证合脉，脉证合参之法。故柯氏谓宜分经以辨脉，勿据脉而谈证，是从临床实际出发，与侈谈脉理而不讲求实效者不同。此是仲景心法。

仲景所论，病在脉前，在六病的范畴内谈"证以合脉"，才可以反过来判断阳明病。如果脱离病、脱离证，单纯谈脉，则不免陷入机械，偏离临床辨证的境地。

综上所述，辨证中诸诊合参才是大道、正道，以脉断证（包括其他的"望而知之"等）在多数情况下是不可行的。

自愈与瞑眩

瞑眩，语出《尚书·说命》，曰："药不瞑眩，厥疾弗瘳。"瞑眩反应即疾病貌似加重的好转反应。

瞑眩是一种疾病治疗或者自愈过程中的动象。动者属阳，相对于静止不动、处于相持状态的人体疾病状态来说，这是由阴转阳的佳兆。对于瞑眩的认知，涉及医者对于医学、人体、疾病的态度问题。是尊重人体的自愈规律，顺着人体的自愈规律来呢？还是将医学凌驾于人体自愈规律之上，逆之而行呢？答案当不难选择。

《伤寒论》中很多条文谈及自愈过程中的瞑眩问题。如原文47条"太阳病，脉浮紧，发热，身无汗，自衄者愈"。病本太阳伤寒，正气抗邪于表故脉浮；邪盛机体如临大敌故紧；正气奋力抗邪表现为暂时的"气有余便是火"的状态——即发热；然人体之热欲开表，但尚处于"发之不开"阶段，故身无汗。这种时候，自发出现的衄血，为邪正相持的发热无汗状态带来了转机，衄血——红汗，看似症状加重，实则为邪提供了出路，用赵绍琴先生的话说就是

"开多了不行……开一点儿缝"。气血郁闭只要有一丝开泄之机，便打破了原先的僵持状态，由阴转阳，"阴阳自和"而达到自愈。

又如第 278 条 "伤寒脉浮而缓，手足自温者，系在太阴。太阴当发身黄，若小便自利者，不能发黄。至七八日，虽暴烦下利日十余行，必自止，以脾家实，腐秽当去故也"。病本太阴病，脾阳来复，出现 "暴烦"，为正气郁极初伸，略有失控的表现。同时出现 "下利日十余行"。如果不识病机根本，仅晓 "随证治之"，怕是很难待其 "自止" 就急急用药，这样会干扰机体的正常 "阴阳自和" 程序。使 "有病不治" 就可坐等来的人体正常秩序，随着 "下医" 之术的胡乱使用，而渐行渐远。"脾家实，腐秽当去" 意即随着身体阳气、正气的恢复，身体内残留的余邪会被自发逼出体内，这种情况下，有机体整体好转作为保障，医者、患者采取任何对症措施都不仅是画蛇添足，很多时候会药过病所，会引邪深入，会干扰机体自我恢复的顺序，从而使轻者重、重者死。对待患者可能出现的瞑眩反应，医者需有定力，患者更需理性。这个时候最佳的选择就是停药，"候气来复"，静候症状之 "必自止"。

疾病到了某一阶段，随着正气的恢复，会出现疾病自发向愈的趋势，瞑眩作为一种看似加重的表现形式，需要医患共同重视。医者要审察病机，勿失其宜，因势利导，促其阴阳自和。患者应该明白本该 "不药而愈" 的时候使用药物治疗只能是帮倒忙。古人云 "药以攻病……不独峻剂能伤正气，即和平之品亦堪杀人"。《伤寒论》第 58 条给大家提出了明确的方向，"凡病，若发汗、若吐、若下、若亡血、亡津液，阴阳自和者必自愈"。无论如何变化，只要守住 "阴阳自和"，就会出现 "必自愈" 的结果。"阴阳自和" 是体质的好转带来的机体平衡状态。当机体整体好转的过程中出现貌似加重的瞑眩反应，我们需要当作症状来治疗吗？

如果我们能遵从仲景指明的顺应人体自愈之道的医疗模式，便会很容易理解银屑病症状从本质上看是人体疏泄内热的一种瞑眩反应。如果尊重人体自愈的趋势——发，医者应该做的就是：顺着发的方向，将其发的过程尽量控制在人体可以接受的范围之内。从大禹治水的结果来看，对于人体内热疏泄的洪流，正确的治理方向，应该是疏导，而非壅堵。笔者治疗银屑病的整体策略——由汗来代替皮损，就是基于顺应人体自愈规律的大方向而制订的。

在银屑病自疗和治疗的过程中，会出现皮损不红变红、不痒变痒；皮损由聚变散；体温由低到高；皮损由下半身变为上半身（阴位变阳位）；起或者不起银屑病皮损的部位出现荨麻疹（笔者将银屑病皮损多数视为冰，判断其病机为寒湿，而荨麻疹的特征符合风象，故将荨麻疹替代银屑病皮损的进程命名为"春风化寒湿"，起荨麻疹的部位银屑病皮损多会很快退去）等现象。笔者认为，很多时候，这些看似加重的现象，是疾病在向愈，而非恶化。医者和患者都应该从本质上识别这些现象，正视这些现象，从"加重"的恐惧中摆脱出来，充分地尊重人体自愈规律，迎接自愈的最后结果。这种时候，医者应该做的是调节患者的心身，为自愈扫清障碍；积极调整患者"后天之本"——脾胃，为自愈提供动力、创造条件。而不应该见招拆招，去攻击和阻止人体的自愈反应——瞑眩。

当然，具体到疾病现象的变化到底是本质上的加重抑或减轻，还需要医者来临证查机，"察色按脉"，"别阴阳"。如果将表面上的"加重"一律视为"瞑眩"，也是有失客观的。《黄帝内经》云"必求于本"。

自愈靠阳明

在《伤寒论》中有太多次提到"自愈"，在仲景心目中，治疗不应该是在做对症处理，而应该是在模拟"自愈"的过程，这就是笔者提出"医道法自愈"的缘由。

笔者认为，有些学者在刻意地回避《伤寒论》中明示或者隐含的医经理论体系，无论是出于什么目的，都是不合适的。应该说，一切零散的治疗经验，只有发掘出其背后的理论背景，才可以真正"知其然，并知其所以然"，才可以让中医在当代发出持久的光芒。

近来在学习《伤寒论》时，笔者发现了3条难解的条文，若重视理论便有解，并可以通过解读的过程去发掘圣人的心中所想；如果刻意去回避理论（指系统的中医医经理论），则难解，甚至无解。研究《伤寒论》时，仅仅满足于捡点"小钱"，而不找"钱串子"的学习方式，不利于长远。以下，笔者将借3条难解的条文加以说明。

《伤寒论》第7条言"病有发热恶寒者，发于阳也；无热恶寒者，发于阴也。发于阳，七日愈；发于阴，六日愈。以阳数七，阴数六故也"。

第 8 条言"太阳病，头痛至七日以上自愈者，以行其经尽故也。若欲作再经者，针足阳明，使经不传则愈"。

第 184 条言"问曰：恶寒何故自罢？答曰：阳明居中，主土也，万物所归，无所复传，始虽恶寒，二日自止，此为阳明病也"。

难解点之一第 7 条"阳数七，阴数六"。

难解点之二第 8 条"针足阳明，使经不传则愈"。

难解点之三第 184 条"阳明居中，主土……无所复传"。

这 3 条细细读来，都和自愈有关系。为什么会自愈呢？知道了原因我们就可以创造条件，让疾病更容易自愈。《孙子兵法·谋攻篇》曰"不战而屈人之兵，善之善者也"，"自愈"应该是医学中的"善之善者也"。

难解点之一

直接去理解难解点之一，就难在"阳证易治阴证难"的理论下，为什么反倒会出现"发于阳，七日愈；发于阴，六日愈"，即发于阳的会比发于阴的"愈"的时间多呢？

笔者认为，如果和"五"联系起来，和水、火系统的成数联系起来，则此难点有解。《简明实用伤寒论词典》解此如下——阳数七、阴数六，此出于伏羲氏河图生成数"天一生水，地六成之。地二生火，天七成之。天三生木，地八成之。地四生金，天九成之。天五生土，地十成之"。

其大意指孤阴不生，孤阳不长，需阴阳相合方始生成。古人以天为阳，地为阴，以五行代天地万物；一、二、三、四、五代表水、火、木、金、土之数，从一至五，乃为孤阴、孤阳，不能化生。自五加一，为阳生者阴成，阴生者阳成，万物方始出现变化。因万物生于土，故从五始，五加一为六，是为偶数，为阴，故云阴数六；五加二为七，为奇数，为阳，故云阳数七。

阳证为病其病愈之期当为阳数，故云"七日愈"；阴证为病其病愈之期当为阴数，故云"六日愈"，此古人预测疾病痊愈时间的一种方法。

实际上"阳数七，阴数六"是水火的成数，从火与水，以及加"五"则为成数，我们是否可以探索出更多的奥秘呢？

以上理解，让笔者开始在《伤寒论》的研究中重视"五"，"五"是什么呢？是"天五生土，地十成之"中"土"的生数，还是"因万物生于土……一加五为六……二加五为七……"河图中最核心的数。

在中国古代科学体系中，抽象的五和抽象的土是一体的；而落实到中医的生理学中，"五"和"土"具体到了"阳明"。

难解点之二与三

难解点之二与三，可以合起来看。如果校正一下思维的方法，把中医从经验医学的认识校正到理论医学的高度，则这两点并不难解，而成为自然而然。

"……自愈者，以行其经尽故也。若欲作再经者，针足阳明，使经不传则愈"。为什么可以自愈呢？因为人体的"土"充实，也可以这样直接表述：人体的阳明系统基本正常者，可自愈。而如果疾病不能自愈，出现继续传变的趋势的时候，可以采取什么措施呢？可以针足阳明，有的注家认为是针足三里穴。

第 8 条"针足阳明"，确定阳明和经络有关，并且是和足的经络有关。和第 184 条"阳明居中，主土……无所复传"联系起来看，可以明确阳明是确有所指的实际病位或者叫系统，有其统率的脏腑和经络。

为什么目前通行的经络学理论不能完全解释阳明病篇的内容呢？回答这个问题的时候，我们可否先不要假定目前通行的经络学理论就是仲景当时所本的经脉脏腑理论呢？

笔者此处所要表达的是，把"阳明"当作一种状态，把"阳明病"当作一组症候群、一种八纲病性上的理解，是无法与中医的生理学和中国古代科学贯穿起来的。

阳明应该是个舞台，有其正常时的生理学（与中国古代科学中的时空体系对应）和异常时的病理学。如同脏腑、经络一样，六病的分类应该是一种人体结构上的分类，如果没有这样一个前提，中医的辨证 (症状)、治疗就会离"必求于本""见病知源"越来越远，变成"方"与"证"的隔空试验，而离核心之"理"越来越远。

"阳明"是一种分类是明确的。需要探寻的是为什么这样分类？所有的假说，有一个验证标准，就是与《伤寒论》条文的契合。或者说还有更高的标准，就是参考《伤寒论》的方法，给当今的一种疾病，或者所有的疾病，找到合适的、令人信服的、能表达机理、能从理论高度指导临床的分类方法。

综上，笔者仅为刍探，给出了一点结论：《伤寒论》是讲理的，至少讲了自愈的道理——自愈靠五、土、阳明系统的相对正常。也提出了疑问：《伤寒

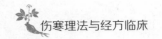

论》讲的理和目前通行的中医理论一致吗？如何"以人为本"来求得《伤寒论》所示范的理论精髓呢？尚待研究。

柯韵伯论阳明

读《伤寒论注》《伤寒论翼》，发现柯韵伯论阳明有其独特的观点。抛开笔者认为不正确的不谈，还会留下很多观点值得当今伤寒界及临床工作者探讨，于是草成此文。

一、阳明病之"实"

柯氏云："阳明……提纲独以胃实为主。胃实不竟指燥粪坚硬，只对下利言，下利是胃家不实矣。故汗出解后，胃中不和而下利者，不称阳明病。如胃中虚而不下利者，便属阳明，即初硬后溏，水谷不别……不下利者，总为阳明病也……阳明为传化之府，当更实更虚，食入胃实而肠虚，食下肠实而胃虚，若但实不虚，斯阳明病根矣。胃实不是阳明病，而阳明之为病，悉从胃实上得来，故以胃家实为阳明一经总纲也。然致实之由，最宜详审，有实于未病之先者，有实于得病之后者，有风寒外束、热不得越而实者，有妄吐汗下、重亡津液而实者，有从本经热盛而实者，有从他经热盛转属而实者。此只举其病根在实，勿得即以胃实为可下之症。"

这段话说明了 4 个问题：

1. 柯氏认为明阳明病的"胃实"并非就是可下之症。只是针对"胃家不实"的下利而言的，胃家病"不下利者，总为阳明病也"。

2. "阳明为传化之府，当更实更虚，食入胃实而肠虚，食下肠实而胃虚"，说明柯氏认为阳明包括胃与肠，是"传化物而不藏"的通道，笔者称之为"里通道系统"。

3. "胃实不是阳明病，而阳明之为病，悉从胃实上得来"，可以认为"胃实"是阳明病得病的背景（柯氏云"底板"）。阳明病一定有胃实，而胃实还可以见于阳明病之外的其他病变。

4. "致实之由，最宜详审，有实于未病之先者，有实于得病之后者，有风寒外束、热不得越而实者，有妄吐汗下、重亡津液而实者，有从本经热盛而实者，有从他经热盛转属而实者"，"实"是结果，由来需详审，审症求因是中医正道。中医很少讲对症治疗，不能认为胃实治疗只有"下"之一法。

二、阳明病之质

"阳明主津液所生病，津液干则胃家实矣。津液致干之道有二：汗多则伤上焦之液，溺多则伤下焦之液。一有所伤，则大便硬而难出，故禁汗与溲"。

"……有此亡津液之病机，成此胃家实之病根也。按仲景阳明病机，其原，本《经脉篇》主津液所生病句来。故虽有热论中身热、鼻干等症，总归重在津液上。如中风之口苦、咽干、鼻干、不得汗、身目黄、小便难，皆津液不足所致。如腹满、小便不利、水谷不别等症，亦津液不化使然。故仲景谆谆以亡津液为治阳明者告也"。

"阳明主津液所生病者也。因妄汗而伤津液，致胃家实耳。桂枝证本自汗，自汗多则亡津。麻黄证本无汗，发汗多亦亡津"。

"液之与血，异名而同类。津液竭，血脉因之而亦伤。故阳明主津液所生病，亦主血所生病"。

以上柯氏在《伤寒论注》中"阳明脉证上"篇中的原文，结合《黄帝内经》的原理，明确地告诉我们阳明病的本质是"津液所生病"，也有"血所生病"，用《伤寒论》中的原话来讲就是"亡津液，胃中干燥"。

三、阳明病之表

"身热汗自出，不恶寒反恶热，是阳明表症之提纲……内热发外之表，非中风伤寒之表……表寒已散，故不恶寒；里热闭结，故反恶热"。此处实际上是阳明病在外的表现，是外证，而非表证。

"阳明之表与太阳不同矣。如阳明病，脉迟汗出多，微恶寒者，是阳明之桂枝症；阳明病，脉浮无汗而喘者，是阳明之麻黄症……后人见太阳已得此脉症，便道阳明不应有此脉症，故有尚在太阳将入阳明之说"。这里讲的是真正的阳明表证。《伤寒论》中是"病""脉""症"合参的，而非凭脉断病，这点需要当今临床工作者注意。

"太阳行身之后，阳明行身之前，所受风寒，俱在营卫之表。太阳营卫有虚实，阳明营卫亦有虚实。虚则桂枝，实则麻黄，是仲景治表邪之定局也。仲景之方，因症而设，非因经而设……"麻桂剂是治表的，而不是治疗太阳病的，这点和一般的观点认为"太阳主表"不同，但又有《伤寒论》原文的支撑，这提示当代学者不可把自己的想法强加给古人。另创观点指导临床是可以

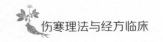

的，但是挂着《伤寒论》的"羊头"，卖着自己的"狗肉"是不可以的，会给后学者造成混乱。

"阳明之表有二：有外邪初伤之表，有内热达外之表。外邪之表，只在一二日间，其症微恶寒汗出多，或无汗而喘者是也。内热之表，在一二日后，其症身热汗自出，不恶寒反恶热是也。表因风寒外束，故仲景亦用麻、桂二汤汗之；表因内热外发，故仲景更制栀豉汤，因其势而吐之。后人认不出阳明表症，一二日既不敢用麻、桂，二三日后，又不知用栀豉。不识仲景治阳明之初法，所以废弃仲景之吐法，必待热深实极，始以白虎、承气投之，是养虎贻患也"。此处应该明白，"表"只是外在的表现，是在表的症状，而非全是病机在表。还有一点需要思考的是"阳明之初法"——汗与吐法，需要警惕"白虎、承气投之，是养虎贻患"的情况出现，当今认为的阳明病正治在柯韵伯看来，是不懂"防微杜渐"者所为。

"六经伤寒，惟阳明最轻，以阳明为水谷之海，谷气足以胜邪气；阳明为十二经脉之长，血气足以御寒气；阳明寓两阳合明之地，阳气足以御阴气也。阳明……一日恶寒与太阳同，二日便不恶寒反恶热……三日见阳明之大脉，则全无寒气，便是阳明病热，而非复前日之伤寒。始虽由于伤寒，今不得再称伤寒……"此段讲了阳明病由前驱期的不典型表症，到典型期的表现的传变过程，传变以"谷气足、血气足、阳气足"为前提。

《黄帝内经》曰："邪中于膺，则入阳明。"基于《伤寒论》原文，柯氏对于心胸部位的病症作了系统的表述："太阳以心胸为里，故用辛甘发散之剂，助心胸之阳而开玄府之表，不得用苦寒之剂，以伤上焦之阳也，所以宜汗而不宜吐。阳明以心胸为表，当用酸苦涌泄之剂，引胃脘之阳而开胸中之表，不当用温散之剂，以伤中宫之津液也，故法当吐而不当汗。"一个心胸部位，在柯韵伯眼中是如此"活泼泼"的，出现在太阳病中是里，出现在阳明病中为表。如此认识，是和将中医理论简单化、表里辨识机械化的现代某些学者的观点相左的，到底谁更"中医"？值得我们思考。

四、阳明病之正治

"上越、中清、下夺，是治阳明三大法；发汗、利小便，是阳明经两大禁"。柯氏如此说，这与他认为的阳明病的本质是"亡津液"有直接关系。

既然病本在"亡津液"，正治便自然应该是补充"津液"了。

要补充"津液"，需要选择"润剂"。

柯氏眼中的润剂有哪些呢？"治阳明之表热有三法：热在上焦用栀豉汤吐之，上焦得通，津液得下，胃家不实矣；热在中焦，用白虎汤清之，胃火得清，胃家不实矣；热陷下焦，用猪苓汤利之，火从下泄，胃家不实矣。要知阳明之治表热，即是预治其里，三方皆润剂，所以存津液而不令胃家实也。后人因循升麻葛根之谬，不察仲景治阳明表症之法"。在柯韵伯的心目中，升麻葛根是不能治疗阳明的。

对于栀子豉汤，柯氏可谓情有独钟，谓："阳明当吐而反行汗、下、温针等法，以致心中愦愦、怵惕、懊侬、烦躁、谵语、舌苔等症，然不离阳明之表。太阳当汗而反吐，便见自汗出，不恶寒，饥不能食，朝食暮吐，不欲近衣，欲饮冷食等症，此为太阳转属阳明之表，皆是栀子豉汤症。盖阳明以胃实为里，不特发热、恶寒、汗出、身重、目痛、鼻干为之表，一切虚热，如口苦、咽干、舌苔、喘满、不得卧、消渴而小便不利，凡在胃之外者，悉属阳明之表。但除胃口之热，便解胃家之实，此栀子豉汤为阳明解表之圣剂矣"。

对于《伤寒论》221条的理解，更凸显出柯韵伯对栀子豉汤的重视。221条为："阳明病，脉浮而紧，咽燥口苦，腹满而喘，发热汗出，不恶寒反恶热，身重。若发汗则燥，心愦愦反谵语。若加温针，必怵惕、烦躁不得眠。若下之，则胃中空虚，客气动膈，心中懊侬，舌上苔者，栀子豉汤主之。"柯氏认为："'阳明病，脉浮而紧，咽燥口苦，腹满而喘，发热汗出，不恶寒，反恶热，身重'，此处当直接'栀子豉汤主之'句。若发汗三段，因不用此方而妄治所致，仍当栀子豉汤主之。仲景但于结句一见，是省文法也。后人竟认栀子豉汤为汗下后救逆之剂，请问未汗下前，仲景何法以治之乎？要知咽燥口苦，腹满而喘，是阳明里热；发热汗出，不恶寒，反恶热，是阳明表热。阳明之热自内达表，则里症为重，故此条序症，以里症列表症之前。任栀子以清里热，而表热亦解；用香豉以泻腹满，而身重亦除。后人不能于仲景书中寻出阳明之表，而遽引《内经·热病论》之目痛鼻干不得卧以当之；不得仲景阳明治表之法，妄用痘科中葛根升麻汤以主之；不知《黄帝内经》因论热病，而只发明阳明经病之一端，仲景立阳明一经，是赅内外症治之主治；又不知目痛鼻干是阳盛阴虚，法当滋阴清火，而反发阳明之汗，上而鼻衄，下而便难，是引邪入内矣。要知是风寒之表，则用麻桂而治。如是内热之表，即荆芥、薄荷，皆足亡

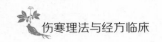

津液而成胃实。"差之毫厘谬以千里，理论上的一点错误，在实践中可以放大多少倍，是无法估量的，为医者，能不谨慎吗？

五、阳明病治疗的权巧法门

润是治疗阳明病的大法、正道。

但阳明篇中润法很少。实际治疗中，只要以"存津液"为念，都是阳明病治疗的权巧法门。"上越、中清、下夺，是治阳明三大法"，其中正治法少，而权巧法门多。

柯氏云："风寒初入阳明之表，即用麻黄桂枝发汗者，以急于除热而存津液，与急下之法同。若脉浮烦渴，小便不利，用猪苓汤利小便者，亦以清火而存津液。而又曰汗多者，不可与猪苓汤。要知发汗利小便，是治阳明权巧法门，非正治法。"急下之，貌似伤津液，实质却是为了存津液；急于开表发汗，貌似伤津液，也是为了疏散郁热而存津液；利小便同样貌似伤津液，而实质却是在清火而存津液。

"权巧法门，非正治法"，临床中多数时候是在用"权巧法门"治病，只要目标在"存津液"，所有治法随机变化都是可以的，这个如同笔者提出的"广汗法（正汗指征诊疗体系）"——以"正常的出汗"为旨归，所有的方法都是可以的，要在随机应变。

接下来的一段，柯氏所讲的"权巧法门"更为灵活："阳明之病在热实，宜无温补法矣，而食谷欲呕者，是胃口虚寒……胃口虽虚，胃中犹实，仍不失为阳明病，与吴茱萸汤散胃口之寒，上焦得通，津液得下，胃气因和，则温补又是阳明之从治法。若胃口虚热者，用白虎加参，是阳明又有凉补法也。此二义又是治阳明权巧法门。"

六、阳明的重要性

《伤寒论》270条："伤寒三日，三阳为尽，三阴当受邪。其人反能食而不呕，此为三阴不受邪也。"柯韵伯据此得出阳明为三阴之屏障的结论，原文讲："阳明为三阴之表，故三阴皆看阳明之转旋，三阴之不受邪者，藉胃为之蔽其外也。胃气和则能食不呕，故邪自解而三阴不病。胃阳虚，邪始得入三阴。故太阴受邪，腹满而吐，食不下；少阴受邪，欲吐不吐；厥阴受邪，饥不欲食，食即吐蛔。若胃阳亡，则水浆不入而死。要知三阴受邪，关系不在太阳少阳，而全在阳明。"太阳为诸经之藩篱的说法经常能听到，但"阳明为三阴之表"、为三阴之屏障之说当是柯氏的心得。

在"阳明为三阴之表"那段之后，柯氏还提出了另外一个独特的观点，"阳明为三阴之里"——实际是三阴与"里通道系统"的关系，也就是说治三阴时可稍佐通阳明之法。与184条"阳明居中，主土也，万物所归，无所复传"结合起来看，可以有新的思考。原文讲："三阴亦得以阳明为里。三阴为三阳之里，而三阴反得转属阳明为里，故三阴皆得从阳明而下，则阳明又是三阴经实邪之出路也。既为三阴之表以御邪，又为三阴之里以逐邪，阳明之关系三阴重矣。"这里的表里肯定不是病位结构的概念，而是疾病病位属性的分辨。八纲俱为疾病性质的思辨，其中表里容易被误认为是固定不移的病位，看此段应该对这点有更明确的认识。

三阳病多急、多轻、治疗恰当多可速愈。但是，当今慢性病多属三阴——其中有很多是经过不当的治疗才变为三阴的。如何可以避免重蹈覆辙，重视阳明的"御邪"功能，重视"胃阳"的保护，当是防止急性病治疗不当造就慢性病的重要策略。

在学习柯氏论阳明的时候，还能发现柯氏字里行间在强调一点——"脉不可凭"。多诊合参才应该是临证的法宝。原文一："阳明病，脉迟汗出多，微恶寒者，是阳明之桂枝症；阳明病，脉浮无汗而喘者，是阳明之麻黄症……后人见太阳已得此脉症，便道阳明不应有此脉症……"原文二："太阳之脉浮而紧者，热必不解；阳明病脉浮而紧者，必潮热。太阳脉但浮者，必无汗；阳明脉但浮者，必盗汗出。"如此，阳明病可以脉浮，也可以脉浮而紧，要断太阳病，脉可凭否？实际临床中，辨证需体察其整体状态，而不是单靠一种诊法来定，越是复杂的病症，越需要"多诊合参"。

综上所述，柯氏论阳明病，重视从整体的动态变化看阳明，重视表里的辨析，重视"存津液"，重视早期治疗，重视吐法，重视栀子豉汤，虽为一家之言，但足资借鉴。

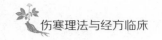

《伤寒论》条文直解（节选）

［1］太阳之为病，脉浮，头项强痛而恶寒。

1. "太阳之为病"，可以明确，太阳和病是可以分开的。"病"是出问题了，那与出问题相对的就是没有问题——也就是生理状态。这里的太阳可以有三种备选的解读：①太阳体质；②太阳病位；③太阳阶段。这样，"太阳之为病"，就可以有三种解释：①太阳体质的人出问题了……②太阳病位出了问题，会……③特定传染病的太阳阶段，会出现……仲景的原意究竟是哪个，在后面我们会慢慢道来。

2. "脉浮，头项强痛而恶寒"。脉浮是气血趋向于表。恶寒是阳气不够或者阳气的作用受到抑制，在三阳为病的时候，主要是"阳气不用"而不是"阳气不足"。脉浮、恶寒合起来看是气血趋向于表，但是阳气不能施展、无法疏通肌表的郁闭，是"欲通不通"。"头项强痛"就有了定位的意思，无论是太阳体质，还是太阳阶段，都和太阳病位有关，头部和项部同时出现"强痛"应该是太阳经脉气血受阻的特征表现。

［2］太阳病，发热，汗出，恶风，脉缓者，名为中风。

1. "太阳病"是上文"太阳之为病"的简称。指太阳出现问题，在"脉浮，头项强痛而恶寒"的大背景下（只是意会问题出在了太阳，并不是要这些症状都必须机械地出现）。

2. 中风是和伤寒相对的一种分类方法。在太阳有"风""寒"的问题，在其他病也有风寒的问题。不是真的有风邪入了人体，是人体表现出来有风的性质——风邪疏泄，汗出、脉缓都是疏泄和缓的意思。发热、恶风都是主观的判断，与后文的发热、恶寒应该没有客观的分界线。

［3］太阳病，或已发热，或未发热，必恶寒，体痛，呕逆，脉阴阳俱紧

者，名为伤寒。

1.或已发热，或未发热。提示要动态地看问题，而不能太过机械。要分析人体内究竟发生了什么，而不是单靠表现来定。未发热是人体的气血遭遇"邪气"的攻击，还没有组织起反抗。已发热，是已经组织起有效的反抗。这两种情况都可以叫伤"寒"，只要出现了体痛、呕逆和脉紧。

2.与风的和缓相对应，寒就明显要紧。脉紧是明显的阻断和不通，身体临大敌，能组织起有效的反应来，但还不足以突破邪气给人体造成的不通。"欲通难通"的外在变现，就是体痛——明显的不通，呕逆是郁极而发，邪气自寻出路。

3.寒与风的不同，这两条相互参看，"汗出……脉缓"和"体痛，呕逆，脉阴阳俱紧"互相对照，才容易分开，具体化。

[4]伤寒一日，太阳受之，脉若静者，为不传；颇欲吐，若躁烦，脉数急者，为传也。
[5]伤寒二三日，阳明、少阳证不见者，为不传也。

1.这条的"伤寒"是一类仲景时代特定的传染病，应该还比较常见，也比较剧烈，致死人口较多，这为医学家的成长提供了土壤。4条的"伤寒"与3条之"伤寒"是完全不同的，3条是太阳病的一种类型，而4、5条讲的是一类传染病。千万不可混淆。

2.日数、受之、传，应该都和我们想当然地认为的现代的意义不同。参考目前传染病的潜伏期，可以这样认为："伤寒"这类传染病，一日出现典型症状是"太阳之为病"。

3."伤寒一日……脉若静者，为不传"、"伤寒二三日，阳明、少阳证不见者，为不传"。这两条合起来看，可以告诉我们，日数和"传不传"是没有必然相关性的。该出现典型症状的日子出现了，便是"传"。否则便是只在潜伏，没有发病。这些是六个独立病形的潜伏期和发病期的问题，不存在"六经传变"的规律。

[6] 太阳病，发热而渴，不恶寒者为温病。若发汗已，身灼热者，名风温。风温为病，脉阴阳俱浮，自汗出，身重，多眠睡，鼻息必鼾，语言难出。若被下者，小便不利，直视失溲。若被火者，微发黄色，剧则如惊痫，时瘛疭，若火熏之。一逆尚引日，再逆促命期。

本条还没有自己的见解，容日后补充。

[7] 病有发热恶寒者，发于阳也；无热恶寒者，发于阴也。发于阳，七日愈；发于阴，六日愈。以阳数七，阴数六故也。

1. 在还不能明确判断六病的潜伏期里，也可以对于病人的状态有个大致的判断。在仲景时代"恶寒"的病都发，但有的患者体质较好，能组织起有效的抵抗，就会"发热"，可以说病发于"阳性体质"；相反，体质较差的，不能组织有效抵抗的，就不会"发热"，可以说病发于"阴性体质"。这条是有现实意义的，如果我们把一个会发热的患者，治得不会发热了，应该说有一种可能是把体质摧残坏了，不能一概判断为是治对了、治好了。

2. "发于阳，七日愈；发于阴，六日愈。以阳数七，阴数六故也"。如果放下我们自己的执着，尊重仲景时代的学术背景，我们会发现这句叫的何其明了：阳证为病其病愈之期当为阳数，故云"七日愈"；阴证为病其病愈之期当为阴数，故云"六日愈"。这是古人预测疾病痊愈时间的一种方法，详情可以参见笔者之文《阳明自愈与"五土"》(《中国中医药报》2014 年 5 月 12 日第四版"理法与临床系列"第 24 篇)。

[8] 太阳病，头痛至七日以上自愈者，以行其经尽故也。若欲作再经者，针足阳明，使经不传则愈。

1. 此条"经"是周期之意，而不是什么太阳经之经，与经络无关。太阳之为病，出现头疼，6 日后自己好了，是因为疾病本身有其自身自愈规律的缘故。

2. 如果周期完了，病变没有好，有进入下一个周期的征兆。这时候，针足阳明的一些穴位，调动人体的正气，使不要再进入周期就算好了。关于中医对于阳明和五的重视，可以参见笔者之文《阳明自愈与"五土"》。

3. 把"传"直接从文意上理解为"进入"——进入典型症状期、进入下一个周期。这样，能对医理的理解有好处，但是否符合古汉语的规范，就需要该专业的人士来合作了。

[9] 太阳病欲解时，从巳至未上。

太阳之为病，欲解和症状加剧，都应该在"太阳主时"里。这是人定应天的一种表现。

人的生命和生长都是依靠着自然的规律的。人本身就是时间和空间的产物，"人以天地之气生，四时之法成"，于是顺应时间（包括一日之时辰，一年之月份）便是顺理成章的事情。"欲解时"和疾病自愈的日数，都蕴含了丰富的时间医学的内容，这块首先需要我们承认其科学性，才能积极地开发其中的规律。

[10] 风家，表解而不了了者，十二日愈。

1. 容易着风的人，症状减轻了，但就是身体没有完全爽利，总是不容易复原，这种情况不要着急，需要时间去解决。

2. 疾病的情况，有一部分应急的工作是需要医生去解决的。而更多的部分是需要等待人体"自愈"的。急不得，要急，很多时候会"揠苗助长"。

3. 十二日愈，提示了六日节律的存在。为什么是"六日"节律，这需要更多的基础研究和临床验证，但首先需要我们以尊重的态度接受古人的有这样认识的事实，然后再需要的就是客观、严谨的科学态度。

[11] 病人身大热，反欲得衣者，热在皮肤，寒在骨髓也；身大寒，反不欲近衣者，寒在皮肤，热在骨髓也。

此条提示了病有真假——眼见不一定为真。"在皮肤"的是能眼见的，但是"欲"却是患者的主观感受。临床上，我们要更多地关注患者的主观痛苦，

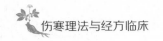

而不只是病的表现。

"在皮肤"的是病的表现，而"欲"是患者的痛苦。

"在皮肤"的是可见的客观指标，而"欲"是不一定可见的主观指标。

目前的医学更多地关注了客观指标，却对于影响患者生活质量的主观指标关注不够。

靠本条来在临床上辨寒热真假是不可行的，需要一系列的舌脉的辨别才能求得病本，而临证不惑。（具体参见 317 条的真寒假热和 350 条的真热假寒，那才是具体辨别的例子，这里只是从原则上提醒大家注意）本条只是通过"在皮肤"的"在骨髓"的辨别，来告诉后人，不要只关注客观指标。比如现在流行的辨方症，辨药症，是给临床使用方药带来了一些便利，但同时淡化了对于人的生活质量的关注。对于"在骨髓"的关注减弱，只能说明目前的医学在流于肤浅，离"治病必求于本"渐行渐远，有识者当慎之……

[12] 太阳中风，阳浮而阴弱，阳浮者，热自发，阴弱者，汗自出，啬啬恶寒，淅淅恶风，翕翕发热，鼻鸣干呕者，桂枝汤主之。方一。

桂枝三两，去皮 芍药三两 甘草二两，炙 生姜三两，切 大枣十二枚，擘

上五味，咬咀三味，以水七升，微火煮取三升，去滓。适寒温，服一升。服已须臾，啜热稀粥一升余，以助药力。温覆，令一时许，遍身漐漐微似有汗者益佳，不可令如水流漓，病必不除。若一服汗出病差，停后服，不必尽剂。若不汗，更服依前法。又不汗，后服小促其间，半日许，令三服尽。若病重者，一日一夜服，周时观之。服一剂尽，病证犹在者，更作服。若汗不出，乃服至二三剂。禁生冷、黏滑、肉面、五辛、酒酪、臭恶等物。

此条是第一条理、法、方、药、量、用俱全的条文。

从文章结构来讲，是从总论过渡到了分论，从原则过渡到了实际的操作。

其他的别人已经说了太多，我只对于我自己有独特感触的几点做一说明：①桂枝汤的核心作用是什么？是解肌，或者调和营卫吗？营卫又是什么？《黄帝内经》中有营卫，《温病条辨》中有营卫，如果是"调和营卫"，是《黄帝内经》中所指，还是温病中所指呢？是生理状况中的，还是病理状况中的呢？桂枝汤的核心作用，笔者的理解，是"安中增液、趋向于表"，明白这个，后面

的小建中汤便容易理解了，桂枝汤也就可以用活了。有的医家认为桂枝汤类方是营养剂，笔者认同其理路，但表达还容易有歧义，不如"安中增液"表达得地道。②甘草的用量，此方是二两，麻黄汤方是一两，小柴胡汤是三两，这些方剂在《辅行诀脏腑用药法要》中都是治疗"时疫外感"的，从甘草的用量和与其他药的配伍上，可以找到这几个方子的使用鉴别要点。③"一时许"的位置，是在令后，这个笔者做过详细的考证，详见《银屑病经方治疗心法》一书（中国中医药出版社，2012 年 6 月出版）。④"禁生冷、黏滑、肉面、五辛、酒酪、臭恶等物"中的"五辛"，实际上就是后世讲的"发物"。在明朝时服药要"忌发物"达到了鼎盛和流行，但为什么忌？什么时候真需要忌？什么时候只要注意即可？什么时候所谓的"发物"正是治病的良药？这些都没有人做过详细的考证和深入的独立思考，对于这些，笔者正在做专题研究，也欢迎更多的人来一起对此研究。

鉴于此条非常重要，笔者白话直解如下：太阳系统出现了"中风"的问题，脉象是寸浮而尺弱，症状是发热、汗出，恶风、鼻不利、干呕，要用桂枝汤治疗。桂枝汤五味药，弄碎一点，放上七升水，火小点，煮取三升。晾温一点，先喝上三分之一，吃药后隔上一会儿，慢慢喝点热稀粥，来帮助药物发挥作用。除了喝热粥，帮助发挥药力的方法还有两个，一个是温覆，一个不断缩短服药间隔。无论是温覆，还是缩短服药间隔，加上喝热稀粥，都有同样的目标，就是"正常出汗四要素"——时间长些、全身均匀，态势和缓、汗量要微（正常出汗四要素是目标，对于外感病和疑难杂病同样重要，不是要求你马上就做到，而是要求逐步向这个目标靠拢，用这样的方法可以为表系统很多的疾病提供明确的治疗大法）。不能让汗多，多了的话，病不能除，反伤了人（后面的 20 条便是实例）。如果喝一次，汗向正常转变，病几乎好了，就不要再喝了，有剩下的药也不喝了。如果没有变化，则按照前面说的方法，继续喝。喝了还不变，再喝就要缩短服药间隔了。可以半个白天，6 小时内喝完一剂药，可以白天晚上接着喝，随时观察。喝完一剂，病还在，接着喝，只要汗没有明显的变化，喝到二三剂都没有问题（外感病，可以一直连着喝二三剂，如果是疑难杂病，便可以翻倍地喝，笔者有让患者从一日一剂开始，一直喝到一日十余剂，总以"药以胜病为能"为宗旨）。治疗外感急病时，一切干扰统统去掉，如禁生冷、黏滑、肉面、发物、酒酪、臭恶等物（在打持久战的疑难杂病中，

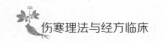

治疗的禁忌就不是这样的了，需要制订战略，利用饮食的偏性，为治疗加油）。

［13］太阳病，头痛发热，汗出恶风，桂枝汤主之。方二。用前第一方。

此条讲太阳系统出现了问题，表现在局部为头部的经络不舒，在全身为发热、汗出、恶风，局部帮助定位，全身症状帮助定性，腠理不是容易密闭的那种体质，而是偏于疏泄的体质。俗话说"病走熟路"，《医宗金鉴》说"从寒化热理何难"，都在讲体质在得病类型中的重要性。同样的诱因，影响不同的人体，得病不得病都是可能的，得寒病热病也都是可能的，得中风和伤寒也都是可能的，这就是中医理论中的"因发知受"。中医讲的邪气，不是自然界本有的某种微生物或者是环境的某种变化，而是内外环境的相互作用，人体不能承受，发生问题，根据发生的问题，然后"审证求因"的结果。与其说，邪是客观的，不如说是主观的。不同的医生找到的是不同的邪气，用的也是不同的治疗方案。如果是水平相当的医生，还不能随便确定哪个是对的，哪个是错的。连哪个更好、更快都不容易确定。医者，不能对于自己视野之外的东西，随意地褒贬。

每件事物的对错、优劣，都有一个范围。真理跨出自己是"真"的那个范围，就变成了谬误。

本条的解读，强调邪的主观性。试问：如果狂风大作，属于异常气候，但是对于某个身在其中，但没有得病的人，这异常的狂风，能叫作"邪气"吗？

［14］太阳病，项背强几几，反汗出恶风者，桂枝加葛根汤主之。方三。
葛根四两 麻黄三两，去节 芍药二两 生姜三两，切 甘草二两，炙 大枣十二枚，擘 桂枝二两，去皮

上七味，以水一斗，先煮麻黄、葛根，减二升，去上沫，内诸药，煮取三升，去滓。温服一升，覆取微似汗，不须啜粥，余如桂枝法将息及禁忌。臣亿等谨按，仲景本论，太阳中风自汗用桂枝，伤寒无汗用麻黄，今证云汗出恶风，而方中有麻黄，恐非本意也。第三卷有葛根汤证，云无汗、恶风，正与此方同，是合用麻黄也。此云桂枝加葛根汤，恐是桂枝中但加葛根耳。

此条"不须啜粥"应该是思考的重点。是病症不需要振奋胃气？还是方药（葛根之类）本身已有"啜粥"能达到的功效呢？

与葛根汤比较，可以知道桂枝加葛根汤是没有麻黄的。

桂枝汤安中增液、趋向于表，加上葛根"升津液"，治疗津液不能布达太阳经脉出现的问题，可谓正对之方药。

笔者用此方较多，不仅项背强者用，只要中焦（中焦据说是中集的误传）不建，津液不能上达的都可应用。比如面部皮肤干燥，下唇皲裂，属于津液不上达，而不是津液不足的，都可以尝试应用。

"余如桂枝法将息及禁忌"一句，把桂枝汤方后注的意义提升成为很多方药服用后的通则，"发物"随之而慢慢成为服药的禁忌。实质上，对于急性外感病，任何的干扰都需要排除，让方药发挥迅速的指向作用是应该的，但对于慢性病，却不是这样的。饮食宜忌应该作为治疗中重要的一部分，控制和把握治疗的总方向。

这里要插一句，三阴三阳作为一种辨证方法，是诊治的法则，是通则而不是针对某一种疾病。只有了解这个前提，才能更好地去挖掘三阴三阳辨证的具体应用方法。三阴三阳把人体分为有机联系的、立体的六个系统，所有疾病都可以以此分类，外感病可以，内伤病、杂病同样可以。其与其他辨证方法的关系，可以这样比喻，这种辨证方法是长枪，其他的是短剑，或者刀、锤之类，每种方法都有其最恰当的用武之地，但在其他人不擅长的使用领域，同样可以发挥、发展这种兵器的长处。有些人十八般兵器都会用，但是有些只会用一种兵器，凭这一点不可以有高下之分，使用的精巧、创新才能分出高下……

[15]太阳病，下之后，其气上冲者，可与桂枝汤，方用前法。若不上冲者，不得与之。方四。

此条关注的应该是人体的调节适应能力。

太阳系统的问题，当解外，治疗以下法，是错误的，下后，身体之正气有上冲的趋势，可与"趋向于表"的桂枝汤。如果没有上冲的趋势，就不能再用桂枝汤了。

从这一条里可以看出，仲景对于人体自身正气的重视，方药等治疗手段只

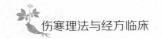

能是帮助人体正气的，而绝不是包办代替。

诊断，诊的是正气的强弱和趋势；治疗，是顺应人体正气的运行趋势。能明白这些，仲景的辨治精髓就算窥到了。

［16］太阳病三日，已发汗，若吐、若下、若温针，仍不解者，此为坏病，桂枝不中与之也。观其脉证，知犯何逆，随证治之。桂枝本为解肌，若其人脉浮紧，发热汗不出者，不可与之也。常须识此，勿令误也。方五。

此条是讲误治后，太阳系统的问题没有得到解决，叫"坏病"，这时候是不能随便使用桂枝汤的。

这个时候的治疗，用系统的方法去判断就有点不适合了。

如果之前没有误治的时候，是根据人体自身本来的规律来发生发展的，可以"执谱下棋"的话，这个时候，就更多地需要"随机应变"了。

与桂枝汤属于"常"，而"观其脉证，知犯何逆，随证治之"则属于"变"了。

此处对于"逆"需要多说几句。

如果没有误治、乱治，是可以根据病机的变化，治发机先，运筹帷幄的。但是经过了乱治、误治，这些随机的情况发生，就需要根据症状的变化，推测误治的"错"，做一些对症治疗。

逆是错的意思，不是病机。

"观其脉证，知犯何逆，随证治之"的确是对症治疗。是误治后的对症举措。而不可以误认为是疾病的治疗大法。当今有很多独尊方药的医生，动辄抬出这 12 个字来，以此来说明仲景不重视理法，恰恰说明他没有读懂这条。

误治，可以让已经部署好的对人、对病的治疗被搅乱。所以中外有识之士对于"与其乱治不如不治"取得了共识，特别是对于疑难杂症，短时间内没有危险的疾病，更需要耐下心来，读懂人体自身发出的信号，顺应人体自身的趋势，这才是治本之道。

"桂枝本为解肌……"是写桂枝汤的适应证与禁忌证。写得颇为直白，谁都可以看懂，记住就行，不需要解释。

笔者曾将桂枝汤和羊汤、香菜汤等做过比较，借助胃气之力，使身体肌表变通，"阳气内蒸"，与其说是治病之方，不如说是身体有轻微不适的温通之法。在肌腠完全郁闭的时候，是不能只助热，不开腠的，或者说边助热、边开腠也不行，需要做的是先开腠、后助热，这样才能缓急同治，既治病又治人。"其人脉浮紧，发热汗不出者，不可与之（桂枝汤）也，常须识此，勿令误也"说的正是这个道理。

［17］若酒客病，不可与桂枝汤，得之则呕，以酒客不喜甘故也。

此条讲，酒客（家）得桂枝汤证，用桂枝汤时要斟酌。

湿热体质，桂枝汤可以助湿热，吃上人体可能会有反应，这时候用或者不用，一定要权衡斟酌，只知其利不知其弊、盲目去用是错误的，而执着于条文不用同样是错误的。

如桂枝汤加芩、连，可用否？

［18］喘家，作桂枝汤，加厚朴杏子佳。方六。

此条讲，喘家得桂枝汤证，加上厚朴、杏仁更好。

［19］凡服桂枝汤吐者，其后必吐脓血也。

此条讲，喝上桂枝汤吐，可能里面有湿热，也许后面会有吐脓血的情况发生，这是从病机上推导出症状的或然性，而非必然。

［20］太阳病，发汗，遂漏不止，其人恶风，小便难，四肢微急，难以屈伸者，桂枝加附子汤主之。方七。

桂枝三两，去皮 芍药三两 甘草三两，炙 生姜三两，切 大枣十二枚，擘 附子一枚，炮，去皮，破八片

上六味，以水七升，煮取三升，去滓。温服一升。本云，桂枝汤今加附子。将息如前法。

此条讲，太阳的问题，可以通过汗的方法来治疗，但是千万不能汗太多了。太多的话，则会过犹不及，带来更麻烦的问题。

此条中恶风已经不是表证，而是体内的阳气不足以卫外，是内伤了。与后面的小便难结合起来看，会看得更明白。四肢为阳气之末，阳气不足，里尚不顾，则末就更顾不上了，于是四肢急而难以屈伸。

桂枝加附子汤，桂枝汤"安中增液，趋向于表"，附子温里、温经、温通，有顾护之意，"卫出于下焦"，附子从下焦入手来温暖顾护，与桂枝汤合用，表里同顾，变"解肌"为"温经"。

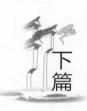

下篇

经方之应用

第六章　用方需知进退——"刹车"与"踩油门"

《易·乾》曰:"上九,亢龙有悔。"《周易·乾·文言》曰:"亢之为言也,知进而不知退,知存而不知亡,知得而不知丧。其唯圣人乎?知进退存亡,而不失其正者,其为圣人乎?"

"知进而不知退",从阴阳来讲,叫"有阳无阴"。

只有"知进退……而不失其正",才叫"阴阳合和"。

"一阴一阳之谓道"。

目前经方界似乎有重"阳"轻阴之嫌。

……

很多初学者以为笔者擅用麻黄,却不知道笔者同样擅用苓桂剂。经常在讲课时,我把麻黄剂叫作"踩油门",把苓桂剂(实际还有封髓丹类、建中汤类等)叫作"刹车"。只懂麻黄不懂苓桂,就如"只会开车不会停",那是不懂真开车。

真正会开车的,应该学会随时制动、保证安全、避免风险。

在经方的应用里,我们就从苓桂剂开始——

欲学麻黄方,先通苓桂剂

经方应用的核心问题是什么呢?

笔者一直强调理法的重要性,并且认为,当今中医学界如何强调理法都不为过。强调是为了纠偏,目前多数中医人对于理法太淡漠了,于是,有必要大张旗鼓地强调理法。

理法是方向,如果方向错了,跑得越快,不是离目标越远了吗?

比如发热,对于39℃左右的发热,在安全的前提下,我们是应该迅速用

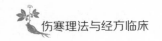

经方的技巧把热退掉呢？还是应该"以人为本"多观察，少干扰呢？中医学的本质是顺应人体的自然变化，还是干扰人体的自然变化呢？

曾经我在不同场合讲过很多次：医学的本质是权衡利弊，不论中医和西医都是。在现在对症技巧泛滥的时候，大力强调"以人为本，长久健康"就是纠偏。先确定症状、疾病对于人体健康是有利的，还是不利的，判断好人体可以承受的人体自愈反应的底线，然后该鼓励的鼓励，该适当抑制的抑制，更多的时候应该是在保证患者安全的前提下，观察——尊重人体的自愈过程，"有病不治常得中医"，这是道。经方的使用技巧是术。术离开道，会变得盲目，失去方向的武器，很容易出现《虎口脱险》中的场景——自己打下自己家的飞机来。

理法就是经方应用的核心问题。

只有重视经方应用的理法，才能治疗大病、治疗系统病，否则，经方只能停留于"头痛医头脚痛医脚"的层次，根本谈不上治天、治人、治病的高度，最多是治症（这点此处不再赘言，请关注笔者发表于《中国中医药报》2013年5月9日第四版的《时人病症辨治框架》一文）。

只有在正确理法的指引下，方药这个武器才会发挥最大的作用。

医学的目的是什么？

中医学的真正内涵是什么？

这是值得每个中医人思考的问题。

笔者能给出的答案是：

1. 医学的目的是帮助人找回健康的钥匙。

2. 中医学是经典的理论医学。

更多的思考，请大家关注《中国中医药报》学术与临床版的"理法与临床"专栏，里面有我很多经方应用战略高度的文章，可供参考。

今天，通过对于苓桂剂临床使用病案的疏理，希望能帮助大家认识临床时"见病知源，临证查机，治病求本"的原则，希望能帮助大家意识到从理法角度用经方可以取得更好、更长远的临床疗效，希望大家能有意识地寻找更好的经方应用之路。

一、2007 年苓桂剂治疗"肝血管瘤手术后不明原因腹水一年"实录

这一小节取材于 2007 年 11 月 23 日我的网易博客中的文章，题目是《葫芦医巧愈葫芦案》（感谢当时有博客和中华中医药论坛，留下了一些文字，否则这个病案是无法还原到本文这个模样的）。

当时的题解是这样的：

葫芦医，这里指真正追求传统中医学内核的中医，指我讲的"抓大放小、立足长远"。

葫芦案，模仿《红楼梦》中的回目"葫芦僧乱判葫芦案"，葫芦案就是糊里糊涂的案子，从西医角度讲，糊里糊涂的。但在中医里绝不是糊里糊涂的，是有着严格的理法方药的，否则不可能治好。

巧，是和 2006 年在北京的中医给他看后水减，停药后复发对比而言的。用药则减，停药则发，那用药一定是"头痛医头，脚疼医脚，见咳止咳，见水利水"的脱离中医本质思维、忽略整体观念的"笨"办法，不用脑子瞎拉车，注定不会有好效果。

"愈"，从疾病状态变正常状态，可以过正常人的生活了，究竟算不算治愈呢？笔者认为是算的，但以"数据"为本，而不是以人为本的医学那里算不算我不想去追究。补充一句，就是从数据来讲，B 超超出来最后也是没有水了。在治疗很多病的过程中，我反复强调的是患者自我感觉"精神好不好"，病人的"气色"如何，化验指标只是一个参考，而不是全部。有些现代中医在临床中强调治疗最初的一个月内不许进行任何化验的做法，我认为是有道理的，在我的多篇博客文章中也反复强调过以化验代替医生的判断的错误……中华中医药论坛里高建忠教授的文章《从 CRS 谈尊重病人的主观感觉》里面有很多非常精辟的见解，可以参考。

"葫芦医巧愈葫芦案"的博客文章，是治疗后的回顾，如果有兴趣，大家可以回溯到中华中医药论坛"临床大家谈"中治疗的实况，从一诊开始就有记录。我一向是更喜欢思考道理，而懒于整理病案的，但是传播、示范的时候，没有病案做实际论据，还说明不了问题，于是后来也逼着自己整理一点病案，实际上我更愿意大家直接去我的临床看看，那是没有一点"粉饰"的。在论坛里的治疗实况题目是《"北医三院肝血管瘤手术后不明原因腹水一年"疗效实录》。

先谈一下这个病人的整体情况。初见这个病人的感觉是面色枯黑，像从煤渣里刚解放出来的样子。患者男性，40 岁，2006 年体检时发现肝上有大血管瘤，去北医三院手术，术后不明原因腹水，已经手术后一年，2007 年又去北京住院希望明确原因治疗，北京住院两个月，病因不明，无有效治疗方法。我见他的时候是刚从北京回来，在我院做 B 超检查腹水。（西医没有什么办法，只有以大量利尿药维持腹水少生，已经不需要医生指导，患者已经会自己调整利尿药的剂量了，在这点上，他和西医的水平相当，而老百姓日常信赖的"医学"除了这点再也没有其他的办法，也就是说，按日常的医学思路，他已经走投无路了。在长期的痛苦折磨中，患者自己找到一个不是办法的办法，以解"燃眉之急"，吃水果代水。患者自述"每天进水量不敢超过 100 mL"，可以给大家一个直观的印象，一个罐装的健力宝饮料里面是 330 mL，口渴时一口气喝完一罐应该对于谁都是极容易的事吧。而患者一天的饮水量不能超过一罐健力宝饮料的 1/3，不是饮水量，是水的进量，就是包括吃饭、米汤等里面的水分加起来都算不超过 100 mL，用患者自己的话说是"吃药片都不敢用水送……看见别人喝水眼红得很……"多么可怜的患者！他在体检出肝血管瘤以前没有任何症状，一切正常，而切掉了他的"瘤子"后，变成"连别人喝水都眼红"的病人）

在对患者的详细询问中我找到一个很重要的线索：饮水少则排尿可，饮水多则反而尿少。这是什么原因呢？按照中医的观点，肾中阳气不足（可能是本身的先天不足，也可能是手术后体内状况再调整的缘故，但我认为手术导致的可能居多，因为原先并无症状），使水液气化的力量不足。小便生成靠什么？《黄帝内经》明言"膀胱者州都之官，津液藏焉，气化则能出矣"，也就是说津液气化正常，才能有正常的小便。饮水量少的时候，勉强可以维持气化，于是小便可；当饮水量多时，水液无力运化而成水湿，湿为"阴邪"，伤清阳。气化能力本就不足，又被阴邪所伤，故更加不足，气化越不足，尿量越少。这就是饮水越多尿越少的原因。

顺着恢复下焦气化的思路，首先使用肾气丸方，接着去掉三补、加入五苓散意，之后参以暖肝煎意……后加大附子用量。连续治疗不到两个月，最后一次诊视，水入量已大幅度增加，已经加到 500 ～ 1000 mL，无腹胀。过了 2 个月路遇带他过来的其弟媳，问及，病状已无。

详情如下：

2007 年 6 月 7 日一诊：

男，40 岁，体检时发现肝上有大血管瘤，去北医三院手术，术后不明原因腹水，饮水多则腹水生长快，只得吃水果代水，以大量利尿药维持腹水少生。（舌脉未写，原纪录中无）

桂枝 3g，附子 3g，熟地黄 24g，生山药 12g，山萸肉 12g，茯苓 9g，泽泻 9g，牡丹皮 9g，原方，不记得几剂了，3 剂到 7 剂之间吧。

补充一句：我是惯于用方的，或者数方联合应用，这也就是北京中医医院陈凯老先生讲的"预制板"，已经做成一个半成品，然后用的时候一起上，可以迅速建起"新房子"来。

2007 年 6 月 14 日二诊：

面色不似原先枯干，不觉上火。喝水比原来多些了，一天有 200 mL（喝水加中药进液体量），未出现腹及胃胀的症状（自述胀则有水）。夜尿比原先多 1 次，小便不太黄。食可，舌下略红，苔薄燥，舌边略有齿痕，双手脉关细滑，可试着多喝些水。肾气丸中去三补，肉桂、桂枝同用，暖肝煎合五苓散合肾气丸方加减：

附子 12g，乌药 12g，肉桂 6g，泽泻 9g，茯苓 9g，牡丹皮 12g，桂枝 9g，3 剂，煎 1 次，2 个小时以上，同煎。

2007 年 6 月 28 日三诊：（具体吃完 3 剂，原方继续吃，还是停了，现在已经不记得了，患者不属于那种很配合的患者）

面部已明显改善，不似原先枯黑，左脉弱甚，右脉细滑，不觉口干，小便微黄，舌质胖，淡红，苔薄腻，舌下红润，原方继服 7 剂。

2007 年 7 月 9 日四诊：

不觉腹胀，水入量已超过 300 mL。B 超检查示，极少量（从北京住院回来时似乎是 7cm，后来是 3cm，这个计量单位因为不是搞这个专业，所以记忆不准确）。患者近日很配合。暖肝煎合五苓散合肾气丸方，附子加量。

附子 12g，乌药 12g，肉桂 6g，熟地黄 24g，生山药 12g，山萸肉 12g，泽泻 9g，茯苓 9g，牡丹皮 12g，桂枝 9g，3 剂，煎 1 次，2 个小时以上，同煎。

2007 年 7 月 16 日五诊：

无上火，舌红略暗，苔薄腻，自上诊后，遵医嘱水入量已大幅度增加，已经加到 500 ～ 1000 mL，无腹胀，脉仍弱。原方加附子为 15g，7 剂，久煎服，患者对目前效果非常满意。

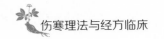

2007 年 11 月 10 日，随访：

病人至目前为止，效果很好。前几日见到患者的亲属，问起后来为何没来看病，说现在非常稳定，腹水几乎没有，过些日子来做 B 超再让我看一下。

肾气丸、五苓散、暖肝煎，都不离苓桂，茯苓化水，桂枝温阳，气化则水化。人体不外气、血、水，三者之间，气为阳，治病先治气，气行则血行，气行则水行。五苓散化水为主，肾气丸阴中求阳而生少火，暖肝煎主要是温暖下焦，行气散寒。

理法方药，理为先；得病之理，愈病之理，组方之理，用药之理，天地变化的理，人天相应的理……今人经常讲以方测证，以药测证。你要测，首先要保证你的方的知识、药的知识的正确。你能保证你以为的方、你以为的药的认识是准确的吗？是符合《伤寒论》时代原意的吗？有些老先生主张用伤寒方要用原方、原药、原比例……为什么？因为我们还不能完全明白仲景方的原意，还不足以狂妄地"拆旧房，建新房"。比如对于肾气丸，肾气二字已经明白不过了，还必须用局部之和就是整体的思路来理解吗？后世的方剂学、药物学好多是不可靠的……

此节最后，我们来引用陈瑞春教授的一些言论，来帮助大家更好地认识五苓散，甚至所有苓桂剂。

陈瑞春为著名经方专家，从事临床工作近 50 年，应用五苓散方强调从其病机入手，不要囿于《伤寒论》蓄水证之说，临床上大大拓宽了五苓散之运用。

《伤寒论》中有关五苓散的条文共 8 条，包括原文 71、72、73、74、141、156、244、386 条。《伤寒论》中五苓散方除第 386 条为治疗霍乱外，主要是针对太阳蓄水证而设。其主要症状为：口渴、小便不利、有或无表证。如 71 条"若脉浮，小便不利，微热消渴者"、72 条"烦渴者"、73 条"汗出而渴者"、74 条"有表里证，渴欲饮水，水入则吐者"、141 条"意欲饮水"、156 条"渴而口燥，烦，小便不利者"。

从原文分析，五苓散所治为"渴与水不利"，在表或在里的气机不利都可以，病机为"气不化水"。气化失司，水津不布，故见口渴；水液潴滞，则见小便不利；同样气化失司，水不化气，也可表现为尿多之症。因此，掌握了五苓散之病机为"气不化水"，在临床上便可灵活运用，治疗各种疾病。

如果五苓散所治病症为"气不化水"，那么治疗的机理是否即为"化气行水"？

实际上，苓桂剂的所有方剂都可以从"化气行水"来理解。桂温通下焦而化气，苓使水液恢复正常的代谢运化，合起来称为"化气行水"。

肾气丸加入补益药及少量温热的药，少火加于真水旨在恢复肾气。

五苓散加入渗利水湿的药物，去水邪而恢复水液的正常代谢运化，水液正化后，小便多、少、无力都会有所恢复。

桂枝茯苓丸加入活血祛瘀的药物，成为气、血、水同治之方。

暖肝煎加入散寒理气之药，温散少腹之寒凝。

苓桂术甘，加入运化中焦的药物，既化气行水，又益气运水……

（本文主要从药物组成上讲，还没有涉及剂量比的问题，已经蔚然大观）

二、2008 年"温阳化气"肾气丸文章小议

2008 年的一篇文章中，收录了 3 个病案，现在看来，与本文苓桂剂治疗的理法有关，详述于下。

临证如何从纷繁复杂的征象中辨清本质的寒热，是治疗成功的根本所在，也是中医学的精微所在，笔者临床以金匮肾气丸治疗通常被误作"热"证治疗的疾病，取得满意疗效。

1. 泌尿系结石案

张某，男，32 岁，2006 年 3 月 15 日初诊。主诉：排尿不畅约 15 年，尿道淋漓涩痛半月。已在某医院 B 超确诊为多发性泌尿系结石，双肾、输尿管、尿道内均有结石。患者十余年前有排尿不畅症状，未予注意。平素喜食寒凉，然服食凉物易出现胃脘不适；腰困，房事后加重并有少腹发空的感觉；小便易黄，大便不干；形体偏胖，久立后有足跟疼痛。因减肥间断服用数月防风通圣丸无效，诊断为泌尿系结石后服 3 剂八正散、三金之类的治疗结石通用方，立法以清利下焦湿热为主，服后少腹觉凉。刻下面部肤色略黑，双手脉浮滑有力，沉取不足。舌质红，舌中有较深裂纹，舌下红润。从素体肥胖来分析，"瘦人多火，肥人多湿"，"阳化气，阴成形"，患者属于阳虚，而食凉物易出现胃脘不适、服清热利湿药后少腹觉凉可以佐证；腰困、足跟疼痛应该责之肾虚，因"腰为肾之外府"，足跟为足少阴肾经循行之地，肤色略黑为佐证，肾在五色属黑，面色黑为肾虚本色外现之象。《金匮要略·血痹虚劳病脉证并治》

曰:"……腰痛,少腹拘急,小便不利者,八味肾气丸主之。"肾气虚,气化不利,表现于外是小便不利;表现于内为下焦气化不及,水湿郁而为热,故小便易黄,湿热日久煎熬而成结石。肾气丸为阳加于阴,于真水中化生肾气,恢复肾之气化,故可从根本上解决"小便不利"和湿热、结石。喜食寒凉也是本案中极易被认作"热"的症状,《金匮要略·消渴小便不利淋病脉证并治》曰"……消渴……肾气丸主之",此处消渴是由于肾水不升,上焦虚火而致。结合前文对于肥胖、小便不利、腰困、面色黑的分析,此患者喜食寒凉应作肾阳不足、上焦虚火解。试用桂附地黄丸(接近古之金匮肾气丸)治疗,2周后腰困、少腹凉改善,继续服用则小便较前有力、涩痛大减,服药2个月,不仅结石症状很少发作,体质亦较前大有改善。

2. 月经提前、量多、色深,尿黄案

贾某,女,35岁,2006年5月20日初诊。主诉:腰困、乏力数年。很少上火,大便不干,小便色黄如茶,曾经使用龙胆泻肝丸治疗1周无效停服;带多清稀如水、色黄,每次月经完服定坤丹1丸则带少几无;月经提前6～7天,量多,色深红,持续6～7天。刻下身高体瘦,面色青白,左脉细滑,右脉弱,舌苔腻,舌质淡红,舌下略瘀。从服药情况看,龙胆泻肝丸是清利下焦湿热的代表方,定坤丹以鹿茸、鹿角霜温补元阳为主,辅以大量补气养血活血药,为妇科温补的代表方,患者用龙胆泻肝丸无效,用定坤丹效佳,可以考虑证属虚寒。以李东垣脾胃理论解释患者诸症颇为合拍:中气不足,水谷无力化为精微则可出现乏力、脉弱、舌淡等一系列上气不足的症状;而升提不及,湿邪陷入下焦郁而为热,可出现月经提前、量多、色深、尿黄等一系列下焦湿热症状。而腰困、带多清稀如水提示肾阳不足。综上所述,证属脾肾阳虚,升提无力,参考"补土法"及定坤丹法治疗,处以肾气丸方及升阳益胃汤方加减。服5剂,腰困、神疲乏力及尿黄症状均减,效不更方,继服7剂。后以桂附地黄丸1丸(每日晨起空腹服一次)、补中益气丸1丸(每日早饭后服一次)、定坤丹1丸(每日分两次服),每次月经完连服一周善后,嘱连服3个月,随访效佳。

3. 便秘、口臭、舌苔黄厚腻案

张某,男,56岁,主诉:便秘十余年。初起大便难解,二三日一行,干结不爽,偶尔口中有秽气,脘腹痞闷。自行服用果导,初有效,后需加至数片大便方解，停则便秘较前更甚；后改用三黄片、复方芦荟胶囊等苦寒清热、滋润通下之剂，服则大便通泻，停药或减药复秘结如故。如此往复施治数年之久，愈见便秘，甚者便意消失，大便 4～5 日一行。刻下体胖，肤色微黑，精神可，口气微臭，双手脉关滑、尺脉沉取无力，舌苔黄厚腻。患者年高、尺脉沉取无力，加之"长期服用苦寒通下之品，脾肾之阳受戕，脾气虚弱，无力运化，肾气不足，难以化气生津，气机壅滞，胃肠传化失司，遂成便秘。当以温法，务使枢机运转，腑气自能通达"。急则治标，缓则治本，患者以便秘为标，肾阳虚为本，遂以桂附地黄丸每日晨起一次隔 2 日递增 1 丸治本，以硫酸镁（接近于中药芒硝）适量递增至大便通畅治标，便通后硫酸镁逐日递减。5 日后便通，20 日后停用硫酸镁，桂附地黄丸由 1 丸增至一次 5 丸维持服用 2 个月，可自行排便，后间断服用 2～5 丸／日巩固数年，体质增强，便秘未再发作。

结论：

人作为一个整体，疾病中每个症状的出现都有其必然性，每个症状都是病之"本"从各个侧面表现出的"标"，临证找到这个"本"才是最根本的问题，每个"标"都可以从"本"进行合理的解释，然后立法处方，才可能"理法方药，丝丝入扣"，才可能效如桴鼓。

"知标本者，万举万当，不知标本，是谓妄行"。《黄帝内经·素问·标本病传论篇第六十五》中，中医的老祖先已经反复告诫，不厌其烦，唯恐后之学者，不识标本先后，"妄行"针药。试观本文 3 案，实际都是救误案，初治只顾其标，不思其本，只重其然，未探求其所以然，所以治疗失败，后找到肾气亏虚为病之根本，以金匮肾气丸为主治疗，不仅疾病获得了很好的治疗效果，体质也得到增强，达到既治已病，又"治未病"的目的。前车之鉴，足以为戒！

三、2009 年苓桂剂救误案的体会

2009 年误用麻黄一例，至今记忆犹新。

患者牛某，男，59 岁。2009 年 5 月 14 日初诊，主因全身皮肤多处肥厚，色暗，瘙痒剧烈 5 年余。就诊前曾迭经中西医治疗，曾于北京空军总院住院治疗 3 个月无显效。

患者由于工作关系，平素饮食不节，多饮白酒（凉饮）。刻下舌苔白厚腻，

舌下瘀暗，加之很少上火，下肢皮损重，考虑为寒湿郁阻中焦。胸前汗出而胸前皮损和瘙痒最轻，提示得汗对于本病治疗当有效。遂制订温通发散、开腠解郁的大法，冀其"汗出而解"。

治疗开始前，进行了充分沟通。经过数年辗转，患者对治疗法则也做过很多思考，认识到中药清热利湿，以及急功近利的西药激素治疗无法解决根本，对于笔者温散的方法，治病求本的理论，"汗出而解"的治疗目标，以及服用中药同时配合吃"发"物、多饮温酒、多晒太阳、多运动、多穿的治疗措施表示认同，这为开展治疗和误治后救误提供了良好基础。

医患达成共识后，治疗开始。初诊治以麻桂各半汤原方（方中药物各6g），7剂。后麻黄用量逐渐由6g加至36g，其余药物参以麻黄加术汤、麻黄附子细辛汤等方方义加减，病情逐步减轻。

2009年6月22日，患者诉阴囊下坠、小便滴沥不通约一周。当时未予足够重视，麻黄保持36g不变，只于方中对症加入茯苓、滑石，处方：麻黄36g，肉桂15g，桂枝24g，细辛6g，干姜15g，甘草30g，三棱12g，莪术12g，桃仁12g，红花10g，茯苓12g，滑石15g，3剂。之后阴囊与小便症状时轻时重。

2009年7月2日，考虑到麻黄"拔肾根"，以及舌苔变薄黄，停用麻黄剂，改用龙胆泻肝汤加减，4剂。2009年7月6日，患者诉皮损加重，瘙痒加重明显，遂复用麻黄剂，麻黄用量为24g。服2剂后，以急性尿潴留急诊入院。

2009年7月9日，患者诉外科欲给其行前列腺切除术。经笔者反复解说，患者明白"急性尿潴留"是中药所误，并接受了再吃些中药看情况再定是否手术的建议，处方：平胃散（方中药物各6g）、五苓散（方中药物各15g），4剂，水煎服。服用2剂后，小便通利出院。

继续中药治疗皮肤病，但麻黄无法再用，只要方中有麻黄，很快会出现"小便不利"，不知确是药物作用，还是心理原因。无论什么原因，对患者来说，麻黄再无用武之地。

此案后，笔者三思，经验教训如下：

1. 会屈才可用伸

如果还没有学会用温阳化气的方剂，就用麻黄剂，这是对于麻黄"只知其利不知其弊"者，严格说这些人还没有资格用麻黄。吴鞠通在《医医病书》中说："医者之于药也，不可有丝毫成见。不可有好用之药。有好用之药，必有不当用而用者，病人死于是矣。不可有畏用之药。有畏用之药，必有当用而不用者，病人又死于是矣。"畏用者是用错了尝到了苦头的，好用者是自以为是乱用还没有尝到苦头的，对于药物，只有善用与不善用的区分，而不应该有好用和畏用的分别。好用和畏用，都应该属于不善用的行列。

人与病形形色色，如果不懂预先防护其害，就不可随意用其利，这也就是笔者写过的文章《治病如下棋，需走一看三》（发表于《中国中医药报》2011年 12 月 9 日第四版）的意思。

2. 治疗须依次第

经云：急则治其标，缓则治其本。慢性皮肤病何急之有？当效古圣先贤按部就班。

朱丹溪《格致余论》中载其师"治一病僧，黄瘦倦怠……每日以牛肉、猪肚、甘肥等，煮糜烂与之。凡经半月余……察其形稍苏，与桃仁承气，一日三帖下之……"邪去是为了正安，"邪去"是手段，"正安"才是目的。若斤斤于驱邪，驱邪时没有顾及是否有足够的正气作为支撑，忽略了对于正气的保护，则迷失了治疗的方向。

许叔微于此有经典论述：丘生有麻黄证，而尺部迟弱，以小建中加减服用五日后，尺部应，才与麻黄汤。案后评曰"医者……须顾其表里虚实，待其时日。若不循次第，暂时得安，亏损五脏，以促寿限……"可不慎哉？

3. 要及时踩刹车

治疗中出现"报警"信号，不可大意，要果断停用，否则悔之晚矣。

治疗中大剂猛药是可以小心使用的，关键在于要明白什么时候踩"刹车"，不可贪功冒进。首先应该关注的不是症状的缓解，而是患者的整体状况。

身体才是长效的根本。

如果患者最初出现小便滴沥时，笔者果断停药，及时反思，补充正气后，再行发散，则不会出现后面的结果。如果 7 月 6 日时针对患者症状加重的情况，首先考虑其正气，其"本"，而不以"症状的轻重"为导向，则结果将会改写。

本案例给笔者最大的教训是"不要被胜利冲昏头脑"。当时如果不是"只视其利，无视其弊"，而是稳扎稳打，遵循"攻击宜详审，正气须保护"，"候其正气来复"再针对症状治疗的话，后面的治疗会更顺利一些。麻黄为开腠解表、发越郁阳的不二选择，但是笔者用之过早，让患者对于麻黄留下了很深刻的印象，方中只要有麻黄，就会"小便不利"，使得麻黄再没有机会发挥其斩关夺隘的作用。

我误麻黄，乃不善用之误！

4. 中虚、下虚，不可好用麻黄

李心机教授在《伤寒论通释》中，39 条"大青龙汤发之"后，选择了一大青龙汤误治案警示"里虚"不可发汗。"患者发热恶寒，身疼痛，烦躁不安已三日……脉沉弱。此为风寒闭遏、郁热于内，当舍脉从证，方选大青龙汤治疗……一服汗出如洗，身痛虽减，然恶寒更甚，手足冰冷，脉较前更弱。此为发散太过、汗多亡阳之征兆……脉沉主里，弱主虚，如此里虚之证……应舍证从脉，先用小建中或黄芪建中汤之类以培补中气，待里虚得复，再相应投之大青龙，可一汗而解也"。关于此点许叔微为我们做了成功的榜样，前文提到的治疗丘生的案例，即是"虚人伤寒建其中"的典范。

刘渡舟教授在其《伤寒论临证指要》中提到"下虚之人误用了小青龙汤，才出现了拔肾根、动冲气的种种后果……对年老体弱及心肾虚衰患者，切不可孟浪投用……"《伤寒论》40 条小青龙汤后的 4 个"去麻黄"，如果从下虚来解释，会变得顺理成章。下虚不可用麻黄，仲景在其《金匮要略·痰饮咳嗽病脉证并治》中已有表述："麻黄发其阳故也。"

5. 用药需注意顺天

患者出现阴囊下坠、小便滴沥不通的时间是 6 月 22 日，为夏季。

春生、夏长、秋收、冬藏，都是指阳气的变化。

夏天自然界阳气是浮的，体内阳气与自然界相应，所处的位置也应该在上。在这个基础上"麻黄发其阳"便更容易出现下焦阳虚的状况。

天人相应的大趋势不可不察。

还有另一个可能是，麻黄蓄积导致下焦阳虚的状况。

麻黄由 6g 开始逐渐加至 36g，在使用一个月后，出现"警报"。药效的积累也是不容忽视的。

看来麻黄为治病之药，不可久用，剂量不可过大。

结论：

麻黄对于苓桂剂来讲，如同火是必用的，防火也应该算在用火之列。麻黄是治病的利器，但是用之不慎即会伤人，如果既会用麻黄，又会用苓桂剂者（针对麻黄易致小便不利），或者还有黄芪建中和小建中汤（针对麻黄易致汗多伤气），或者还有酸枣仁汤、封髓丹之类（针对麻黄易致失眠不安），才可以算得上会用麻黄者，是"既知其利又知其弊"者，是为真知之者。

真正会用麻黄者，应该是在"发"与"防发"之间拿捏得非常精到的。

四、阴证痤疮苓桂治

痤疮的分度辨治

历代文献中推崇的枇杷清肺饮只适用于Ⅰ度痤疮，但因Ⅰ度痤疮就医的患者比例极小，故其用武之地很少。Ⅰ度痤疮患者更多会自行选购一些外用的药物和化妆品。此期不应以控制出油为治疗目的，因为皮肤的油腻状态是身体整体状况的局部反映，以外用药物控制出油，只会导致越控越油的局面出现。如果有方便选购的枇杷清肺饮中成药出现，将是Ⅰ度痤疮患者的福音。

Ⅱ度痤疮笔者多用温酒送服防风通圣丸治疗，或者以五味消毒饮酒水各半煎服，以药后微汗得效最捷。历代文献中提到的外用药颠倒散对于局部炎性痤疮疗效非凡，可以根据局部皮损干湿状态不同选用香油调、茶水调、酒调、醋调等。可惜如今市面上买不到颠倒散的成药。

Ⅲ度痤疮笔者多以桂枝茯苓丸与保和丸配合使用，舌脉无明显热象可用温酒送服。桂枝茯苓丸以桂枝名方，药性偏温，如果没有对于痤疮阴证的清晰认识，医者怕不敢用此方。阳证易治阴证难，Ⅲ度与Ⅳ度痤疮均为阴证，医者与患者要达成共识，治疗需有耐心和定力，不可急于求成，否则欲速则不达。

Ⅳ度痤疮与体质关系更密切。针对皮损笔者多采用赵炳南全虫方、仙方活命饮、大黄䗪虫丸等加减，而针对体质则只能圆机活法，因其为阴证，故无论如何辨治，当不忘温通。笔者7年前曾治疗一20岁女性，痤疮反复数年，阳证之状已无，诊时面部远观无皮损，然以手触之却如老树之皮，弹性全无。其人口干而不能饮，饮则立溲，舌脉无热象，以肾气丸及五苓散方为主治疗，4月而愈，下焦气化及面部弹性均恢复。数年后随访，身体健康，皮损未再发作。

五、小儿用苓桂剂，桂枝可逾千克

苓为化水，桂为温通化气。

很多时候苓的剂量要多于桂的，如苓桂术甘汤"苓桂四三二甘术"；但是在笔者治疗银屑病的实践中，发现当前更多的患者属于阴证，需要更多地强调桂的使用，如笔者常规使用的桂枝茯苓丸方为"桂枝90g，茯苓12g，桃仁12g，牡丹皮12g，赤芍12g"。

笔者临床，不仅重视中医基础，也很重视诊疗过程中的感觉和节奏。如"留白"（停药，给患者机体候气来复的机会）、对比（药物剂量当大则大、当小则小，根据病情让处方中药味的剂量大小悬殊）、药物剂量的调整策略（如增量三法）等。近日有一则小儿桂枝一日用量超过1000g的病例。

陈某，男，9岁，银屑病病史1年，初起发病局限于头部，现遍布全身，但均为斑块型，无点滴型者。白色鳞屑较多，基底几乎不红，四肢无汗。舌苔白腻，舌下淡，双手脉细缓，一派寒湿之象。

究其原因，一为家中居住潮湿；二为素日贪凉饮冷；三为在他处治疗时不许吃温散的食物、用药寒凉。小儿稚阳之体，如何经得起一凉再凉？病症属阴（起病局限），病邪属凉，怎奈医者胶柱鼓瑟以寒凉之法治疗，药邪更凉。病邪与药邪相加，治疗难度可想而知。

与家长沟通，要求他们长时间配合，要用温酒、羊肉汤之类的食物帮助孩子把体内寒湿之邪散出去，家长虽然似懂非懂，但一概应承。

口服药从2013年3月18日开始，吴茱萸从12g逐渐加量到40g，温白酒从半两加到一顿数两，羊肉从畏惧到一周吃3次羊肉饺子、天天喝羊汤，病情逐步好转，到2013年5月28日的时候，精神、饮食好，出汗逐步变好，头部、面部、胳膊等皮损都基本消失，皮损主要集中在小腿，不红。

遂将处方改为：附子15g，生白术15g，茯苓18g，赤芍18g，生姜18g，桂枝50g，石斛50g，牛膝18g，降香12g，玄明粉4g，生大黄3g。7剂。

其后，方剂主体变化不大，逐次增加桂枝用量，分别为：80g、120g、150g、200g、300g、360g。

2013年8月1日，将"留白"、对比、增量三法集于一方：附子15g，麸炒白术15g，茯苓18g，赤芍18g，生姜18g，桂枝360g，乌药9g，香附6g，降香12g，小茴香12g，牡丹皮12g，玄明粉1g，生大黄1g，桃仁12g，焦神曲 12g，川牛膝 12g，炮山甲 3g。6 剂。

嘱其在安全、无不适的前提下，隔日吃药，逐剂递增，吃一天停一天：即第一天吃 1 剂，第 3 天吃 2 剂，第 5 天吃 3 剂，美其名曰"冲击疗法"——像推动潮水一样，不断加力，希望把顽固的堡垒冲塌。

2013 年 8 月 8 日复诊，一切按医嘱进行，在服药喝酒后，小腿可以变红，皮损变润、变薄，除了一日喝 2 剂时有轻微口疮（不妨碍生活质量）外，无其他不适，精神、吃饭、睡觉、大便均好。第 5 日喝 3 剂，桂枝一剂为 360g，3 剂则为 1080g，如此重量，的确令人咋舌。这对于中医儿科学一贯认为的小儿"脏气清灵、随拨随应"，用量应小是一种事实上的修正。

笔者素来主张治疗不可先入为主，不可脱离病来议方，治疗有其客观性，有常有变，治疗应该顺势而为，攻邪宜急，宜循序渐进，宜随时把控好"踩油门和踩刹车"的关系，给患者的自愈力以表达的机会，此案可作注脚。

六、旺盛气血，速愈顽疾，苓桂有功

先看一段患儿母亲写下的记录。

2013 年 12 月，孩子扁桃体发炎，发热同时伴随全身点滴状银屑病。先在皮肤科就诊，医生开了复方甘草酸苷胶囊、疗癣卡西甫丸，以及一种含激素的药膏。口服阿奇霉素 1 周后无效，又输了另一种不过敏的消炎药 1 周，仍然无效。我们决定去看中医。

中医皮肤科开了草药（方子：野菊花 15g，土茯苓 10g，白花蛇舌草 15g……），因孩子一直嗓子红又开了点舌丸，同时还有两种药膏要混在一起用，这些药还挺见效，治到 2014 年 3 月底除小腿还有少量红疹，其余地方的皮损都消失了，只留了些白印。因为小腿上的红疹一直不好，就换了另一个皮肤科专家。

谁知以清热凉血为方向治疗 1 个月病反而越来越重，我们只好换回原来的皮肤科大夫，但吃了原先的药也不行了，孩子的病一直在发展……

以上是治疗实录。

廖某，女，12 岁，2014 年 7 月 3 日就诊时是"大红脸"，小腿上满布皮损，厚度超过 5 毫米；服药 18 剂后，面部皮疹已经全部消失，小腿上有一多半的面积已经恢复正常的出汗状态。回顾她的治疗过程，笔者感慨：中医药的效果竟然有这么快。

患者 2013 年冬发病，疗效不佳，吃过羚羊角粉、露蜂房。1 个月前接触笔者提倡的"广汗法（正汗指征诊疗体系）"后欲来就诊，遂遵医嘱停用所有内服外用药物后，皮损越来越厚，小腿最为严重。素体出汗尚可，容易扁桃体发炎。来诊时左关细弦滑，右关细缓，舌尖红，舌下淡暗、略瘀。

诊断为银屑病，辨证为腠理郁闭严重，内有郁火上犯，处方：桂枝茯苓丸合气通道方（气通道方为小柴胡汤和桂枝汤合方），7 剂。外用：润燥止痒方合桂枝茯苓外洗方，无感温度泡洗，干燥处外涂复方蛇脂软膏。

7 月 10 日二诊：出汗变好，面部减轻明显。左关细弦，右关缓滑，舌尖红，苔薄白腻，舌下淡。喉咙无不适（证明服上药未上火），小腿皮疹最厚，重度斑块，大便偏干。

诸诊合参可知：火郁于上，郁于表，根源在整体的气血不足、不通，需要旺盛气血，使气血趋于下、趋于里而不再郁滞。治以笔者自拟的旺盛气血方：

黄芪 240g，附子 30g，姜半夏 15g，干姜 30g，桂枝 90g，茯苓 12g，桃仁 12g，牡丹皮 12g，赤芍 12g，柴胡 48g，黄芩 18g，党参 18g，石斛 120g，远志 90g，川牛膝 90g，生甘草 18g，生姜 18g，大枣 20g。3 剂。

服法：第 1 剂服 4 次，第 2 剂服 2 次，第 3 剂 1 次服下（即顿服）。外用同前。

此方为桂枝茯苓丸、小柴胡汤、桂枝汤、四神煎、四逆汤合方，传统理论认为附子与半夏为反药，笔者反复试用，临床验证有利而无弊。

7 月 17 日三诊：面部皮损几乎消失，小腿出汗明显变薄，肥厚皮损中央已经完全变平，仅留一个"堤坝"，大便已不干（素偏干）。舌苔薄腻，舌下红（由淡变红为气血变旺）。

继用上方，加入散结之药：水蛭 1g，炮山甲 1g，全蝎 2g。4 剂，第 1 剂服 4 次，第 2 剂服 3 次，第 3 剂服 2 次，第 4 剂顿服，嘱边喝药边喝温酒。

疗效如此迅捷，笔者在病历上写下"重剂反药可散结"。

7 月 24 日四诊：诸症均好，小腿捂得少，出汗不好，嘱一定要加强小腿的出汗训练。停用外洗，口服药减力，一为向"候气来复"转变，再者为攻散余结。

治以散结四神煎，药用：鳖甲 12g，生姜 12g，黄芪 240g，石斛 120g，远志 90g，川牛膝 90g。4 剂。日服 1 次，前 2 天日服 1 剂，第 3 天日服 2 剂。

（文中所用口服药均为免煎颗粒剂，一共服药 18 剂，服用 17 天）

之后每周复诊 1 次，停药观察，积极进行"广汗法（正汗指征诊疗体系）"训练。诸症向好。

如此肥厚银屑病，可以在 3 周内获效，主要力量应该在二诊、三诊的 7 剂药，不能不对方药的作用作一解析：

一是反药不是禁区。要慎用而非禁用，笔者最初是在特殊病人身上使用，获知安全后慢慢推广，目前已用数百人次，均有利无弊。

二是量大不是浪费。很多医生不喜用四神煎之类的大方，觉得价格会贵，病人吃起来容易有反应。实际上，吃得少就能有效，很快完成攻坚后停用，反而便宜。且治病怕没有反应，如服用四神煎后大便稀但不难受，以及因药量大而引起的涌吐，但吐完精神很好，这都是"给邪出路"的好反应。

三是治病重在扭转局面。这样会给患者信心，为后续的治疗提供良好的氛围。于是体壮而病坚时，在辨识阴阳的方向后，不妨试用复方大量。治人重在重建秩序，不能完全依赖药物，"候气来复"应该是中医治疗一个很重要的原则。所谓：治病当论药物，急重宜猛攻；治人当论习性，康复需缓调。

最后需要说的一点是，要想真正治好病、甚至不再复发，不是医生可以左右的事，而是患者自己说了算的。中医讲究"见病知源"，知道病的来路，找到适合自己的方案，就可以让它回头，也可以让病不再来。为此，笔者特别重视患者自身认识水平的提升。

七、五苓散与干燥综合征

患者，女，56 岁，永和人，干燥综合征诊断 1 年，去年在山大二院住院治疗，缓解，出院一年，加重不能饮食，欲住院。其子之银屑病经笔者治疗效佳，希望给其母亲治疗干燥综合征，答：可以先看半个月，有效则继续，无效则另请高明。

2014 年 7 月 8 日，一诊。

最近小便不多，口干三年，喝了就得上厕所。从来不喉咙疼、牙疼、上火、发热。

下焦无火，睡觉能行。

左脉细弦，右关细缓；舌苔薄白。

五苓散合保和丸加香砂。

茯苓、猪苓、桂枝、麸炒白术、泽泻各 12g；木香 6g，连翘 30g，焦山楂 15g，茯苓 12g，焦神曲 15g，砂仁 6g，炒莱菔子 12g，陈皮 12g，姜半夏 12g，2 剂。

2014 年 7 月 10 日，二诊。

吃了 2 剂，吃东西好多了。小便次数少了。大便次数少，两三天一次，不干。口干，喝水，耳朵有点痒。原来是想吃吃不下去，现在能吃下去。

左关细弦，右关缓滑有力；舌苔白厚腻，舌下淡红。

小柴胡汤合五苓散合保和丸加香砂。

柴胡 48g，黄芩 18g，姜半夏 15g，甘草 18g，生姜 18g，大枣 20g，党参 18g；茯苓、猪苓、桂枝、麸炒白术、泽泻各 12g；木香 6g，连翘 30g，焦山楂 15g，焦神曲 15g，砂仁 6g，炒莱菔子 12g，陈皮 12g，4 剂。

2014 年 7 月 15 日，三诊。

左关细弦滑，右关缓滑有力；舌苔白腻，舌下淡红。

口干，不想喝水。小便次数多，白天六七次，晚上小便了就睡不着了。吃饭不好。吃饭咽不下去，不上火，身上不热。

平胃散合五苓散合桂附地黄丸。

苍术、厚朴、甘草各 6g，陈皮 12g；茯苓、猪苓、桂枝、麸炒白术、泽泻各 12g；桂枝 3g，附子 3g，熟地黄 24g，生山药 12g，山萸肉 12g，茯苓 9g，泽泻 9g，牡丹皮 9g，2 剂。

2014 年 7 月 17 日，四诊。

有了唾液了，头一次。

左脉弦数而动，右关弦滑；舌苔白厚腻。

平胃散合五苓散合桂附地黄丸合保和丸加香砂。

苍术、厚朴、甘草各 6g，陈皮 12g；茯苓、猪苓、桂枝、麸炒白术、泽泻各 12g；木香 6g，连翘 30g，焦山楂 15g，焦神曲 15g，砂仁 6g，炒莱菔子 12g，姜半夏 12g；桂枝 3g，附子 3g，熟地黄 24g，生山药 12g，山萸肉 12g，茯苓 9g，泽泻 9g，牡丹皮 9g，4 剂。

2014 年 7 月 22 日，五诊。

有唾液了，也能吃了。吃饭一周。

左关细弦，右关缓滑而弱；舌苔白腻，舌下淡红。

运脾方合五苓散合桂附地黄丸合保和丸加香砂。

苍术、厚朴、甘草各 6g，陈皮 12g；茯苓、猪苓、桂枝、麸炒白术、泽泻各 12g；木香 6g，连翘 30g，焦山楂 15g，焦神曲 15g，砂仁 6g，炒莱菔子 12g，姜半夏 12g；桂枝 3g，附子 3g，熟地黄 24g，生山药 12g，山萸肉 12g，茯苓 9g，泽泻 9g，牡丹皮 9g，10 剂。

2014 年 8 月 5 日，六诊。

左关细弦，右关细缓；舌苔根黄厚腻。

小柴胡汤合五苓散合四逆汤合保和丸加香砂。

柴胡 48g，黄芩 18g，姜半夏 15g，甘草 18g，生姜 18g，大枣 20g，党参 18g；茯苓、猪苓、桂枝、麸炒白术、泽泻各 12g；附子 30g，干姜 30g；木香 6g，连翘 30g，焦山楂 15g，焦神曲 15g，砂仁 6g，炒莱菔子 12g，陈皮 12g，6 剂。

2014 年 8 月 11 日，七诊，开始减西医院开的药。

四种药吃了一年：强的松改成一片半，原来两片；白芍总甙，减为一次（2 片）。以下两种先不变：甲氨蝶呤一周一次，一次 4 片；羟氯喹一次 2 片，一日两次。

唾液变多，吃饭可以，不上火。恢复晕车了。

舌苔白厚腻，舌下淡暗；左关细弦，右关滑有力。

小柴胡汤合五苓散合四逆汤合保和丸加香砂合运脾方。

柴胡 48g，黄芩 18g，姜半夏 15g，甘草 18g，生姜 18g，大枣 20g，党参 18g；茯苓、猪苓、桂枝、麸炒白术、泽泻各 12g；附子 30g，干姜 30g；木香 6g，连翘 30g，焦山楂 15g，焦神曲 15g，砂仁 6g，炒莱菔子 12g，陈皮 12g；苍术 6g，厚朴 6g，炒鸡内金 6g，枳壳 6g，10 剂。

2014 年 8 月 25 日，八诊。

比原来减轻，身上有点热，口干减轻，大便不干。

舌苔白厚腻，舌下淡凝；左关细弦，右关细缓。

小柴胡汤合五苓散合四逆汤合保和丸加香砂（焦山楂翻倍）合运脾方。

柴胡 48g，黄芩 18g，姜半夏 15g，甘草 18g，生姜 18g，大枣 20g，党参 18g；茯苓、猪苓、桂枝、麸炒白术、泽泻各 12g；附子 30g，干姜 30g；木香 6g，连翘 30g，焦山楂 30g，焦神曲 15g，砂仁 6g，炒莱菔子 12g，陈皮 12g；

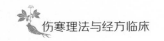

苍术 6g，厚朴 6g，炒鸡内金 6g，麸炒枳壳 6g；草果 3g，10 剂。

医嘱：这次把白芍总甙彻底减掉，强的松改为 1 片，下次减甲氨蝶呤。

2014 年 9 月 16 日，九诊。

口还是干，比以前强了。甲氨蝶呤一次吃四片，一周一次，现在要减成两片，这个周日吃成两片，看情况。感冒只流鼻涕。

左关细弦，右关沉细弦缓；舌苔白薄，舌下淡略瘀。

小柴胡汤用北沙参合五苓散合四逆汤合保和丸加香砂（焦山楂翻 3 倍）合运脾方。

北沙参 18g，姜半夏 15g，大枣 20g，甘草 18g，黄芩 18g，生姜 18g；茯苓、猪苓、桂枝、麸炒白术、泽泻各 12g；附子 30g，干姜 30g；木香 6g，连翘 30g，焦山楂 45g，焦神曲 15g，砂仁 6g，炒莱菔子 12g，陈皮 12g；苍术 6g，厚朴 6g，炒鸡内金 6g，麸炒枳壳 6g，草果 3g，7 剂。

2014 年 10 月 14 日，十诊。

口干变化不明显，吞咽较前顺畅。

左关细弦，右关细缓滑；舌苔厚腻、黄，舌下淡暗略瘀。

甲氨蝶呤减为每周 2 片（原来 4 片），强的松改为日 1 片（原来日 4 片），现在停药 2 周，比原先不吃中药时要好。

小柴胡汤用北沙参合五苓散合四逆汤合香砂六君子汤合白三联。

北沙参 18g，姜半夏 15g，大枣 20g，甘草 18g，黄芩 18g，生姜 18g；茯苓、猪苓、桂枝、麸炒白术、泽泻各 12g；附子 30g，干姜 30g；陈皮 12g，党参 12g，砂仁 6g，香附 6g；白花蛇舌草 30g，丹参 30g，生山楂 30g，7 剂。

2014 年 10 月 23 日，十一诊。

吃完饭就觉得撑，现在不饿了，口干比原先好点了。

甲氨蝶呤不吃了，强的松改为日 1 片（原来日 4 片）。

左关细弦缓，右关细缓滑；苔根黄厚腻，舌下淡，舌质胖。

小柴胡汤用北沙参合五苓散合四逆汤合保和丸加香砂（焦山楂翻 3 倍）合运脾方。

北沙参 18g，姜半夏 15g，大枣 20g，甘草 18g，黄芩 18g，生姜 18g；茯苓、猪苓、桂枝、麸炒白术、泽泻各 12g；附子 30g，干姜 30g；木香 6g，连翘 30g，焦山楂 45g，焦神曲 15g，砂仁 6g，炒莱菔子 12g，陈皮 12g；苍术

6g，厚朴 6g，炒鸡内金 6g，麸炒枳壳 6g；草果 3g，6 剂。

2014 年 11 月 4 日，十二诊。

本周还是那样，这就说明挺好，因为西药已经大范围停下来了。

左关细弦，右关浮缓滑有力；舌下淡、郁，舌苔中根白腻。

治疗口干的，只剩下强的松了，上次是一天一片，这次全停了吧。

小柴胡汤用北沙参合五苓散合四逆汤合香砂六君子合运脾方。

北沙参 18g，姜半夏 15g，大枣 20g，甘草 18g，黄芩 18g，生姜 18g；茯苓、猪苓、桂枝、麸炒白术、泽泻各 12g；附子 30g，干姜 30g；陈皮 12g，党参 12g，砂仁 6g，香附 6g；苍术 6g，厚朴 6g，炒鸡内金 6g，麸炒枳壳 6g；焦山楂 45g，草果 3g，6 剂。

2014 年 11 月 13 日，十三诊。

吃饭可以，西药全停了，口干减轻。

左关细弦，右关缓滑有力；舌下淡暗略凝，舌苔白腐腻。

小柴胡汤用沙参合五苓散合四逆汤合香砂六君子合运脾方……

治疗在继续……

八、苓桂剂治疗"便秘"

患者，男，37 岁，大便不好。

2014 年 10 月 16 日，一诊。

有糖尿病，空腹血糖 7。大便几天才有一次，不干，好几个月了。一吃饭就肚子胀。身上容易热。

左关细弦，右关细缓滑；舌苔薄腻，舌下淡暗略瘀，舌边齿痕明显。

生白术 90 克，小承气合香砂六君子。

大黄 3g，麸炒枳壳 10g，厚朴 10g，姜半夏 12g，麸炒白术 12g，陈皮 12g，党参 12g，茯苓 12g，甘草 12g，砂仁 6g，香附 6g；生白术 90g，5 剂。

2014 年 10 月 21 日，二诊。

左关细，右关细缓；舌下淡、暗、略瘀。

大便稀，日两次，肚子不适，大便不爽，大便里有未消化的东西。

甘草泻心汤加生白术 90g，当归 90，麸炒枳壳 30g。

甘草 24g，北沙参 18g，姜半夏 15g，干姜 18g，黄芩 18g，黄连 6g，大枣 30g；生白术 90g，当归 90g，麸炒枳壳 30g，2 剂。空腹喝，肚子会热乎。

2014 年 10 月 23 日，三诊。

肚子舒服点了，大便比原先通了，成形，爽。

左关细弦，右关细缓滑；舌淡暗。

甘草泻心汤加生白术 45g，当归 45g，麸炒枳壳 15g。

甘草 24g，北沙参 18g，姜半夏 15g，干姜 18g，黄芩 18g，黄连 6g，大枣 30g；生白术 45g，当归 45g，麸炒枳壳 15g，10 剂，一天两剂。

2014 年 10 月 28 日，四诊。

10 剂吃了 5 天，吃了上方略有进步，没有退步。大便略成形，夜尿多，自觉睡觉不好，老是醒的。

左关细弦，右关细缓滑有力；舌苔薄，舌边齿痕。

五苓散合封髓丹加木瓜 9g，生白术 45g，当归 45g，麸炒枳壳 15g。

茯苓、猪苓、桂枝、麸炒白术、泽泻各 12g，黄柏 15g，砂仁 9g，甘草 6g；木瓜 9g，生白术 45g，当归 45g，麸炒枳壳 15g，4 剂。半日一剂看变化，8 点以后不要吃药、喝水了。

2014 年 10 月 30 日，五诊。

自觉小便通了，晚上小便的次数少了，大便比原先成形了。一天吃两剂，各方面都不错。

左关细弦滑，右关细缓滑；舌下暗红略瘀，舌苔薄腻，舌边齿痕明显。

五苓散合封髓丹（茯苓 24g）加生白术 45g，当归 45g，麸炒枳壳 15g。

茯苓 24g，猪苓、桂枝、麸炒白术、泽泻各 12g，黄柏 15g，砂仁 9g，甘草 6g；生白术 45g，当归 45g，麸炒枳壳 15g，10 剂。半日一剂看变化，8 点以后不要吃药、喝水了。

2014 年 11 月 4 日，六诊。

比上次好，大便每天一次，比以前好，小便也好了。火大，嘴苦，起痘，晚上不怎么起来了，睡觉变好。大便、小便、睡觉都比原来好。

左关细弦，右关细缓滑；舌苔薄，舌边齿痕。

苓桂术甘合五苓散合封髓丹加麸炒枳壳 15g，黄连 3g。

麸炒白术 30g，茯苓 60g，甘草 30g，桂枝 60g，茯苓、猪苓、桂枝、泽泻各 12g，黄柏 15g，砂仁 9g，甘草 6g；麸炒枳壳 15g，黄连 3g，2 剂。一日一剂看变化。

2014 年 11 月 6 日，七诊。

大便干，每天一次。

左关细弦，右关缓；舌苔薄白，舌下淡瘀，齿痕明显。

五苓散加生白术 100g，炒鸡内金 30g。

茯苓、猪苓、桂枝、麸炒白术、泽泻各 12g，生白术 100g，炒鸡内金 30g，7 剂。

2014 年 11 月 13 日，八诊。

肚子有点憋胀，大便日一次，不成形，略稀。

左关细弦，右关缓滑；舌苔薄，舌下淡，玫红，略凝。

小便正常，白沫有点多。

生白术 60g，麸炒枳壳 30g，五苓散，7 剂。

2014 年 11 月 20 日，九诊。

大便比原先成形，带血。

左关略细，右关细滑；苔薄，舌上有涎，舌边齿痕明显。

生白术 60g，麸炒枳壳 30g，大黄 2g，五苓散，7 剂。

治疗在继续中……

经方应用，讲理为前提

经方应用需要讲理吗？

或者说：为什么说"经方应用需讲理"呢？

目前在基层有一种倾向或者说误解，认为经方应用是可以不讲理的，只需参考别人的经验，或有些应用的指证，对症用方即可。对于小病小症，即使治错了危害也不大，可以不必太认真。

但是这种"拙者失理""以剧为愈"的情况不断在临床一线蔓延，导致疑难病症越来越多。本来是轻浅小病，却因为误治变成了顽疾，这种情况的原因便是"不讲理"。经方界存在这样的误区已经很久，不得不辨。

经方是什么？

南京中医药大学黄煌在《经方的魅力》中曰："经方，原来是古人对经验药方的称呼。比如，汉代对书目进行分类时，就将研究医学理论特别是养生的

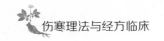

道理和方法的医著归入医经，把古代相传的经验药方，则归入经方。"

　　《中医大辞典》对"经方"的释义是："汉以前的方剂称为经方。其说有三：一说指后汉班固《汉书·艺文志》医家类记载经方十一家，这是指汉以前的临床著作。二说指《素问》《灵枢》《伤寒论》《金匮要略》中的方剂。三说专指《伤寒论》《金匮要略》所记载的方剂。一般所说的经方，多指第三说。"

　　上述对经方的解释都强调了应用的时间之长，把时间定于汉代，从汉代流传至今的方剂可以叫经方。但是，为什么有的方剂流传了下来，而有的却没有流传下来？历史的偶然不容忽视，但是有一种必然是我们必须重视的，即经方包含着深刻的道理在其中，如果能不断地探究这些道理而有得，便可以创造新一代的"经方"。

　　这里，笔者强调了以"是否包涵至理"来界定经方，而不是以时间来划分。

　　"经方"一词最早见于后汉班固《汉书·艺文志》所收录的《七略》。

　　笔者反复研读这段话，发现汉代用经方是讲理的。"经方者，本草石之寒温，量疾病之浅深，假药味之滋，因气感之宜，辨五苦六辛，致水火之齐，以通闭解结，反之于平。及失其宜者，以热益热，以寒增寒，精气内伤，不见于外，是所独失"。

　　"经方者"是干什么的呢？这段话可从两方面来认识：一方面，经方家要"本草石之寒温……致水火之齐"，就是说根据药物的特性，按照方剂理论组合为方，笔者理解，其中蕴含方和药的机理。

　　另一方面，经方家要"量疾病之浅深……以通闭解结，反之于平"，就是说根据疾病的理论，根据天人相应的理论（关于"气感之宜"不可等闲视之，应与《黄帝内经》中之"气宜"相关，是指自然气候变化的规律），利用合适的方剂让偏离健康的身体"反之于平"，笔者理解，其中蕴含着天、人和病的机理。

　　如此来看，在"经方十一家"那里，用"经方"是讲理的。不仅要讲方药组成之理，更需要探究天、人和病的机理。后世有些人认为，用经方可以不讲理，只凭经验，在"经方"这个词的缔造者那里是行不通的。

　　应用"经验方"可以不讲理吗？

　　"经方"，一些人认为是汉代以前古人的"经验方"。

　　什么是经验方？什么是经验？前人的经验对于我们也能叫经验吗？前人是基于什么样的病人、什么样的考虑创造的这些经验？我们面对的病人和前人的一样吗？我们思考的方法、思路和前人有什么区别……

　　经验的意思是什么呢？笔者认可的解释是：经历了成功或者失败，最后得出的可以经得起重复验证的规律。

　　经验里面，切身的经历很重要。

　　在经历里面，已经包含了"为什么会成功""为什么会失败"的思考。只是有些道理由于语言的苍白"不可道"，有些道理因为古代流传不便给省略掉了。

　　经验，一定包含经历。于是，笔者认为，"经验方"是创造者根据自身的经历得来的。前人的"经验方"，包含了前人的经历，这种经历后人不可复制，但后人必须要对前人的"经历"给予足够的重视，对于"经验方"的发生学原理给予充分的思考。这样，才可以慢慢将前人的"经验方"转化为自己的"经验方"。从而可以灵活应用前人的经验。

　　医者所求的应该是"渔"，而非"鱼"——经方是"鱼"，经方创造之道才是"渔"。也只有重视经方发生学之道，才能更好地应用现有的经方，也才有可能创造新一代的经方。

　　经验方可以历经千年流传，这要求我们一定要尊重古人远离现代科技的经历，在数千年前，是什么样的经历，让古人可以创造出如此的辉煌呢？这是我们必须思考的问题。

　　"经典方"价值在于接近自然。

　　"经方"，一些人认为是从汉代沿用至今，有经典、典范意义的"经典方"。

　　什么是经典方？为什么可以成为经典？

　　恒者行远，包含着永恒的道理的事物，才有可能成为经典。

　　只有其中包含着永恒道理的方剂，才有可能成为经典方。

　　说到这里，笔者可以提供一些有限的思考供经方学习者参考。桂枝类在《辅行诀用药法要》一书中称为"阳旦汤"；柴胡类在《辅行诀脏腑用药法要》一书中称为"阴旦汤"。阳旦为升阳之意；阴旦为扶阴之意。阴阳二旦方，为从中土入手，调整阴阳升降之经典方。

　　阴阳在自然界的表现最典型者是月亮和太阳，《灵枢·顺气一日分为四时》

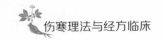

讲"旦慧……夜甚",说明很多疾病是有明显时间规律的。我们可以这样理解,对在太阳主宰的平旦好转、在月亮主宰的夜晚不好的疾病,我们可以用方药在患者的体内"升阳",用阳旦汤之类的方剂;反之,则用阴旦汤之类的方剂。

人情绪之抑郁和兴奋也可以用阴阳来概括。如果情绪过于"阴郁",则可以用阳旦汤之类来"反之于平";而如果情绪过于兴奋,则需要用阴旦汤之类来"反之于平"。

当然,临床的情况不会有这么简单,而经方所包含的"道法自然"之理也不可能这么肤浅。但以此说明,应该可以说明"经典方"的价值在于更接近于自然之道。

如果我们可以对自然之道有更多的敬仰、更多的探究,更多追随古人的思想足迹,也许离我们破解经方之奥秘,创造新的经方的时候就不远了。

综上所述,经方形成是依理的,学经方是需要学理的,而用经方必须明理。不明理而用经方治病,无异于刻舟求剑;而明理后用经方治病,则应该是"瓮中捉鳖"。

用药需知利弊

经常有实习学生问我,为什么临床上我用麻黄并不太多呢?

我回答:该用的时候才能用。知药善任,需要在最需要的时机使用它,不能滥用。药,无所谓好坏,用对了就是好药。不能因为喜欢一味药而"用错了药"。

在很多人的心目中,汗和麻黄有着直接的联系,我提出用"广汗法(正汗指征诊疗体系)"治疗银屑病,就应该"方方不离麻黄,用量越大越好",其实不是这样的。前一段有山东的患者求治,讲当地的一个医生学习了"广汗法",认为很好,熟读《银屑病经方治疗心法》一书,每方都用麻黄20到30g,结果治疗2个月,越治越重,皮损几乎遍身,不得已患者来太原找我。我告诉患者那个医生并没有读懂书,让他停用口服药物以"候气来复",单用中药"无感温度"泡澡,很快皮损减轻,状态变好。停口服药一个月后,开始用以健康为目的的中药口服,方药依次用到保和丸、防风通圣丸、小青龙汤等,不用麻黄,或者麻黄只用3到6g,配合"无感温度"泡澡,2个月左右,临床治愈。

如果能明白治疗的目的是身体可以"正常出汗"，而不是依靠药物来发汗，就不必单靠麻黄了。

很多时候，患者的问题是局部出汗过多，属于出汗不匀，而不是不出汗。这种时候不仅不能用麻黄发汗，大法是止汗，用到的药物更多是麻黄根、白术、仙鹤草等"止汗"的药物。

"广汗法（正汗指征诊疗体系）"是以"正常的出汗"为目标的，这与平常认为的"发汗"完全不同。气虚湿阻，六君子汤便是"广汗法（正汗指征诊疗体系）"；寒热互结，甘草泻心汤便是"广汗法"；阴血不足，六味地黄便是"广汗法"；热郁阳明，白虎汤便是"广汗法"……

"广汗法（正汗指征诊疗体系）"很多时候会用到"开腠发阳"的麻黄，一要避开麻黄的禁忌证；二是不能随意用大量。能直接用麻黄的情况，更多是银屑病轻症，或者是重症治疗将愈，以太阳病为主的时候。

适合用麻黄的时候，也要注意因人而异、少量递增。对麻黄的适应能力个体差异很大，有的人用到几十克没有问题，但是有些人用到 3 克、6 克，甚至 1 克都会有明显的烦躁、失眠。

"物无喜恶，过则为灾"。用好了，麻黄是好药；用坏了，大夫要替麻黄"背黑锅"的。

桂枝类方应用思考

黄煌所著《中医十大类方》中桂枝类方包括 24 首方剂，主治各不相同，但或多或少都能看到桂枝汤证的影子。桂枝汤为"古代的补益剂""非发汗方"（《经方的魅力》），"是针对皮肤干枯、舌淡，调理体质的方"，这些描述均提示桂枝类方中的很多方子具有改善皮肤干枯的作用。一些慢性银屑病患者皮损以干燥、脱屑为主，辨证选用桂枝类方治疗，多可获得很好效果。

温经汤

黄煌认为温经汤"可以看作是桂枝汤的加味方"。吴茱萸 3 两、桂枝 2 两、生姜 3 两是方中温散之药，麦冬 1 升、阿胶 2 两（如果患者嫌阿胶煎煮麻烦或味道难喝，临证常可改为大枣 12 枚）、白芍 2 两是方中养阴之品，川芎、当归、丹皮各 2 两流畅血行，半夏半升、炙甘草 2 两、人参 2 两坐镇中宫，的确是一首组方更全面、兼顾表里的"桂枝汤"。日本很多医家将之用于皮肤病的治疗，证明其"对于皮肤营养障碍所造成的粗糙状态有改善作用"。笔者治疗银屑病使用温经汤的指征为：皮损面积较大而干燥明显（较小的多从瘀治，大的多从燥治），脱屑较碎，慢性病程，年龄偏大，舌淡或淡暗，无明显热象。

病案举例

程某，男，45岁，病程4年，反复治疗，皮损集中在小腿部、肘部、背部和腹部，均为大片，胸背部皮损每片均大于手掌，基底不甚红，干燥明显，口不干不苦，大便偏稀，脉细，舌淡苔薄白，舌下暗淡。初诊于2010年10月14日，以下肢无汗治以麻黄类方加防己黄芪汤无显效。继以脉略滑、舌下暗红、皮损肥厚治以薏苡附子败酱散加减，也无显效。继用温经汤原方，剂量以一两为6g，一升用24g，因大便偏稀，芍药用赤芍，甘草用炒甘草，生姜28片。4剂后腹部皮损明显变薄，少腹有发热的感觉，大便稀减轻。继投以温经汤为主，加黄芪、肉桂及麻黄等，逐渐加大生姜用量至数百片，效果很好，皮损渐少，出汗渐匀。

苓桂术甘汤

黄煌认为苓桂术甘汤是"桂枝类方中的利水剂……凡长期疲劳、紧张、嗜好寒冷之物，均可以使阳气受损，体内的水液停留不化而致病"。对于水饮的形成，笔者认为阳气受损因于"医源性损伤"者不容忽视。我国基层滥用抗生素现象非常普遍，这就要求中医辨证时重视滥用抗生素引起的"药邪"，很多时候会有阳气损伤导致水饮为病的情况。笔者治疗银屑病使用苓桂术甘汤的指征有：滥用消炎药史，舌偏胖水滑，汗易出而不匀（汗难出而不匀笔者多用麻黄加术汤）。误用抗生素治疗上呼吸道感染，是很多急性点滴型银屑病的重要诱因，对这类患者最初需要用麻黄类方使腠理开泄，腠理开泄常会用到苓桂术甘汤。

病案举例

封某，男，23岁，2010年11月1日初诊。起病原因患者自诉为"一个月前感冒，扁桃体发炎。医生让吃阿奇霉素、阿莫西林和感冒药，喉咙疼痛等感冒症状减轻。但隔了一周背上出现小红点，上有皮屑，3天后全身遍布红点"。这是一个典型的急性进行性点滴型银屑病的发生过程，起疹20天，未经治疗，求诊于笔者。刻下米粒至绿豆大红斑鳞屑皮损遍布全身，瘙痒明显，双手关脉浮滑有力，舌胖淡，苔薄白，不畏寒。躯干平素汗少，手足心汗多，喝热稀饭易出汗。辨证为卫闭营郁，兼有寒饮，治以麻黄 9g，附子 9g，细辛 3g，生姜 14 片，大枣 12 枚，久煎一次 150 分钟，分温再服，服药后喝热稀粥，以遍身微汗为目标。3 日后复诊，汗出变多，皮屑减少，瘙痒大减，上方效佳，参以麻黄加术汤、薏苡附子败酱散加减继服 12 剂。

11 月 25 日因出汗欠匀，舌淡胖，苔白腻，治以本方加减：茯苓 60g，桂枝 45g，生白术 30g，炒甘草 30g，金银花 20g（后下），白酒 2 两（后下），每日临卧顿服，1 剂后瘙痒加重，嘱加酒为 3 两，继服，第二剂后瘙痒大减，汗变匀。后加入麻黄 3g，桂枝改为肉桂，生白术改为苍术，银花减为 15g，继续服用。

至 2010 年 12 月 2 日，舌胖减，皮损几无，出汗明显变匀（手上汗少，其他部位出汗可）。嘱用温酒适量送服防风通圣丸，一次 1 袋、日 3 次以善后，注意出汗情况。半月后随访，体健，停药。

桂枝茯苓丸

关于桂枝茯苓丸治疗银屑病，黄煌教授也有论述："某机关驾驶员之妻，三十余岁。得银屑病多年，身上红黄色丘疹点点片片，询得月经周期正常，但色黑有块，并有腹痛。大便干结难解……久治不愈，希望中医能给以调理，改善体质。2004 年秋天来诊。其人面部暗红，虚而有瘀……遂用桂枝、茯苓、牡丹皮、桃仁、赤芍、川芎、丹参。先服半月后，丘疹有减少趋势，且大便通畅。后原方服用 3 个月，躯体下肢皮损基本消失，唯两肘后有黄豆大一二处，头枕部发际有一处……肌肤甲错，这是使用桃仁等活血药的一个指征。瘀血，也称之为干血，有瘀血的人，其皮肤绝不可能如凝脂，不是干枯，就是暗红……桃核承气汤是比桂枝茯苓丸下瘀血更强烈的经方，大多需要伴有精神症状或腹痛者，服用以后可以导致腹泻等。而桂枝茯苓丸就要平和些，不会出现腹泻。"桃核承气汤和桂枝茯苓丸也可以作为治疗银屑病的一对方子来使用，前者治以急，后者治以缓。笔者用桂枝茯苓丸治疗银屑病的指征为：病程较长，皮损面积较小、局限，质地密而鳞屑碎而紧，偏于下肢，女性则多有月经量少而不通，小腹怕冷。

病案举例

郭某，女，23 岁，原先从事美容行业，下班在晚 10 点以后，居住地为地下室，如此 3 年，出现月经推迟，量少，色暗，又半年，时逢夏季，出现下肢散在银屑病皮损，用精油涂抹后皮损消失。又半年，至 2009 年 12 月，小腿复出现银屑病皮损，服用麻黄类方汤剂 1 个月左右，效果不显。患者在笔者的耐心讲解中自己领悟阳气受损，湿邪久稽，无法急于求成，遂辞退原工作，积极配合治疗。多运动，多晒太阳，服药以桂枝茯苓丸为主，间断配合逍遥丸、大黄蟅虫丸、保和丸、通宣理肺丸、防风通圣丸等，大约半年后，月经正常，皮损消退。

　　笔者治疗银屑病的核心思路在于获得"正汗"，正汗的标志为桂枝汤方后的"一时许，遍身漐漐微似有汗"。求正汗"必须具备两个条件：一是阴阳充盛，二是阴阳升降出入道路畅通"（李士懋《论汗法》）。对于表有实邪、玄府不通的急性银屑病，开腠发汗的麻黄类方无疑是"使邪有出路"最为直接的治疗方案。而对于营卫（即在表的阴阳气血）不和、不足的慢性银屑病，要获得正汗就需要用到桂枝类方。不仅是本文中提到的三个方子，其他如桂枝汤、小建中汤、炙甘草汤、桂枝芍药知母汤等都有用于银屑病治疗的机会。

麻黄不当用不可强用

　　● 仲景明言"见病知源"，"源"即是病本，"见病知源"即辨证求本之意。机械地按仲景书中举出的有限例子来"方症对应"是非常不可取的。

　　● 药，指药物本身固有的功能；用，指药物临证的具体运用。研究中药功效应分清药与用的问题。

　　● 在有下焦阳气不足的潜在危险时，仲景本着"既病防变"的原则，需用麻黄时，将着眼点更多地放在"治本求本"的高度而不是"症状"层次上，因此舍麻黄不用而以杏仁代替，仍是"用其利必先避其弊"之意。

　　● 对于病症和方药功效都应该"求于本"，只有方药的核心机理与病症的核心机理丝丝入扣，才可能"既有近效，更求长效"。

　　《金匮要略·痰饮咳嗽病脉证并治第十二》云："水去呕止，其人形肿者，加杏仁主之，其证应内麻黄……"是说从饮逆形肿一证而论，用麻黄最好，但仲景不用麻黄却用杏仁代替。《伤寒论·辨太阳病脉证并治中第六》云："伤寒表不解，心下有水气……小青龙汤主之……若喘，去麻黄，加杏仁半升……麻黄主喘，今此语反之，疑非仲景意。"在这里，现存的《伤寒论》原文出现了矛盾：一说若出现喘要去麻黄加杏仁，一说仲景的用药思路是麻黄主喘，这里若出现喘要去麻黄，怕不是仲景原意。那么，到底仲景原意是什么？临床该如何应用呢？

应"知犯何逆"论治

"观其脉证，知犯何逆"之"逆"，有学者撰文称"逆"就是病机，是病本，笔者甚为赞同。"观其脉证"是医者都会做的，而能不能探究到真正的"逆"，与医者水平有关。《伤寒论》序中仲景明言"见病知源"，"源"即是病本，"见病知源"即辨证求本之意。仲景一再告诫不可"忽弃其本，华其外而悴其内"，不可"头痛医头脚痛医脚"，然而当今还是有很多学者机械地按着仲景书中举出的有限例子来"方症对应"，这是非常不可取的。

分清中药的"药"和"用"

山东中医药大学姜建国教授认为，古今研究中药功效的著述有一个通病，即"不分药与用，不分主与次，面面俱到，未及本质"。研究中药功效应分清药与用的问题，"药，指药物本身固有的功能；用，指药物临证的具体运用。中医临证用药，用的学问远远大于药的学问。这是因为药是有定规的，用却是圆活的……"中药的用与药物的核心功效相混淆，只能让人学到"麻黄主喘""麻黄治肿"，却学不到"麻黄为什么治肿、治喘"；"麻黄治什么样的肿、什么样的喘"；"什么时候不能用麻黄治肿、治喘"。

对以杏仁代麻黄的解释

笔者认为，麻黄的核心功效是"发其阳"（语出《金匮要略》），通过"发其阳"实现其"发汗解表""宣肺平喘""利水消肿""宣通闭阻"等诸多功用。李心机教授以"用麻黄者，以麻黄发其阳故也，不用麻黄者，亦因麻黄发其阳故也"来总结小青龙汤治喘时麻黄的去留问题。"外寒内饮，下焦阳气不虚，则留用麻黄；若外寒内饮，下焦阳气不足，则去麻黄"，这就解释了小青龙汤治喘去麻黄的机理。小青龙汤证本有潜在的下焦阳虚为基础，这个可以"水气"的成因和小青龙汤"若噎"去麻黄加附子的变化作为佐证。刘渡舟反复强调用小青龙汤需中病即止，止后及时使用苓桂术甘剂善后也是注意到下焦阳虚，要防止发越下焦虚阳之意。《金匮要略》文中的"形肿"也在使用小青龙汤后出现，想用麻黄却没有用的原因与上同，不再赘述。

　　不用麻黄就一定要用杏仁吗？这就涉及杏仁的核心功效问题。姜建国教授认为："一言以蔽之，杏仁主降肺气。即《神农本草经》'下气'之谓也。"《古今药方纵横》将杏仁的核心功效定位在"润降"，与《神农本草经》所述大同小异。以"下气"的杏仁代替"发其阳"的麻黄的原因，《本草便读》讲得很好："杏仁之性似无辛味。似乎只有润降之功，而无解散之力，但风寒外来，肺气壅逆，不得不用此苦降之品，使气顺而表方得解。"杏仁"润降""下气"，作用的靶点在气，气顺则表解，气顺则喘解，气顺则肿解。不可用"发"之麻黄，则用"下"之杏仁，都可以达到"气顺"的目标。

　　前文讲到的喘、肿的核心机理皆在于肺气不调，如果没有下焦阳气不足，则麻黄宣肺顺气较速；如果有明显的或者潜在的下焦阳气不足，则"发其阳"不可用，退而求其次使用杏仁替代。仲景方中麻黄、杏仁同用的方子也有很多，其治疗的核心机理不外肺气的宣降。

临证当于"治本求本"处着眼

　　综上所述，笔者认为在有下焦阳气不足的潜在危险时，仲景本着"既病防变"的原则，需用麻黄时，将着眼点更多地放在"治本求本"的高度，而不是"症状"层次上，因此舍麻黄不用而以杏仁代替，仍是"用其利必先避其弊"之意。这也告诉当今医者对于病症应该"求于本"，对于方药的功效应该"求于本"，只有方药的核心机理与病症的核心机理丝丝入扣，非常吻合，治疗才可能取得好的效果。

"发物"和"发药"

　　吃"发物"会让疾病表现加重，这是很多人的误解。接受"广汗法（正汗指征诊疗体系）"治疗的患者，多数情况下是可以吃温热发物的，如温酒、温的羊肉汤等。如体表已经通了，吃"发物"会让身体更热、体表更通、出汗更正常。

　　很多人误认为，"广汗法"用"发"的方法，或者用"发物"就是要让皮损变多，于是畏惧使用。

　　其实，"广汗法""发"的是汗而不是皮损，汗路越通，皮损越少。所以，正确地应用"广汗法（正汗指征诊疗体系）"，是不会出现皮损加重现象的。

　　"发物"一般来讲就是温热的、有辛散性质、容易让体表变热、出汗的食物。

　　接受"广汗法（正汗指征诊疗体系）"治疗的患者中，多数情况下是可以吃温热发物（如温酒、温的羊肉汤）的，这里要注意一点，就是"见汗吃发物"。为什么很多人会有银屑病不能吃"发物"的误解呢？就是因为在未见汗、体表还不够通达的情况下，人体皮肤上的"小门"（汗毛孔）很多都是坏的，吃上发物后，身体变热，想帮助人体疏通却出不来汗，于是会"憋出"皮损来。

　　如果能先修门（汗毛孔）后吃发物，或者边修门边吃发物，随着出汗不断变匀，皮损自然不增反减。

　　所有患者在治疗的最后都是可以吃发物的。因为，"发物"是银屑病是否治好的"试金石"——体表已经通了，吃"发物"会让身体更热、体表更通、出汗更正常，肯定是不会出皮损的，反而越吃身体内的气血越通畅，到这个时候，"发物"便成为银屑病患者的"保健品"。

　　为什么一定要强调吃"发物"呢？因为"发物"一般来说是补充和发动人体的阳气、脾胃之气的，提供了让体表变得温润的力量，本身就可以修门（汗毛孔）。门好了，汗路通畅，更容易正常出汗，这样"发物 - 健康 - 温润"的良性循环就形成了。

　　当然，吃发物还有个因时、因地、因人和适量的问题，不能"一根筋"。如果在吃发物的过程中，有新增皮损的现象，这表示吃发物的时机还不够恰当。怎么办呢？暂停吃发物，缓缓再吃，但随着治疗的进展，最后一定是可以吃的。

麻黄剂"一剂知二剂已"

　　"一剂知二剂已"是古人对于中医疗效的一种描述，意思是见效和治愈都极快，与当今社会对于中医"慢郎中"的印象大相径庭。是古人夸张，还是中医水平今不如古呢？笔者近日临床遇一病史一年的慢性荨麻疹患者，用麻黄剂初服无效，改变服药方法后，却效如桴鼓。

　　患者李某，男，33 岁。起病原因为 2008 年冬天清理水箱，症状为遇风冷

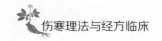

则手上起疹，奇痒无比，冬天重夏天轻，中西药治疗一年无显效。2009 年 12 月 24 日初诊，左脉细滑，右脉浮滑，舌苔白，舌下淡暗。平素出汗少，口干不苦，欲热饮，不能喝冷饮，饮冷则腹中不适。其内外皆寒：不欲冷饮、苔白为内寒，口干为寒饮内停、水液不得正化所致。素汗出少，又逢冬日水寒外侵，表为寒郁可知。右脉浮为正气有抗邪外出之势，只是苦于自身力量不足，因其证、顺其势治以麻黄附子细辛汤原方，麻黄 9g，附子 9g，细辛 6g，4 剂，嘱大火熬开后，小火久煎 120 分钟以上，取药液分 2 次温服，药后温覆，身体发热、得微汗则可望速愈，汗后余药勿服。2009 年 12 月 28 日二诊，患者诉未发热，更无汗，无效。诊得脉证同前，治以麻黄汤原方加附子、细辛，加强发表之力。麻黄 18g，桂枝 12g，杏仁 12，甘草 6g，附子 9g，细辛 6g，5 剂。嘱久煎 120 分钟以上，第 1 剂分 3 服，隔两小时服一次，药后温覆，得汗则停后服。若无效，第 2 剂，分 2 服，隔 1 小时服一次，得汗则停后服，无效则继续缩短服药间隔，可一日服至 2 到 3 剂。一周后 2010 年 1 月 4 日三诊，患者诉病已愈十之八九，药还余两剂。详细服药情况为，患者白天工作，晚上服药，第一天晚上服第 1 剂，量少间隔长，无效。第二天晚，从晚 9 点服药至次日凌晨 1 点，4 小时内喝完 2 剂，服药 4 次，晚上电褥子低温开一夜，身热汗出一夜。第二日起床后，发现病症已失。停药观察 5 天，病情无反复，欣然来告。症状只余手指中节背面略觉发冷，出汗不多，处方以麻桂各半汤加减以善后。2010 年 1 月 13 日回访一切均好，嘱咐平常多服生姜、红糖水，务求经常得微汗。

从以上病例我们可以看出，如果临证中不仅方药对证，还能够强调服药方法，"一剂知二剂已"并不是可望不可即的。分言之有以下 3 点启示：

不可过药，安全第一。唐代大医孙思邈说过"人命至重，有贵千金"，所以医生要"胆欲大而心欲小，智欲圆而行欲方"。仲景书中反复强调"停后服，不必尽剂"，就是为了避免出现他书中很多地方提到的过药伤正，不仅不能愈旧病，而且带来新病，甚至伤及生命的情形。如"一服汗者，停后服。若复服，汗多亡阳，遂虚，恶风烦躁不得眠也"（38 条大青龙方后注）。笔者开方后会告知患者，得效后，余药勿服，停药观察，或者及时与医生沟通。开药后嘱咐患者出现什么情况需要"停后服"是迅速取效的前提。因为希望药物迅速起效，就必须开有力量的药，药过则会伤正。古人有言"欲用其利，必先预知其弊",所以强调"得效后,余药勿服"是重要而且非常必要的。另外,久煎也是为了安全,方中附子、细辛据研究久煎可以去除毒性,保留有效成分,故笔者采用的煎药法均为汉代的大锅、久煎、一次煎法,临床未见不良反应。

治,以知为度,后服促其间。治疗是为了去病的,在辨证正确的情况下,没有出现预计的治疗效果,也没有出现不良反应,患者的感觉是不温不火、和没有吃药一样。在这种情况下,一日一服的常规服药方法是注定不会快速起效的,而不能快速起效有时会贻误治疗时机。《素问·阴阳应象大论》言"故邪风之至,疾如风雨。故善治者治其皮毛,其次治肌肤,其次治筋脉,其次治六腑,其次治五脏。治五脏者,半死半生也"。即是告诫后人要抓住治疗时机的。上诉患者二诊的第一天和第二天所服药物是一样的,第一天没有反应,而第二天大效就说明了"促其间""以知为度"服药方法的重要性。"以知为度"见于《伤寒论》247条麻子仁丸方后注,知的意思在《简明实用伤寒论词典》中128页解释为痊愈之意,笔者认为解释为"得效"会更符合原文的意思,"以知为度"的意思就是得效后就不必再加,或者不必再服了。使用丸剂未效需要"渐加,以知为度",服用汤剂未效则需要"后服小促其间……服一剂尽,病证犹在者,更作服……服至二三剂"。吴鞠通在《温病条辨》中提到银翘散的服法为"病重者,约二时一服,日三服,夜一服……病不解者作再服"。可谓善学仲景者也。

温覆的重要性。《医宗金鉴》中论及麻黄汤时讲到"庸工不知其制在温覆取汗,若不温覆取汗,则不峻也",是说如果不温覆,就起不到很有力的发散作用。上诉病例中,患者服药后睡在开着电褥子的被窝中,极好地做到了温覆,这也是其起效迅捷的原因之一。近代中医学家张山雷在《本草正义》中说:"麻黄发汗,必热服温覆,乃始得汗,不加温覆,并不作汗。"

上诉病例中所用麻黄剂为《伤寒论》所载方剂,亦称经方,古人称经方使用正确,确有"覆杯而愈"之速,观以上病例,知古人并非夸张,取效不速,很多时候是因为我们所学未精。这就要求我们在学习《伤寒论》时,不仅要师其方,更要细心体会《伤寒论》方后注的科学内涵,师其用方之法。

麻黄汤当用之时需坚决

已故著名中医学家刘渡舟曾提到："现在还有人对我说'你还给学生讲麻黄汤么？你用过麻黄汤吗？'其言外之意让人啼笑皆非。"此处"言外之意"，即问话者认为现在早已无麻黄汤的用武之地，刘老也不会用过此方。如果还给学生讲，是在纸上谈兵。而刘老的"啼笑皆非"则是认为问话之人不曾"识得麻黄汤证"。

麻黄汤效果如何？以笔者临床体会及前贤论述，使用恰当，确可效如桴鼓。为何不能广泛使用？近代著名医家祝味菊在《伤寒质难·第十四篇》中道出了原因，"凉药阴柔，隐害不觉；阳药刚暴，显患立见……譬如水火，水寒火热，犹药之有温凉也……水能死人，而人不知畏；火有殊功，而狎之者鲜"。麻桂剂属于典型"阳药"，如果用错，会"如君子之过，路人尽知"，医者避之属于"人之常情"。但同时说明麻黄汤犹如烈马，驾驭得当才可作用非凡。如何驾驭而免使良方"以其峻猛而束之高阁"，正是本文写作的初衷。

创造条件也可用麻黄汤

麻黄汤的使用在《伤寒论》中就提出了诸多"不可"，后世注家多认为"不可"是使用禁忌，而祝味菊却云"夫暴性之药，配置得宜，亦可化暴为良……脉虚血少，兼滋则麻黄可发"。流传年深月久，麻黄汤禁忌愈多，如"热证不能用麻黄汤"，"盛夏不得用麻黄汤"，"江南不宜用麻黄汤"，"虚人不可用麻黄汤"等。议方时设置太多障碍，难怪临证时百无一用。以下数案讲的正是麻黄汤在"禁地"如何使用。

《经方杂谈》中有章次公治疗曹颖甫夫人"坚决"使用麻黄汤的记载："……盖被卧，恶寒甚，覆以重衾，亦不能温。口角生疮，而目红，又似热证。腹中和，脉息浮紧有力。温覆已久，汗仍不出，身仍无热。当以天时炎暑，但予：麻黄二钱，桂枝二钱，杏仁三钱，甘草一钱。服后，温覆一时，不动声色。再作一剂，麻桂均改为三钱，仍不效。更予一剂，如是续作续投，计天明至中午，连进四剂，了无所出。计无所出，乃请章次公来商。次公按脉察证，曰：先生胆量，何其小也？曰：如之何？曰：当予麻桂各五钱，甘杏如前。服后，果热作，汗大出……"曹颖甫已在半日内给其夫人服下 4 剂麻黄汤，没有动静。但章次公"按脉察证"，继续处方以麻黄汤，麻桂加量，果然"不满半小时"即知。

有麻黄汤证，就一定要用麻黄汤方。条件成熟马上用，条件不成熟时创造条件也要用。宋代伤寒大家许叔微在《普济本事方》卷第八中的病案，就是创造条件，等候时机成熟再用的范例。许叔微认为"须顾其表里虚实，待其时日"。"昔有乡人丘生者病伤寒，予为诊视，发热头疼烦渴，脉虽浮数无力，尺以下迟而弱……虽属麻黄证，而尺迟弱……未可发汗。予与建中汤加当归黄芪令饮。翌日脉尚尔，其家煎迫，日夜督发汗药，言几不逊矣。予忍之，但只用建中调营而已。至五日尺部方应，遂投麻黄汤，啜第二服，发狂，须臾稍定，略睡，已得汗矣……"最初就有"麻黄证"，但"尺迟弱"，如果马上发汗，得到的结果是"暂时得安，亏损五脏，以促寿限"。用药须识"次第"，治疗不仅要看眼下的效果，更要关注患者整体、长久的健康。作为伤寒大家，许叔微用了5天时间"建中调营"，虽"其家煎迫，日夜督发汗药，言几不逊"，也不乱"次第"，直到"尺部方应"，才"投麻黄汤"。

守方活法显奇效

岳美中有"治慢性病要有方有守"之论，从上述医案可以看到治急性病也须"有方有守"。只要识得"麻黄汤证"在，即使有诸多"禁忌"，也要"守方"不移，并且要敢于"加量""促其间"。只要识得"麻黄汤证"在，暂时不能用，可待条件成熟，一切措施都是为最后使用麻黄汤打基础，这也叫"守方"不移。上面两例提到的是麻黄汤原方的使用，实际临床中用到更多的是麻黄汤方的加减，此为"守方"基础上的临阵"活法"，近代中医大家曹颖甫和张锡纯于此提供了诸多成功范例。

《经方实验录》载："予友沈镜芙之房客某君，十二月起，即患伤寒。因贫无力延医，延至一月之久……察其脉，浮紧，头痛，恶寒，发热不甚，据云初得病时即如是。因予：麻黄二钱，桂枝二钱，杏仁三钱，甘草一钱。又因其病久胃气弱也，嘱自加生姜三片，红枣两枚，急煎热服，盖被而卧。果一刻后，其疾若失。按：每年冬季气候严寒之日，患伤寒者特多，我率以麻黄汤一剂愈之，谁说江南无正伤寒哉？"加"生姜三片，红枣两枚"是曹先生的临证"活法"，与许叔微的"建中调营"有异曲同工之妙。

《医学衷中参西录》里为麻黄汤契合"今病"提供了更多"活法"。如"若

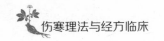

其热不复还表而内陷益深，其热必将日增，此即太阳转阳明之病也……用麻黄汤时，必加知母数钱以解其内陷之热……其寒润之性入肺中化合而为汗……""其人阳分虚者，又当于麻黄汤中加补气之药以助之出汗……诊其脉六部皆无……于麻黄汤原方中加生黄芪一两，服药后六脉皆出，周身得微汗，病遂愈"。"阴分素亏，脉近六至，且甚弦细……恐不可用麻黄强发其汗……加生怀山药、北沙参各六钱。嘱其煎汤服后，若至两点钟不出汗，宜服西药阿斯匹林二分许以助其出汗。后果如此服之，周身得汗而愈矣"。甚至还加用了西药。又"小便色黄……加知母八钱，滑石六钱"等，一言以蔽之，"宜因时、因地、因人细为斟酌"。

笔者曾学习先贤"守方""活法"，以麻黄汤加减成功治疗一"衄家"。患者女性，15岁，确诊再生障碍性贫血已9年，因患银屑病6个月就诊，治疗3个月，始终以麻黄汤法，取效甚佳。用辛温发汗法治愈银屑病的同时，"衄"不仅没有加重，症状和各项指标均较前为好，至今随访半年，情况良好。足证《伤寒论》中诸"不可"只是强调以引起重视之意，应理解为慎用、缓用、不可贸然使用、创造条件才可用，绝非禁忌。

综上所述，麻黄汤在当今不仅有其用武之地，通过用心体会还能发现并不难用，大可不必视"麻桂如蛇蝎终生不敢一用"。方虽"峻猛"，恰合"良医以活人"之旨。

第七章　一团和气与推陈致新

　　笔者临床喜用甘草剂，如甘草泻心汤，在方中也格外注意甘草。甘草味甘色黄，为脾之正药，重视甘草与甘草剂，也就是重视脾胃中土，笔者常讲"治病就是治脾胃"。

　　重视脾胃，就是重视人体身体内本有的一团和气，但这与"推陈致新"并不矛盾。推陈致新是金元四大家之首的刘河间的核心思想，笔者认为其得仲景法门之一。

　　治疗重在权衡，在"油门"与"刹车"之间权衡，在"一团和气"与"推陈致新"之间权衡，这也许就是中医学的艺术性所在吧，也是学习中医的无穷吸引力所在。大自然中有无数的规律，以一己之心智小心地探求人与自然的规律，并且在临床中获得验证，这不是人生之一美事吗？

　　"推陈致新"据说在《本经》中有两药提及，是柴胡和大黄。药中之四维，景岳提过，也是我们临阵时可以立功的大将……临床中有太多的规律，并且随着岁月的车轮在不断地变幻……

　　中医中，自然中，有无限的秘密，醉心其中，苦哉？！乐哉？！

甘草泻心，温脾泻胃

　　甘草泻心汤屡建战功，笔者认为，所泻为胃，为腑之郁热；泻以补为背景，参、姜、草，近似理中，所补为脾。此方既重视脾，又重视郁热，不仅可以原方使用，实际上懂得机理，变化使用，一定会奥妙无穷的。

　　笔者使用时，重在人体的疾病与健康之理，而不是依据有限的方证药证的证据。

复杂疾病的诊治，变化无穷。

只要守住人，守住健康，终有云开日出时。

以下举两个病案，说明临证中使用的灵活。

王某，女，45 岁，白塞综合征 20 多年。

2014 年 5 月 19 日，一诊。

嘴里面经常烂 20 多年。口疮，晚上睡不好就会起，要起的时候就会口干，近来外阴起疮 10 多天，眼睛不难受。肚子不适，不能吃凉的，吃凉的胀、疼，大便偏稀，日 1 次，起了口疮则数日一次，偏干，身上冷。精神可以。

左关细滑，右关缓滑略弱；舌淡，舌尖边红点满布。

甘草泻心汤合封髓丹。

生甘草 24g，党参 18g，姜半夏 15g，干姜 18g，黄芩 18g，黄连 6g，大枣 30g，黄柏 15g，砂仁 9g。3 剂。

2014 年 5 月 22 日，二诊。

眼睛难受，精神尚可，睡眠不好，睡后易醒，醒后难睡着。

左关弦细滑，右关缓滑；舌下淡，舌苔薄黄，微有裂纹。

甘草泻心汤合疏肝和络饮。

甘草 24g，党参 18g，姜半夏 15g，干姜 18g，黄芩 18g，黄连 6g，大枣 30g，柴胡 12g，郁金 6g，首乌藤 24g，牡蛎 30g，厚朴 6g，合欢皮 15g，苍术 6g，乌药 9g，香附 6g，石菖蒲 6g；菊花 9g，枸杞子 12g，4 剂。

2014 年 5 月 26 日，三诊。

左关细弦，右关缓滑有力；舌淡，舌边齿痕，舌下淡，略瘀。

眼睛舒服点。大便日二三次，比原来次数多。

补述许多年来，入睡不好。平素易上火，每天下午牙疼一会，持续一小时，四五点（申时，阳明主时）时肚子凉，总是胀，大便通，一般大便黏，最近也黏。

甘草泻心汤合朴姜夏草参汤（本来是用甘草的，但是阴差阳错，录协定方时录成草果，取效不错，也就将错就错了）。

甘草 24g，党参 18g，姜半夏 50g，干姜 18g，黄芩 18g，黄连 6g，大枣 30g，厚朴 30g，生姜 30g，草果 30g；菊花 9g，枸杞子 12g，3 剂。

2014 年 5 月 29 日，四诊。

左关弦滑，右关缓弱而滑；舌淡，舌下淡瘀。

眼睛感觉里面不清利、干。口干，不太想喝水。大便 2 次，通，不成形，有点睡意了。精神有点疲乏，最近没有肚子凉、胀。补述强的松之前吃过 10 多瓶。

甘草泻心汤合朴姜夏草参汤。

甘草 24g，党参 18g，姜半夏 60g，干姜 18g，黄芩 30g，黄连 6g，大枣 30g，厚朴 30g，生姜 30g，草果 30g，菊花 9g，7 剂。

2014 年 6 月 5 日，五诊。

左关细弦，右关细缓滑；舌淡，苔薄腻。

吃饭不太好，嘴里不起口疮。精神疲乏，大便日二三次，不太成形。肚子不胀，不凉，睡觉比原来踏实，一天三四个小时，眼睛干，出汗可以，口不太苦。

甘草泻心汤合朴姜夏草参汤合柴桂姜。

甘草 24g，党参 18g，姜半夏 60g，干姜 18g，黄芩 18g，黄连 6g，大枣 30g，厚朴 30g，生姜 30g，草果 30g，柴胡 48g，桂枝 18g，瓜蒌 24g，生牡蛎 12g，3 剂。

2014 年 6 月 9 日，六诊。

左关细弦，右关缓滑；舌淡红，舌下淡。

肚子不胀，出汗较前明显许多。睡觉和上次一样，大便日一二次，不太成形，比上次强。外阴不难受，眼睛和外阴仍干，不疼。口疮最近一直没有，三个部位都干，原来手足凉，现在不凉了。

上方（甘草泻心汤合朴姜夏草参汤合柴桂姜）加百合 30g，7 剂。

2014 年 6 月 16 日，八诊。

口疮又起来了，不重。睡觉不行，入睡不好，比原来没看的时候要好，手脚不凉，肚子不胀。大便偏稀，日 2 次。

左关细弦滑，右关细缓滑；舌苔厚腻，舌下淡。

甘草泻心汤合朴姜夏草参汤合封髓丹。

甘草 24g，党参 18g，姜半夏 70g，干姜 18g，黄芩 18g，黄连 6g，大枣 30g，厚朴 30g，生姜 30g，草果 30g，黄柏 15g，砂仁 9g，炒酸枣仁 15g，夏

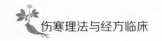

枯草 15g，3 剂。

2014 年 6 月 19 日，九诊。

口疮好了，睡觉好，肚子不难受。大便日 1 次，偏稀、黏，外阴也好了，仍有点干。

舌苔薄，舌下淡。

甘草泻心汤合朴姜夏草参汤合封髓丹。

甘草 24g，党参 18g，姜半夏 70g，干姜 18g，黄芩 18g，黄连 6g，大枣 30g，厚朴 30g，生姜 30g，草果 30g，黄柏 15g，砂仁 9g，炒酸枣仁 10g，夏枯草 15g，4 剂。

2014 年 6 月 23 日，十诊。

左关细弦，右关缓滑有力；舌苔薄腻，舌下淡暗。

睡觉不行，入睡不好，觉得心里有火，嘴里没有问题，肚子不胀。

甘草泻心汤合酸枣仁汤。

甘草 24g，党参 18g，姜半夏 15g，干姜 18g，黄芩 18g，黄连 6g，大枣 30g；炒酸枣仁 15g，川芎 9g，知母 6g，茯苓 12g，合欢皮 15g，太子参 12g，9 剂。

2014 年 7 月 3 日，十一诊。

肚子不胀，嘴里有口疮，不要紧，外阴没有问题，眼睛还是干，睡觉好多了，最好的一点是，原本来月经时胸疼，这次来没有任何不适。站久，有点腿肿。

左关细弦，右关缓滑有力；舌苔薄腻，舌下淡，略瘀。

甘草泻心汤合酸枣仁汤合逍遥散。

甘草 24g，党参 18g，姜半夏 15g，干姜 18g，黄芩 18g，黄连 6g，大枣 30g，川芎 9g，茯苓 12g，炒酸枣仁 15g，知母 6g，柴胡 6g，生姜 9g，薄荷 2g，生白术、当归、赤芍各 12g；合欢皮 15g，太子参 12g，菊花 9g，7 剂。

2014 年 7 月 10 日，十二诊。

左关细弦滑，右关细弦弱；舌下淡、红、略瘀，舌边齿痕，舌苔薄燥。

眼睛干，原来又干又疼，口疮有，有一点，不重，外阴好，睡眠可以，要求吃得少点。

甘草泻心汤合酸枣仁汤合逍遥散合栀子豉汤。

甘草 24g，党参 18g，姜半夏 15g，干姜 18g，黄芩 18g，黄连 6g，大枣 30g，川芎 9g，茯苓 12g，炒酸枣仁 15g，知母 6g，柴胡 6g，生姜 9g，薄荷 2g，生白术、当归、赤芍各 12g，生栀子 10g，淡豆豉 10g；合欢皮 15g，太子参 12g，菊花 9g，木瓜 6g，3 剂。

2014 年 7 月 14 日，十三诊。

左关细弦，右关缓滑；舌苔薄，舌下淡，舌体变小。

脚也不凉了。嘱继续吃少点，晚上会喝两大杯水，7 点以后别喝水，关注小便情况、晚上睡眠情况。

甘草泻心汤合酸枣仁汤合逍遥散合栀子豉汤。

甘草 24g，党参 18g，姜半夏 15g，干姜 18g，黄芩 18g，黄连 6g，大枣 30g，川芎 9g，茯苓 12g，炒酸枣仁 15g，知母 6g，柴胡 6g，生姜 9g，薄荷 2g，生白术、当归、赤芍各 12g，生栀子 10g，淡豆豉 10g；合欢皮 15g，太子参 12g，菊花 9g，木瓜 6g，覆盆子 10g，3 剂。

2014 年 7 月 17 日，十四诊。

左关细弦，右关细滑有力；舌苔薄。

口疮有一点不疼，外阴没有，眼睛也不要紧，精神、吃饭、睡觉都强很多了，大便最少日两趟。

甘草泻心汤合酸枣仁汤合栀子豉汤合四逆汤。

甘草 24g，党参 18g，姜半夏 15g，干姜 18g，黄芩 18g，黄连 6g，大枣 30g，川芎 9g，茯苓 12g，炒酸枣仁 15g，知母 6g，生栀子 10g，淡豆豉 10g，附子 30g，菊花 9g，木瓜 6g，覆盆子 10g，3 剂。

2014 年 7 月 21 日，十五诊。

左关细弦滑，右关缓滑；舌苔白腻。

患者自述"昨天晚上睡不着，一整夜没睡觉"，睡得好的时候，晚上起夜一两次。

封髓丹合甘草泻心汤合酸枣仁汤合四逆汤。

黄柏 15g，砂仁 9g，甘草 6g，党参 18g，姜半夏 15g，干姜 18g，黄芩 18g，黄连 6g，大枣 30g，川芎 9g，茯苓 12g，炒酸枣仁 15g，知母 6g，附子 30g，菊花 9g，覆盆子 10g，3 剂。

2014 年 7 月 24 日，十六诊。

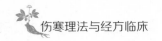

左关细弦，右关细滑有力；舌苔薄，舌下淡。

睡觉比以前好，起夜少了，身上暖和，肚子舒服，眼睛干。

封髓丹合甘草泻心汤合酸枣仁汤合运脾方。

黄柏 15g，砂仁 9g，甘草 6g，党参 18g，姜半夏 15g，干姜 18g，黄芩 18g，黄连 6g，大枣 30g，川芎 9g，茯苓 12g，炒酸枣仁 15g，知母 6g，苍术 6g，陈皮 12g，厚朴 6g，炒鸡内金 6g，麸炒枳壳 6g，4 剂。

2014 年 7 月 28 日，十七诊。

最近生了点气，影响吃饭、睡觉。刚吃药，睡觉行，晚上起夜少，浑身软。

左关细弦滑，右关细缓滑；舌苔略厚、腻。

逍遥散合封髓丹合甘草泻心汤合酸枣仁汤合运脾方。

柴胡 6g，生姜 9g，甘草 9g，薄荷 2g，生白术、茯苓、当归、赤芍各 12g，黄柏 15g，砂仁 9g，党参 18g，姜半夏 15g，干姜 18g，黄芩 18g，黄连 6g，大枣 30g，川芎 9g，炒酸枣仁 15g，知母 6g，苍术 6g，陈皮 12g，厚朴 6g，炒鸡内金 6g，麸炒枳壳 6g，3 剂。

2014 年 7 月 31 日，十八诊。

左关细弦，右关细缓；舌苔白，舌下淡。

睡觉好点了。

逍遥散合甘草泻心汤合酸枣仁汤合运脾方。

柴胡 6g，生姜 9g，甘草 9g，薄荷 2g，生白术、茯苓、当归、赤芍各 12g，党参 18g，姜半夏 15g，干姜 18g，黄芩 18g，黄连 6g，大枣 30g，川芎 9g，炒酸枣仁 15g，知母 6g，苍术 6g，陈皮 12g，厚朴 6g，炒鸡内金 6g，麸炒枳壳 6g，6 剂。

2014 年 8 月 7 日，十九诊。

左关弦细，右关弦弱；舌淡，舌下淡瘀。

起了一个口疮，吃饭不行。

小柴胡汤合四逆汤合逍遥散合甘草泻心汤合酸枣仁汤合运脾方。

柴胡 48g，黄芩 18g，姜半夏 15g，甘草 18g，生姜 18g，大枣 20g，党参 18g，附子 30g，干姜 30g，柴胡 6g，薄荷 2g，生白术、茯苓、当归、赤芍各 12g，黄连 6g，大枣 30g，川芎 9g，茯苓 12g，炒酸枣仁 15g，知母 6g，苍术

6g，陈皮 12g，厚朴 6g，炒鸡内金 6g，麸炒枳壳 6g，4 剂。

2014 年 8 月 14 日，二十诊。

精神可，眠可，口疮新起。

左关细缓，右关弦细；舌苔白腻，舌下淡。

四逆汤合真武汤合甘草泻心汤合酸枣仁汤合运脾方。

附子 30g，干姜 30g，甘草 30g，生白术 12g，生姜、茯苓、赤芍各 18g，党参 18g，姜半夏 15g，黄芩 18g，黄连 6g，大枣 30g，川芎 9g，炒酸枣仁 15g，知母 6g，苍术 6g，陈皮 12g，厚朴 6g，炒鸡内金 6g，麸炒枳壳 6g，4 剂。

2014 年 8 月 18 日，二十一诊。

不上火，精神睡眠可。

左关细弦，右关缓滑；舌苔薄，舌边略有齿痕，舌下淡。

四逆汤合当归芍药散合甘草泻心汤合酸枣仁汤合运脾方。

附子 30g，干姜 30g，甘草 30g，生白术 12g，川芎 24g，赤芍 12g，当归 15g，茯苓 12g，泽泻 15g，党参 18g，姜半夏 15g，黄芩 18g，黄连 6g，大枣 30g，炒酸枣仁 15g，知母 6g，苍术 6g，陈皮 12g，厚朴 6g，炒鸡内金 6g，麸炒枳壳 6g，2 剂。

2014 年 8 月 21 日，二十二诊。

左关细弦，右关细缓滑；舌苔薄，舌质略胖，舌边微有齿痕，舌下淡、青。

不火，精神、睡觉可以，吃饭不好。

四逆汤合当归芍药散合酸枣仁汤。

附子 30g，干姜 30g，甘草 30g，生白术 12g，川芎 24g，赤芍 12g，当归 15g，茯苓 12g，泽泻 15g，炒酸枣仁 15g，知母 6g，3 剂。

2014 年 8 月 25 日，二十三诊。

舌尖微红，舌质不胖，舌下淡略暗；左关细弦，右关细缓滑。

精神好，睡眠可，食欲转好，大便正常，眼睛还是干，手脚暖暖的，嘱以后要早起量体温。

四逆汤合当归芍药散合酸枣仁汤。

附子 30g，干姜 30g，甘草 30g，生白术 12g，川芎 24g，赤芍 12g，当归

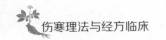

15g，茯苓 12g，泽泻 15g，炒酸枣仁 15g，知母 6g；焦山楂 15g，3 剂。

2014 年 8 月 28 日，二十四诊。

左关沉细弦，右关细缓；舌质淡。

体温 35.3℃。

四逆汤合当归芍药散合酸枣仁汤。

附子 30g，干姜 30g，甘草 30g，生白术 12g，川芎 24g，赤芍 12g，当归 15g，茯苓 12g，泽泻 15g，炒酸枣仁 15g，知母 6g；焦山楂 30g，3 剂。

2014 年 9 月 4 日，二十五诊。

左关细弦，右关细缓滑有力；舌淡，舌苔薄白。

体温 36.3℃～36.4℃，睡眠略差，精神可以。

四逆汤合当归芍药散合酸枣仁汤。

附子 30g，干姜 30g，甘草 30g，生白术 12g，川芎 24g，赤芍 12g，当归 15g，茯苓 12g，泽泻 15g，炒酸枣仁 15g，知母 6g；焦山楂 30g，合欢花 24g，3 剂。

2014 年 9 月 16 日，二十六诊。

左关细弦缓，右关细弦；

睡觉精神好，有口疮。

甘草泻心汤合当归芍药散合酸枣仁汤。

甘草 24g，党参 18g，姜半夏 15g，干姜 18g，黄芩 18g，黄连 6g，大枣 30g，生白术 12g，川芎 24g，赤芍 12g，当归 15g，茯苓 12g，泽泻 15g，炒酸枣仁 15g，知母 6g；焦山楂 30g，合欢花 24g，6 剂。

2014 年 9 月 23 日，二十七诊。

还有口疮。

舌质略胖，舌苔薄白腻，舌下淡略瘀；左关细弦缓，右关弦缓。

小柴胡汤合甘草泻心汤合当归芍药散合酸枣仁汤。

柴胡 48g，黄芩 18g，姜半夏 15g，甘草 18g，生姜 18g，大枣 20g，党参 18g，干姜 18g，黄连 6g，大枣 30g，生白术 12g，川芎 24g，赤芍 12g，当归 15g，茯苓 12g，泽泻 15g，炒酸枣仁 15g，知母 6g；焦山楂 30g，合欢花 30g，5 剂。

2014 年 9 月 30 日，二十八诊。

口疮还在疼。

左关弦滑，右关细弦略弱；舌苔薄腻，舌下略瘀。

甘草泻心汤合当归芍药散合酸枣仁汤合香砂六君子。

甘草 24g，党参 18g，姜半夏 15g，干姜 18g，黄芩 18g，黄连 6g，大枣 30g，生白术 12g，川芎 24g，赤芍 12g，当归 15g，茯苓 12g，泽泻 15g，炒酸枣仁 15g，知母 6g，麸炒白术 12g，陈皮 12g，砂仁 6g，香附 6g；焦山楂 30g，合欢花 30g，5 剂。

从"抓大放小"的原则来看，患者精神、睡眠、饮食等都有了很明显的改变，口疮还会偶尔有，这与季节、气候、情绪等都有关系，治疗还在继续，患者非常认同笔者"一年比一年好"的总体治疗目标，这点是治疗慢性、顽固性疾病所必须遵守的，希望有更多的患者可以明白治疗的总体目标。

郭某，男，26 岁，王某之子，20 年来大便稀，曾诊断为"溃疡性结肠炎"。

2014 年 7 月 14 日，一诊。

一直是，有 20 年大便稀，一天起码 3 次，拉以前和拉的时候疼痛，拉完了不疼。睡觉不好，入睡不好，睡着了好，时间短，精神不太好，肚子胀，很少不火。

左关细弦，右关缓弱；舌下淡、暗、略瘀。

乌梅丸合甘草泻心汤。

党参 6g，干姜 10g，附子 6g，黄连 16g，细辛 3g，黄柏 6g，肉桂 6g，乌梅 30g，当归 4g，花椒 4g，甘草 24g，姜半夏 15g，黄芩 18g，大枣 30g；醋延胡索 10g，3 剂，饭前服。

2014 年 7 月 17 日，二诊。

吃了 3 剂，补述大便原来要不就是去很多次，要不就不去。吃上药不火。吃到 1.5 剂的时候，疼痛了一次，之后大便就变正常了。

左关细弦，右关细缓滑；舌苔薄腻，舌边微有齿痕。

乌梅丸合逍遥散。

党参 6g，干姜 10g，附子 6g，黄连 16g，细辛 3g，黄柏 6g，肉桂 6g，乌梅 30g，当归 4g，花椒 4g，柴胡 6g，生姜 9g，甘草 9g，薄荷 2g，生白术、茯苓、赤芍各 12g，4 剂。

20 年的病，7 剂药，二诊治好，听来有点难以置信。但确实是事实。

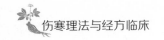

因为患者的母亲还在一直治疗着，所以患者的情况我是能够随访到的，建立起信任后，患者有问题后会第一时间来找你。

该患者只治疗了两次，随访效佳。

柴胡 120g 应用实例

实例一

对于邪热郁于上焦较急，但还没有引动身体内的"伏邪"（即还没有体质问题的参与），单纯治病的时候，笔者惯用小柴胡汤大剂量使用，按一两等于15克换算，只开一剂，嘱热稍减轻就"停后服"，取效较多，但是对于这种小病小症记录不详，于是导致整理时的麻烦。

下面仅就2013年底一例记忆较清晰的病例，做一回顾性简述，供大家参考。

女，63岁。素体寒湿在中焦，容易晨起腹泻，经甘草泻心汤及乌梅丸方治疗，一周减轻，后以逍遥丸善后。

2013年临近春节时，由于北方家中取暖干燥，调摄不慎，而身体发热、无力，厌食，反应迟钝，用巴米尔、新康泰克等药退热，可是出汗退热3个小时左右，汗后凉而很快又热，如此反复2日，急视之，双手脉寸部滑有力，余部弱，舌苔白腻，舌尖红甚，手心热甚，身体发烫、疲乏无力，呼气热，反应迟钝。

与小柴胡汤原方原剂量比：

柴胡120g，北沙参45g，黄芩45g，姜半夏40g，炒甘草45g，生姜12片，大枣12枚（掰），1剂，按原用法"去滓再煎"，分温三服，嘱中病即止。

当晚服一次，热退，未再反复，嘱停后服。

以香砂六君子汤（方中药物各6g），调理善后一周，身体平稳，恢复正常。

可知伤寒方力大势雄，认证准确，放胆用之，注意"中病即止"，确可起到力挽狂澜之效。此处大剂小柴胡汤为治病之方，千万注意不可久用。

应该说，越是急病，剂量越需要到位，效果也需要越快。急性发热到笔者手上的机会不多，因为更多患者以为笔者是治疗疑难杂病的，所以这类病例不多，认识有限，仅供大家参考。

为什么此例患者不用麻桂剂，而要用柴胡剂？因为患者素体不壮，病有迁延之势，应不在表而已入腠理，所以选择了大剂小柴胡汤。以下附一例麻桂剂治疗高热的实例，同样取效迅速，但因为是身体和病都属于实，故选择了麻桂剂。

2012 年 8 月 28 日诊：男，17 岁，2 岁做了脑瘤手术，原先会出汗的，手术后出汗能力丧失，冬天易起冻疮，但经常面部通红，近六七日"感冒"，口疮有三四日。刻下：怕冷，巅顶疼痛，面红，嗜睡乏力，就诊时都无力抬头，昏昏欲睡，大便五六日未解，但自述平素解时不干。左脉细弦，右脉缓弱。

以麻桂剂加升降散及甘草泻心汤为治：

生麻黄 3g，桂枝 9g，赤芍 9g，杏仁 9g，僵蚕 9g，蝉蜕 6g，藿香 6g，生大黄 6g，生甘草 24g，干姜 18g，黄连 6g，黄芩 6g，大枣 10g，姜半夏 15g，2 剂（免煎颗粒）。

为保安全，嘱必要时查脑 CT、甲状腺、神经内科会诊。

第二日下午患者母亲电话告知，服一次药后大便，神清，又服一剂，已经如常，嘱停药，余半剂未服。

2012 年 8 月 30 日再诊，与前一诊判若两人：

想治疗冻手冻脚，平素既怕冷又怕热，吃饭后会马上大便，嘴里面发干，唾液少。

刻下：手心热，左脉细弦，右脉细滑；舌淡红，苔黄厚腻。

生甘草 24g，干姜 18g，黄连 6g，黄芩 18g，大枣 10g，姜半夏 15g，藿香 3g，生大黄 3g，5 剂。

笔者希望对于"脑瘤术后不会出汗"的状态给予长期干预，希望患儿可以过上尽量健康的生活，家长对于笔者理念表示认同。服用后诸症向好，患儿家属电话联系多次，都是在我不出诊的时候，患儿又不想耽误课，觉得学习比身体重要，后来没有联系，对于他错过一个"寻找健康"的机会深为可惜。

实例二

患者女，33 岁。

此患者用小柴胡汤大剂是治疗慢性病程中的急性阶段。患者 2011 年开始求治银屑病，在笔者指导下经由"善待发热"而银屑病皮损消失，之后开始要求调整自己的身体，这就从"治病"转为"治人"，为方便大家参考，把笔者

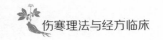

手头有的该患者的资料都公布给大家，以利于大家看到全貌。

2012 年 6 月 11 日：

服用上方后，睡觉很好，精神好，口疮没有了，大便日 1 至 2 次。

（附上方：生甘草 18g，炙甘草 24g，黄柏 15g，砂仁（后下）12g，大黄（后下）9g，乌梅 24g，花椒 6g，桂枝 6g，党参 9g，2 剂，第一次泡 40 分钟，熬 30 分钟，后下的熬 5 分钟，二煎 20 分钟。第二剂可以砂仁、大黄翻倍）

刻下：头、面有汗，腿上出汗少，左脉细弦，右脉缓滑，舌苔薄，舌下略瘀、淡暗。

黄柏 12g，砂仁 9g，大黄（以大便顺畅为度，自己调整至适量）6g，炙甘草 18g，当归 60g，石斛 60g，牛膝 20g，丹参 20g，炒鸡内金 9g，4 剂。

2012 月 6 月 18 日：

吃上药很好。不吃药这两天，睡觉不好，正来月经也会影响睡眠，此次月经提前 1 周，月经来以前很难受，狂躁，月经来以前，觉得有热出不来，所以身上很难受。此次肚子略胀、腰疼，口疮起得不重。来月经以前，腿上皮损干燥明显。左脉细弦，右脉缓滑，沉取有力，舌淡，舌下略瘀。

黄柏 12g，砂仁 9g，大黄 6g，（自己调整适量）炙甘草 18g，当归 60g，石斛 60g，牛膝 20g，丹参 20g，炒鸡内金 9g，4 剂。

2012 年 6 月 21 日：

月经量没有增加。睡觉好，大便一天两次，吃饭一直好。最近脾气大，牙龈容易出血，嘴里面有口疮。

左脉细弦，右关细滑，舌淡，舌下略瘀。

生甘草 12g，炙甘草 12g，黄连 6g，干姜 18g，黄芩 20g，姜半夏 18g，大枣 10g，牡丹皮 12g，栀子 10g，当归 10g，白芍 10g，生姜 3g，薄荷 6g，柴胡 6g，4 剂，分两次，饭前饭后均可。

2012 年 6 月 25 日：

饭量大（笔者注：邪热消谷），大便不畅，不是每日去。觉得牙龈肿痛，口疮没有下去，仍然脾气急，略好。入睡可以，睡不醒，觉得很热，老想睡觉，烦躁，躺下烦躁睡不着。

左脉关缓滑，右脉细弦滑，舌下淡，舌苔水滑。

看来不是胃的火，是下焦虚寒引起的火，用中焦的药是不行的。

生甘草18g，炙甘草24g，黄柏15g，砂仁9g，大黄12g，乌梅20g，花椒6g，桂枝6g，党参10g，3剂（免煎颗粒）。

2012年6月28日：

口疮疼痛减轻，吃饭胃口特别好，吃上不觉得撑，饿得特别快，自觉还是上火，大便稀。

左脉细弦，右脉细滑，舌下淡红，舌苔薄。

熟地黄30g，生石膏30g，栀子10g，藿香10g，防风12g，大黄12g（另包），8剂。

2012年7月9日：

特别想吃辛辣刺激的、口味重的。上次月经提前，这次又快来了，出汗不多，腿外侧少，膝盖下少。

左脉缓滑，右脉细弦滑；舌质淡暗，舌下淡。

要出门，刚开始吃少一点，后面可以逐渐加量。补述：原先让吃大黄䗪虫丸的时候（一共吃了1盒，配上加味逍遥丸，胃口也是超好，一个月加一斤体重）。

石斛30g，当归60g，生石膏30g，丹参30g，炒莱菔子10g，瓜蒌20g，桃仁10g，川牛膝10g，大黄12g，生地黄30g，8剂，月经未来饭前吃，月经来后饭后吃。

2012年7月19日：

饭量还是特别大，大便还是不好，后下的那两个药好像没有放。

精神不太好，入伏第二天。嘴里有溃疡，牙龈出血，喉咙疼痛，食欲好，饿得快，饿时心慌。

左脉细弦，关滑有力，右脉缓滑，舌淡，舌下深红。

中焦郁滞，郁而化火，湿郁，身上懒、没有力气，小便正常、大便偏干，肚子不觉得凉。

出汗只有小腿不出，头上汗多。

上方合射干12g，4剂。

2012年7月23日：

饭量可以控制，嘴里有味，口疮没有了，身上比原来清爽一些。大便日一次，头汗减少，牙龈有出血，喉咙疼大减，小便原先黄现在好了，喝水变少，

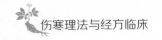

吃饭也变少。

肚子没有痛胀，饭前吃上药不太舒服、"嘈杂"，必须马上吃饭。

左脉细甚，右脉弱，舌淡胖，舌下淡瘀。

痰湿阻滞气机。

苦杏仁 10g，厚朴 9g，石菖蒲 9g，豆蔻 10g，薏苡仁 24g，通草 9g，滑石 12g，姜半夏 12g，竹叶 6g，大黄 10g(后下)，柴胡 9g，栀子 10g，淡豆豉 10g，3 剂。

2012 年 8 月 9 日：

不吃药也可以自己上厕所，月经昨天来，最近来月经，难受的时间不长。

左脉细弦滑，右脉缓滑，舌下淡，舌尖微红。

上焦仍略微有郁火。

苦杏仁 10g，厚朴 9g，石菖蒲 9g，豆蔻 10g，薏苡仁 24g，通草 9g，滑石 12g，姜半夏 12g，竹叶 6g，大黄 10g（后下），柴胡 9g，栀子 10g，淡豆豉 10g，五味子 10g，砂仁 3g，黄柏 9g，5 剂。

2012 年 8 月 14 日：

最近生气，然后影响睡眠，噩梦纷纭，觉得身上痒。

左脉细弦，右脉缓滑，舌淡尖红。

柴胡 48g，黄芩 18g，姜半夏 15g，甘草 18g，大枣 18g，党参 18g，生姜 12g，10 剂。每次半剂，逐渐增加，吃到食欲减少，梦减少，就停药。

2012 年 9 月 4 日：

月经快来，食欲大，睡不着，月经想来来不了，起口疮。手心热，牙龈出血，饿了恶心，胁肋不适，胸胀。大便前两天不好，吃了 2 天芦荟胶囊。

左脉弦滑，右脉滑，舌淡，舌下略瘀。

柴胡 120g，党参 45g，黄芩 45g，姜半夏 40g，生姜 45g，甘草 45g，大枣 40g，2 剂。嘱如果火减就停药。

2012 年 9 月 6 日：

服上药第一天晚上，睡得好。前两天有一点儿月经，昨天开始一点儿没有了。

昨天吃羊肉饺子五六个，晚上又睡不着，身体里面烧得不行，胃以上烧。

左脉细弦，右脉细滑。

柴胡 120g，党参 45g，黄芩 45g，姜半夏 40g，生姜 45g，甘草 45g，大枣 40g，炒鸡内金 20g，生麻黄 3g，苍术 6g，陈皮 9g，厚朴 6g，连翘 30g，栀子 10g，淡豆豉 10g，2 剂，水煎服。

大黄䗪虫丸，3 丸，逐渐加量，日 3 次，保证大便日两三次。

2012 年 9 月 18 日：

上次服药，饭量变小，火减轻。近两天又差，手心发热，有气无力。不出汗，但是身上不冷。

左脉细缓，右脉细弦滑，舌淡，苔水滑。

大黄䗪虫丸，现在 16 丸，可以 2 丸、2 丸加，大便还是干，要求大便 2 至 3 次。

附子 6g，龟甲 6g，黄柏 12g，乌梅 30g，柴胡 120g，党参 45g，黄芩 45g，生姜 15g，3 剂。

治疗断断续续进行，至今偶尔还来就诊，体质逐渐变好中……

以甘草用量解《伤寒论》解表三方

从正气角度看：麻黄汤证"腠理密"；桂枝汤证"腠理疏"；小柴胡汤证"腠理开"。

从正邪交争的角度看：麻黄汤证"邪未入"；桂枝汤证"邪欲入"；小柴胡汤证"邪已入"。

从治疗角度看：麻黄汤甘草"一两"护正；桂枝汤甘草"二两"扶正；小柴胡汤甘草"三两"补中。

腠理的疏密是正气在体表的体现，外感邪气要进入人体一定要趁着腠理之"虚"，乘虚而入、正邪交争便形成了经典的《伤寒论》表证。笔者从《伤寒论》解表三方中甘草用量、用药配伍，以及所治症状的腠理状态、邪气侵入深浅，做对比分析，对于解读三方机理及所治病症的核心差别有很大帮助。

腠理是外邪进入通道

提及腠理，最容易想到的是《扁鹊见蔡桓公》中，"君有疾在腠理，不治将恐深"，以及"疾在腠理，汤熨之所及也"。所以腠理一定是表浅的。这篇文章中，如果把腠理换为"皮肤"，当不会影响我们对于原文的理解。

而在以下文字中，用皮肤替代腠理则显然不妥，若替代为"皮肤上的纹理、缝隙"尚可。

如：《素问·阴阳应象大论》"清阳发腠理"；《素问·生气通天论》"清静则肉腠闭拒，虽有大风苛毒，弗之能害"；《素问·疟论》"故风无常府，卫气之所发，必开其腠理，邪气之所合，则其府也"；《素问·举痛论》"寒则腠理闭……炅则腠理开，荣卫通，汗大泄，故气泄"；《素问·皮部论》"邪客于皮则腠理开，开则邪入客于络脉，络脉满则注于经脉，经脉满则入舍于脏腑也"；《灵枢·百病始生》"是故虚邪之中人也，始于皮肤，皮肤缓则腠理开，开则邪从毛发入，入则抵深……"《灵枢·本藏》"三焦、膀胱者，腠理毫毛其应……密理厚皮者，三焦膀胱厚；粗理薄皮者，三焦膀胱薄；疏腠理者，三焦膀胱缓"；《金匮要略·脏腑经络先后病脉证》"腠者，是三焦通会元真之处，为血气所注；理者，是皮肤脏腑之文理也"。

通过经典文字的回顾，我们能朦胧地感觉到，腠理是个"门"，是空隙，是邪气进入的通道。用什么字眼代替腠理比较好呢？思索很久，还是刘完素说得好："然皮肤之汗孔者，谓泄气液之孔窍也，一名气门，谓泄气之门也。一名腠理者，谓气液出行之腠道纹理也。"（见《素问玄机原病式》）张景岳说得更为直接："腠理者，皮肤之隙。"（见《类经》）

至此，关于腠理，在我们的头脑中可以建立起这样一种形象——人体表的无数个小门，人体的气液通过这些门可以出去，而外感邪气进入人体也是通过这些小门。

小柴胡汤是解表方

有很多学者一直把小柴胡汤作为《伤寒论》少阳病的主方，还有不少学者把小柴胡汤作为和法的代表方，但是《伤寒论》原方中均找不到依据。与"和"相关联的有桂枝汤、小承气汤之类，并没有小柴胡汤。

如果我们学习经方，应先树立一个原则：首先要尊重《伤寒论》原文，要以读懂《伤寒论》原文作为前提。那么，我们会发现，很多关于经方约定俗成的认识，都和仲景无关，是后人以讹传讹的杜撰。

学习《伤寒论》现存的原文，与小柴胡汤相关的条文如下：

37条："太阳病，十日以去，脉浮细而嗜卧者，外已解也。设胸满胁痛者，与小柴胡汤。脉但浮者，与麻黄汤。"可以这样理解：太阳病，如果出现胸满胁痛，用小柴胡汤。

96条："伤寒，五六日，中风，往来寒热，胸胁苦满，嘿嘿不欲饮食，心烦喜呕……小柴胡汤主之。"

97条："血弱气尽，腠理开，邪气因入，与正气相搏，结于胁下。正邪纷争，往来寒热，休作有时，嘿嘿不欲饮食。脏腑相连，其痛必下，邪高痛下，故使呕也。其病必下，胁膈中痛。小柴胡汤主之。服柴胡汤已，渴者，属阳明，以法治之。"

这里首先要明白一个事实：这两条都出现在太阳篇，讲述了邪气通过腠理进入人体的"病源"，以及外邪侵入人体，正邪交争出现相关症状的机理。

接下来的98～104条都与小柴胡汤相关。综合起来有两点：一点是小柴胡汤使用的广泛性，仲景原文这样讲："伤寒中风，有柴胡证，但见一症便是，不必悉具。"（见101条）这点为大家所津津乐道。但还有另一点，101条后半部分"凡柴胡汤病证而下之，若柴胡证不罢者，复与柴胡汤，必蒸蒸而振，却复发热汗出而解"。还有104条"……服小柴胡汤以解外……"，文中"汗出而解"和"解外"已经明示了小柴胡汤发动正气抗邪外出的作用，这是仲景讲小柴胡汤解表的明文，但被很多学者忽略。

144条："妇人中风七八日，续得寒热发作有时，经水适断者，此为热入血室，其血必结，故使如疟状，发作有时，小柴胡汤主之。"这其实就是97条"血弱气尽，腠理开，邪气因入，与正气相搏"的一个具体实例，正虚明显，邪气侵入较深，以小柴胡汤解表之意跃然纸上。

148条："伤寒五六日，头汗出，微恶寒，手足冷，心下满，口不欲食，大便硬，脉细者，此为阳微结，必有表复有里也……有外证……此为半在里半在外也。脉虽沉紧，不得为少阴病。所以然者，阴不得有汗，今头汗出，故知非少阴也，可与小柴胡汤。设不了了者，得屎而解。"此条原文不仅明示了"半在里半在外"为"必有表复有里"的同义重复，并非有什么"半表半里"的病位，而且明示了有"表"，"与小柴胡汤"可治"头汗出"。148条最后"与小柴胡汤（解表）。设不了了者，得屎而解"，与104条最后"潮热者，实也。先宜服小柴胡汤以解外，后以柴胡加芒硝汤主之"相类，由此可以看出，小柴胡汤解表实为仲景惯用之法，并非偶尔为之。

149条："伤寒五六日，呕而发热者，柴胡汤证具，而以他药下之，柴胡证仍在者，复与柴胡汤。此虽已下之，不为逆，必蒸蒸而振，却发热汗出而解……"与 101 条后半部分"凡柴胡汤病证而下之，若柴胡证不罢者，复与柴胡汤，必蒸蒸而振，却复发热汗出而解"意义完全相同。

一者强调了"虽已下之，不为逆"，与"知犯何逆"之"为逆"相对应，提示了符合柴胡证者应该有一类情况，可以先下后表，也"不为逆"，这和我们熟知的先表后里的原则是不相同的，应该是对于前者的一种补充和变通。

再者，"蒸蒸而振"说明了正气的发动过程，提示了小柴胡汤的"补益"之性，"发热"是"蒸蒸而振"的结果，说明了正气已经被发动起来，接下来邪气无处容身，体现于外是"汗出而解"，这种汗出一定是遍身的，与"头汗出"不同。

阳明病篇与小柴胡汤相关的有 229 ～ 231 条。

229 条："阳明病，发潮热，大便溏，小便自可，胸胁满不去者，与小柴胡汤。"

230 条："阳明病，胁下硬满，不大便而呕，舌上白胎者，可与小柴胡汤，上焦得通，津液得下，胃气因和，身濈然汗出而解。"

231 条："阳明中风，脉弦浮大而短气，腹都满，胁下及心痛，久按之气不通，鼻干，不得汗，嗜卧，一身及目悉黄，小便难，有潮热，时时哕，耳前后肿，刺之小差。外不解，病过十日，脉续浮者，与小柴胡汤。"

少阳病篇与小柴胡汤相关的有 266、267 条。

266 条："本太阳病不解，转入少阳者，胁下硬满，干呕不能食，往来寒热，尚未吐下，脉沉紧者，与小柴胡汤。"

267 条："若已吐下、发汗、温针，谵语，柴胡汤证罢，此为坏病。知犯何逆，以法治之。"

六病篇之外与小柴胡汤有关的有 379 条："呕而发热者，小柴胡汤主之。"还有 394 条："伤寒差以后，更发热，小柴胡汤主之。脉浮者，以汗解之；脉沉实者，以下解之。"

这些条文说明了仲景时代小柴胡汤使用的广泛性和高效性，比如出现"胁下"部位和"发热"症状可以优先考虑小柴胡汤，却不影响针对经典表证小柴胡汤是解表之剂的判断。并且，如果把治疗阳明病的"上焦得通……胃气因和……汗出而解"的结果也从汗来考虑，则小柴胡汤便成为治疗广义表证的重要方剂（关于"广汗法"和广义表证会另作专文谈论）。

判断小柴胡汤为解表之剂的另一个重要依据，出现在《伤寒论》可发汗篇中，在《辨可发汗病脉证并治第十六》篇中，96 条赫然在列。如此，则小柴胡汤属于发汗解表剂当无异议。（判断小柴胡汤是发汗解表剂，并不影响对于小柴胡汤其他功效的判断。小柴胡汤的多重身份中有一种是发汗解表。小柴胡汤"是发汗解表剂"和"只是发汗解表剂"是不同的，请勿误解）

从甘草之"一二三"理解解表三方真谛

谈这个问题的前提，是我们一定要知道《伤寒论》中经方的剂量和剂量比是严格的。如果不严格，麻桂各半汤、麻二桂一汤等就可以看成是一个方。如果不严格，23 条后就不必有这段话："桂枝汤三合，麻黄汤三合，并为六合……今以算法约之，二汤各取三分之一，即得……此方乃三分之一，非各半也，宜云合半汤。"25 条后也不必有这种详细描述："桂枝汤二分，麻黄汤一分，合为二升，分再服。今合为一方……今以算法约之，桂枝汤取十二分之五……麻黄汤取九分之二……二汤所取相合，即共得桂枝一两十七铢，麻黄十六铢，生姜、芍药各一两六铢，甘草一两二铢，大枣五枚，杏仁十六个，合方。"

从这些不厌其烦的描述中，我们可以得出结论：经方的剂量是严格的、严肃的，而不是随意的。这点共识为我们从甘草用量不同来讨论解表三方的核心差别提供了基础。

接下来笔者将麻黄汤、桂枝汤、小柴胡汤，这《伤寒论》解表三方的剂量作一对比，请大家关注甘草用量的不同。

麻黄汤：麻黄三两，去节；桂枝二两，去皮；杏仁七十个，去皮尖；甘草一两，炙。

桂枝汤：桂枝三两，去皮；芍药三两；生姜三两，切；大枣十二枚，擘；甘草二两，炙。

小柴胡汤：柴胡半斤；黄芩三两；半夏半升，洗；生姜三两，切；大枣十二枚，擘；人参三两；甘草三两，炙。

甘草色黄配脾土，味甘亦归属脾土，笔者思考其核心功效为"缓中补虚"，为中焦脾土之药无疑。

麻黄汤中甘草一两；桂枝汤中甘草二两，配大枣；小柴胡汤中甘草三两，配大枣、人参。如果从脾胃的角度来思考：麻黄汤所治之证，中气的潜在不足

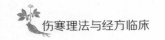

最轻；桂枝汤所治之证，中气的潜在不足较麻黄汤为重；小柴胡汤所治之证，中气的不足最重。

立足于外邪，而时刻不离顾护中焦脾土，这应该是经方之所以伟大的秘密之一。

97 条解释小柴胡汤所治之证，云"腠理开，邪气因入，与正气相搏结……"

仿此格式，笔者总结麻黄汤所治表证为"腠理密，邪气未入，御外邪于国门之外"。

桂枝汤所治表证为"腠理疏，邪气扰动，邪正交争于肌表"。

一叶而知秋，一斑而窥豹。

从每一个小角度，深入进去，都可以找到仲景的严谨与宏大。以下从"腠理"（正）、"邪"（正邪交争）、"甘草"（治疗）三个小角度总结本文：

从正气角度：麻黄汤证"腠理密"；桂枝汤证"腠理疏"；小柴胡汤证"腠理开"。

从正邪交争的角度看：麻黄汤证"邪未入"；桂枝汤证"邪欲入"；小柴胡汤证"邪已入"。

从治疗角度看：麻黄汤甘草"一两"护正；桂枝汤甘草"二两"扶正；小柴胡汤甘草"三两"补中。

"炙甘草"当为炒甘草

甘草古称国老，笔者总结其核心功效为"缓"，分别言之，为：缓虚、缓急、缓激、缓毒。《伤寒论》所载 110 多首方剂中，有 70 首用到了甘草，足见其临床使用之广泛，但是目前甘草的用法不当影响了甘草的广泛应用。

目前临床使用甘草，多用"蜜炙甘草"，这种用法的依据是什么呢？一些临床工作者会认为依据在《伤寒论》。而事实上，《伤寒论》中使用的"炙甘草"，与后世的"蜜炙甘草"完全是两回事。"蜜炙"之后增壅滞之性，很多时候不仅不会增效，反而会掣肘。所以这是事关临床疗效的大问题。笔者关注此问题有很多年了，据临床经验体会出，《伤寒论》中的"炙甘草"当为炒甘草。

"炙甘草"并非"蜜炙甘草"，而是炒甘草。对于这点，需要从两方面来阐述：一是炮制技术的演变；二是与其他药物"炙"法作对比。

先来讲炮制技术的演变。

《古今中药炮制初探》一书中，有明确表述："炮制技术，古今在含义上、方法上有很大改变，有的已全非古代的面貌。如汉代《神农本草经》《金匮玉函经》等所记载的……'炙'，按《说文》解释为'炮肉也，从肉从火'，是一种直火加热法，汉代炙的品种有阿胶、鳖甲、甘草、厚朴、枳实等。"由此我们可以知道，东汉时候的炙，是一种直火加热的方法，是不加液体辅料的。可知仲景时代的"炙甘草"不必"蜜炙"。

"蜜炙"的由来，该书中也有表述："元代《汤液本草》中提出'祛膈上痰以蜜'之后，明代《医学入门》中又明确认为'凡药入肺蜜炙'，所以现代凡补益、祛痰、入肺药多用蜜炙，以增强疗效。"蜜炙真能起到增效作用吗？如黄芪蜜炙，古代早有质疑。清代《本草述钩元》一书记载黄芪"治痈疽生用，治肺气虚蜜炙用，治下虚盐水或蒸或炒用"。同是清代的《本草新编》，却说"黄芪原不必蜜炙也，世人谓黄芪炙则补，而生则泻，其实生用未尝不补也"。

甘草"蜜炙"，而不用其本来直火加热的"炙"，始于何时呢？唐《千金翼方》出现"蜜煎甘草涂之"；宋《太平惠民和剂局方》出现"蜜炒"；明代出现"去皮蜜炙""切片用蜜水拌炒"的炮制方法。"炙甘草"就这样一代一代演变为"蜜炙"。

经方中"炙甘草"如何用？笔者认为《本草纲目》所说为是，"方书炙甘草皆用长流水蘸湿炙之，至熟刮去赤皮"。笔者临床径直用炒甘草，即药房所购生甘草，放入铁锅，炒至颜色变为深黄即可。

再来与同时代其他药物"炙"法作对比。

《伤寒论》不仅有"炙甘草"，还有炙厚朴和炙枳实。43条、66条、103条、136条、208条、247条、320条、374条、318条、393条，都谈到了枳实、厚朴的"炙"用，如果甘草是"蜜炙"，枳实、厚朴也是"蜜炙"吗？在《伤寒论》原文中，甘草之"炙"与枳实、厚朴的"炙"，是没有任何不同的。枳实、厚朴功在理气，不会是"蜜炙"，所以反证甘草也不会是"蜜炙"，而是"直火加热"。

如此考证和推敲，不仅是文字工作，更有其现实意义。复方甘草酸苷在西医界的滥用，对于中医应该是有借鉴意义的。之所以滥用，一是因为有效、好用；二是因为他们没有严谨的中医理论指导，所以不明白其中的利弊，会乱用。虽然复方甘草酸苷不等同于甘草，但其应用应该参考甘草的注意事项。反过来，中药甘草的使用也应该参考复方甘草酸苷的使用，也就是说甘草的使用可以扩大，甘草可以担重任、可以重用，只要是在严谨的中医理论指导下使用，便会有利而无弊。

临床中医应该说太轻视甘草了，《伤寒论》中以甘草名方者很多，而现实中以甘草为主药去治疗疾病的中医又有多少？笔者以甘草为主治疗重症银屑病的事实也许可给医生一些借鉴：患者老年男性，体瘦，银屑病病史30多年，长期服用抗癌药甲氨蝶呤控制症状，停药后皮损泛发，大片红斑弥漫、融合，住院后西医确诊为红皮病型银屑病。出院后中医治疗始终以甘草为主药，方药举例如下：炒甘草90g，黄连6g，黄芩18g，干姜18g，姜半夏15g，大枣20g。治疗中用方变化较多，如白虎加人参汤、柴胡类方、调胃承气汤、泻心汤加减等，甘草用量也在30～60g之间变化，但一直以炒甘草为主药，疗效尚可。试想，如果用"蜜炙甘草"的话，用如此大量，长期使用，先不说疗效，就是患者的脾胃也受不了。

炒甘草大量用为仲景原意

2013年2月27日《中国中医药报》载王强先生与笔者商榷之《甘草首在用量大小，不必强求炮制法》一文（以下简称《王文》），对于笔者考证《伤寒论》中甘草"炙"法原意的工作未予重视，并且将《伤寒论》中炙甘草用量为"3～12克"的一家之言（也就是一两等于3克）视为唯一正确的观点，并且以此为依据来评论别的观点。对此笔者有不同意见。

首先，《伤寒论》中炙甘草的"炙"法的考证，有关键的意义，这样的考证为恢复《伤寒论》炙甘草的大剂量使用提供了炮制上的依据，不可小觑。详细考证情况见笔者《"炙甘草"当为炒甘草》一文，在此不赘。

其次，对于《伤寒论》一两为今1.6克、3克、6.96克、13.92克、15.625克等观点，笔者都有所了解，但在这些观点中，笔者更倾向于《伤寒论》中原意为一两等于15.625克。2009年《中医杂志》曾发表全小林等《〈伤寒论〉药物剂量考》一文，文中对于一两究竟为现代多少克作了多方面的论述，最终的结论为"《伤寒论》经方一两约合今称 15.625 克（简为 15.6 克）"。一两应该相当于目前的 15 克多，则四两相当于约 60 克。这与王文说的 3 ～ 12 克显然是不同的。笔者提倡"原方原药原剂量比原用法"是学用经方的第一步，在了解经方的制方之理后会做一些变化是第二步。《"炙甘草"当为炒甘草》一文中的举例处方"炒甘草 90g，黄连 6g，黄芩 18g，干姜 18g，姜半夏 15g，大枣 20g"，是否能看出甘草泻心汤的影子呢？此处用甘草泻心汤的目的在于缓久病之虚、缓症状之急、缓寒热错杂导致的无形气郁之激。如果按一两等于 15 克的比例来换算，炙甘草用量为六两，比《伤寒论》方的四两有所增加。而其他药物的剂量比基本上是按照甘草泻心汤来的，一两的用量按 6 克来换算。为什么甘草的量多于仲景方，而其他药物的量少于仲景方呢？因为笔者对于甘草的核心功效的思考更多些，用甘草是在用药；而对于其他药物的使用，是在用方。"通过对《伤寒论》药物剂量的考证，明确仲景经方的实际药量，为提高治疗急、危、重症及疑难病的疗效提供思路和借鉴"（见仝小林等《〈伤寒论〉药物剂量考》一文）。笔者所治疗的病症较仲景所治的病症病情缓而顽固，这是笔者学习仲景方原方、原药、原剂量比、原用法用方用药，但剂量与剂量比与仲景不同的背景。

综上所述，无论是炙甘草用接近"直火加热"的炒甘草，还是用药、用方的较大剂量，笔者都是在学习和探索仲景的原意，并非"中药西用"。

"久久"用甘草辨

仲景方中用甘草，很值得玩味。

笔者读书临证之余，想到肾着汤与甘草附子汤，有所悟：仲景治疗"久久得之"的病症，或者需要"久久治之"的病症，多在攻邪的同时重视甘草，可谓深识"兵马未动粮草先行"之理，此当为仲景心法之一，不敢自秘，草成此文求正于同道。

肾着汤又名甘姜苓术汤，以甘草领衔做方名，当不是巧合。主治"肾着之病，其人身体重，腰中冷，如坐水中，形如水状，反不渴，小便自利，饮食如故，病属下焦，身劳汗出，衣里冷湿，久久得之，腰以下冷痛，腹重如带五千

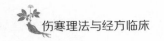

钱，甘姜苓术汤主之"。

此段文字中，笔者对"久久得之"最为关注，这与甘姜苓术汤中以甘草领衔，且用到四两是不是有些关系呢？先不急着下结论，参考一下甘草附子汤便可见分晓。

要看甘草附子汤，需要和桂枝附子汤一起比较着看才容易明白。《伤寒论》174条："伤寒八九日，风湿相抟，身体疼烦，不能自转侧，不呕，不渴，脉浮虚而涩者，桂枝附子汤主之。"175条："风湿相抟，骨节疼烦，掣痛不得屈伸，近之则痛剧，汗出短气，小便不利，恶风不欲去衣，或身微肿者，甘草附子汤主之。"174条所治之证明显要轻于175条所治之证，174条"伤寒八九日，风湿相抟"，175条估计得病时间也不会短，应该可以称得上"久久得之"。

问题的关键还不在这，而在桂枝附子汤和甘草附子汤附子的用量上。桂枝附子汤附子三枚，甘草附子汤附子两枚。为什么病位表浅、病情轻的桂枝附子汤证附子反而要多用呢？

原因可以从方名上去考虑。甘草附子汤，以甘草名方，意在缓治，故症重而药反轻。

可溃敌于一役，则以攻邪为重，"邪去正自复"。如果需要一战再战，就不可只识攻击，而需要有"久久治之"的思路，"正复邪自除"。两方甘草、桂枝等量，附子三枚，配生姜、大枣希望尽快在体表解决战斗；而附子二枚、白术二两则需要有拉长战线、拖垮敌人的战略思考。

明白了甘草附子汤以甘草名方"久久治之"（治以缓）的思路，甘姜苓术汤以甘草领衔治疗"久久得之"之病症的思路也便容易明白。

巧的是，甘草附子汤治疗风湿，甘姜苓术汤治疗寒湿，治疗的都是接近于体表、筋骨关节的问题，但"久久"之疾用甘草的思路不应当局限于体表关节的疾病及湿邪为病，更多的理论依据和临床应用，希望同道来补充。

"甘草令人中满"误

《素问·奇病论》云："肥者令人内热，甘者令人中满。"一句"甘者令人中满"让甘草与"中满"之症几乎绝缘。后来再有人发挥，苔腻不能用甘草，纳差不能用甘草。可惜把一个有"国老"名号的甘草，约束得伸不开手脚。

《神农本草经》记载："甘草，味甘平，主五脏六腑寒热邪气，坚筋骨，长肌肉，倍力，金疮肿，解毒。"《名医别录》记载："无毒，主温中下气，烦满短气，伤脏咳嗽，止渴，通经脉，利血气，解百药毒。为九土之精，和七十二种石，一千二百种草。"这样的记载里，甘草既治邪又扶正，何其了得？

是什么时候甘草开始戴上枷锁？其中是否有什么冤情呢？

在长期临床中，笔者对于脾在人体病态时的"缓冲调节"作用越来越重视，因此，处方时便越来越重视甘草。甘草色黄、味甘，入脾，为脾之正药。笔者将甘草的功效定位于"缓"——缓虚、缓急、缓激、缓毒。

让我们来看一下上海中医药大学教授王庆其对甘草的认识：甘草泻心汤，用治于痞证及狐惑病。其中，《伤寒论》太阳篇用治"腹中雷鸣，心下痞鞭而满"，病机由于"胃中虚，客气上逆，故使鞭也"。柯琴注云："本方君甘草者，一以泻心而除烦，一以补胃中之空虚，一以缓客气之上逆也。"临床治胃病见脘腹胀满者往往以大队利气之药，图一时之快，有的可见效，有的见效而伤阴分，有的却无显效。国医大师裘沛然治脘腹满者，多以甘草、党参之属稍佐和胃畅膈之品，往往胀满若失。笔者前日遇上海中医药大学柯雪帆先生，亦有类似体会。

故凡治病不可为套法及陈旧观念所局限，凡久病胃气虚所致身体不适者，大剂甘缓，但用无妨。小建中汤，甘草，甘温同用以立中气，总不离乎甘。

《本草汇言》："高元鼎云，实满忌甘草固矣，若中虚五阳不布，以致气逆不下，滞而为满。服甘草七剂即通。"《本草通玄》说得更好："《别录》云，下气治满，甄权云，除腹胀满，盖脾得补则善于健运也……世俗不辨虚实，每见胀满，便禁甘草，何不思之甚耶？"以上两家，实乃经验之谈，若非临证，是不可能有此切身体验的。

下面再来看一下王庆其教授讲的国医大师裘沛然临证经验：

先生谓胃脘痛，或腹胀，或他病伴腹胀者辄用甘草，并与党参为伍，且用量较多，12～30g。云其导源于甘草泻心汤……原方应有人参，可增强"胃中虚"的作用。至于其剂量：原方甘草用4两，古今度量有别，每难正确折算。但从与其他诸药比例可以推寻：甘草4两，黄芩3两，干姜3两，黄连1两，半夏半升，大枣12枚。

如从甘草与黄芩用量比为4∶3折算，黄芩目前常用9～15g，那么，本

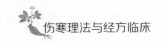

方甘草可用 12 ～ 20g。如从甘草与黄连为 4：1 折算，黄连目前常用 4.5 ～ 9g，那么甘草可用 6 ～ 12g。可见先生用量颇切当。实践证明凡胃气虚所致的脘腹胀满用之辄效。

《黄帝内经》所谓"甘者令人中满"，是禁实证腹胀而言。《别录》有载云："甘草温中下气，烦满短气。"也指胃阳不振诸症而言。我们后世用药每为俗套所误，以致约束了用药的思路，对前人经验，尤其如《伤寒论》之类经典未能刻意体察其中细微隐奥，又不能在实践中着意探寻，因而思路越来越狭窄，甘草用法即是一例。（以上两段文字整理自《杏林散叶——王庆其医话医案集》一书）

笔者认为，王庆其教授转述诸前辈对于甘草的认识是正确的，可以纠"甘草令人中满"之偏。

回想甘草生于干燥草原及向阳山坡、河岸砂质土壤等地，喜干旱，不喜水。这种特性不正与脾之"喜燥恶湿"合拍吗？

人得五行之全，物得五行之偏。当人体运化不正的时候，以物之偏来纠人体之偏。这应该就是药物治疗疾病的机理。在甘草的生长过程中，已经蕴含了"燥湿除腻"之性。于是治满不必忌讳甘草，特别是在中虚而满的时候。

《汤液本草》云："中不满而用甘为之补，中满者用甘为之泄，此升降浮沉也……经云，以甘补之，以甘泻之，以甘缓之。"这似乎是现代所说的"双向调节"作用，为何可以双向调节？因为甘草首先是作用于人体的，作用于主管"缓冲调节"的脾，恢复脾的功能。"中满忌甘草"是一种直线思维，而"中满以甘治"是一种对人体主观能动性有所预期的系统、动态、整体思维。

对于甘草与中满的话题先谈到这里，仅为刍探，希望有更多同道来共同研究、完善。

柴胡桂枝干姜汤，可以不争论

柴胡桂枝干姜汤在《金匮要略》中的评价是"服一剂如神效"。胡希恕先生说治疗低热、便结"用此方很好"；刘渡舟先生用此方治口干、便溏、肝气不舒"疗效卓著"；黄煌教授将其定位于"柴胡类方中的安定剂和精神疲劳恢复剂"……为何对于这个方子各家都很推崇，但观点却如此众多、甚至相反呢？笔者在编撰《柴胡类方歌括》的时候发现，从剂量比的分析可以解答这个问题。

一、学习各家观点要注意到"各家的用法"

笔者学习经方时对于剂量很是关注，但由于汉代的一两到底相当于现在的多少克众说纷纭，故仲景原方中各药的剂量到底是多少，现在没有定论。然而原书中柴胡桂枝干姜汤各药单位都是"两"，故各药剂量之比例不会有异议，为"柴胡姜桂八二三，蒌四芩三二牡甘"，即柴胡八两，桂枝三两，干姜二两，栝楼根四两，黄芩三两，牡蛎二两，炙甘草二两。现代医家是否遵从了这个比例呢？胡希恕先生的常用量为柴胡24g，桂枝9g，干姜6g，栝楼根12g，黄芩9g，牡蛎9g，炙甘草6g，除了牡蛎的比例略高外，其他与仲景原方吻合。刘渡舟先生的常用量为柴胡16g，桂枝10g，干姜12g，栝楼根10g，黄芩4g，牡蛎30g，炙甘草10g，与原方剂量比相比，最显著的变化为柴胡、黄芩比例减少很多，而桂枝、干姜比例增加很多。黄煌教授的常用量为柴胡6～12g，桂枝6～10g，干姜3～6g，栝楼根10～12g，黄芩5～10g，牡蛎10～15g，炙甘草3～6g，柴胡：桂枝：干姜在仲景原方中为8：3：2，在这里已经无法找到原方剂量比的痕迹。

对比以上各家常用量和仲景原方的剂量比，可以看到各家所用之方已经不是剂量比严格的仲景原方，而是经过自己改造的"经方"。而各家的学习者都错以为自家用的还是仲景的经方，以这样的"经方"临床去验证仲景原方所治，去领会仲景原条文的精神，难免会有所偏差。严格讲剂量不准确的"经方"不能叫经方，经方中药味相同而剂量不同的方剂很多：如桂枝附子汤和桂枝去芍药加附子汤、桂麻各半汤和桂二麻一汤、小承气汤和厚朴三物汤、桂枝加桂汤和桂枝加芍药汤，等等。如果按现在医家的观点看，这些似乎都能视为同一个方。但仲景却给出了不同的方名，仲景方中一药剂量的变化，"法"就变了，经方"经典"的魅力也许就在这细微的变化上。

笔者指出这些的本意不在厚古薄今，而是提醒大家学习哪家的经验，就要注意哪家的用法的细节，如果按胡希恕先生的剂量比用柴胡桂枝干姜汤，而要治疗刘渡舟先生所认为的柴胡桂枝干姜汤证——口干、肝气不舒、便溏的话，怕是不能获得预期效果的。

二、用"还原法"平息争论

在《中医需有"术"更需有"道"》一文中提出了一个问题——"同一方证，便干和便溏截然相反，而两种说法又都是来源于实践，都没有错。为什么？"如果从剂量比的角度来回答这个问题，就是他们所用的，本就不是同一个方，所治的证自然不会相同。

在《中医外感热病学史》一书中，评论治疗流行性乙型脑炎的石家庄经验在北京使用不灵时讲了一句话"不是石家庄经验灵不灵的问题而是应用这些经验得当不得当的问题"。这个观点用于学习此方的应用，和平息此方的争论很有用处。学习仲景的原方，一定要对于仲景的剂量比、剂量、方后注都有足够的重视。而学习胡希恕先生、刘渡舟先生、黄煌教授和其他医家的经验时，也一定要注意到用量的多少和比例，以及具体的煎法、服用量、药后调摄等细节问题。如《太阳病不宜误补》一文中讲到，冯世纶教授的煎服法与众不同，是"嘱患者煎药前先用冷水泡药 1 小时，煮开后微火煎煮 15 分钟即可。每剂药煎 2 次，分别在上午 9 ～ 10 时和下午 3 ～ 4 时服用"，这些就是学习冯世纶教授的经验时应该注意到的细节问题。

学习时使用"还原法"的意义在于：对于前人使用方剂的经验，一定要参照使用时的时间、空间背景，尽量多地注意到使用时的细节，这样的学习才有可能"神似"。

黄煌教授在一篇文章中提到过"一家有一家的仲景，各人有各人的伤寒"。造成这一现象的原因之一就是后学者对于经方的学习不能"入细"，没有下到"还原"的工夫。今人在学习时如果不注重前人经验中的细节，各执己见，就会在如"柴胡桂枝干姜汤方证中是该有便溏，还是便结"之类的临床问题上陷入无用的争论。经方的学习肇始于《伤寒论》的成书，首先要尊重仲景的原用法，这就是笔者强调的"原方原药原剂量比原用法"式的经方学习的意义所在。

三、带剂量的《柴胡类方歌括》

笔者一直致力于带剂量的经方类方歌括的编撰，在不断推敲中获益良多。以下将最新修订的《柴胡类方歌括》和编撰中的一些收获介绍给大家，希望更多的人加入这个工作，更多的医者关注经方的剂量比，这样类似于上文中的争论就会有更多迎刃而解的机会。

小柴八两少阳凭，枣十二枚夏半升，

三两姜参芩与草，去渣重煎显奇能。

七变渴咳热烦胸，痛悸去芩胁痞硬，

腹痛芍三悸四苓，除枣四牡治痞硬。

去夏四两五人参，治渴四两栝楼根；

咳除生姜枣与参，二干姜分味半升；

二枣芩夏三去参，外有微热三桂成；

蒌实一枚除夏参，主治不呕并烦胸。

大柴芍三去草参，加枳四枚或二军。

柴胡姜桂八二三，蒌四苓三二牡甘。

柴胡桂枝桂半用，柴芩夏参四味轻。

柴加龙牡先去甘，小柴半量宣郁阳，

两半龙牡铅桂苓，二军后入三焦畅。

柴胡加芒硝二两，柴胡证解三一量。

去滓再煎生甘半，三泻三柴八两旋。

编撰中的收获有：①柴胡类方根据柴胡的用量可以分为三类。一类是柴胡八两，分别是小柴胡汤、大柴胡汤和柴胡桂枝干姜汤；一类是柴胡四两，分别是柴胡桂枝汤和柴胡加龙骨牡蛎汤；还有一类是柴胡加芒硝汤，柴胡用量是八两的三分之一，二两十六铢。②"去滓再煎"《伤寒论》中有七方用到，柴胡类方中有三个，都是柴胡八两。③柴胡加芒硝汤中，小柴胡汤的药物除半夏外都是小柴胡汤方中用量的三分之一，以此类推半夏也应该是"半升"的三分之一，柴胡加芒硝汤中半夏的量是二十铢，这样可以推导出小柴胡汤中的半夏"半升"应该是二两半，这也为《伤寒论》中其他以"升"为单位的药物的换算成"两"多了一个参考。

大黄牡丹汤讨论

案例

张某，男，21岁。患者凌晨4时出现右下腹疼痛，于北京民航医院查体：发热不明显，二便调。腹部平软，麦氏点压痛（＋）。辅助检查：血常规示白

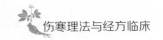

细胞总数 $17.9 \times 10^9/L$。尿常规镜下可见白细胞 2 个。腹部 B 超提示：右下腹阑尾可见一 $2.5cm \times 1.8cm$ 欠均匀偏低回声，外形欠规则，边界欠清，可见点状血流信号，阑尾炎可能性大。医生建议住院手术治疗。刻下右下腹持续疼痛，阵发性加剧，腹部平软。口干，汗多，纳可。脉细，舌淡红，苔根薄黄腻。证属瘀热阻滞，张广中主任治以大黄牡丹汤原方：大黄 9g，丹皮 9g，桃仁 12g，冬瓜子 30g，芒硝 9g。3 剂，水煎服。

2010 年 5 月 7 日诊：患者诉服药一煎后即疼痛减轻，1 剂药物服完已基本无疼痛，服药 2 剂后疼痛完全消失。

体会

关于大黄牡丹汤

大黄牡丹汤出自《金匮要略·疮痈肠痈浸淫病脉证并治第十八》："肠痈者，少腹肿痞，按之即痛如淋，小便自调，时时发热，自汗出，复恶寒。其脉迟紧者，脓未成，可下之，当有血。脉洪数者，脓已成，不可下之。大黄牡丹汤主之。"原方为"大黄四两，牡丹一两，桃仁五十个，瓜子半升，芒硝三合"。原煎服法为："上五味，以水六升，煮取一升，去滓，内芒硝，再煎沸，顿服之，有脓当下；如无脓，当下血。"大黄、芒硝泻热软坚、宣通壅滞，桃仁、牡丹皮活血化瘀，瓜子有甜瓜子、瓜蒌子、冬瓜子之争，但功用总为排脓散壅消肿，甜瓜子擅于化痰、排脓，脓成者宜之；瓜蒌子擅于清肺、滑肠，肺热便闭者宜之；冬瓜子擅于消痈、利水，脓未成者宜之。一般情况下三药可通用，也可同用，本案中所用为冬瓜子。诸药相合，共奏化瘀泻热消痈之功。因患者煎服不便，故此五味药物同煎。

关于"有脓当下，如无脓，当下血"的争议

患者身热、汗自出，考虑有里热，且患者痛有定处，为瘀血之征。病机为瘀血与热毒阻滞，故予大黄牡丹汤很快治愈。原方后的"有脓当下，如无脓，当下血"历来备受争议。大多数医家认为此方用于肠痈初起尚未成脓者。如《胡希恕讲伤寒杂病论》中指出："此时若脉迟紧，邪热正蚀血肉，为正在酿脓之兆，其脓未成，可以大黄牡丹汤下之，当下出瘀血。其脉洪数，热邪腐脓已成，热势复张于脉中……完全成脓者，方不可服。"亦有一些医家认为此方既可用于无脓者，亦可用于脓已成者。方后注明言"有脓当下，如无脓，当下血"，指脓已成者，服药后下脓或泻下；脓未成者，服药后下瘀血。清代医

家尤怡与杨旭杰所著的《金匮要略心典》即曰："大黄牡丹汤，肠痈已成未成，皆得主之，故曰：有脓当下，无脓当下血。"

关于便秘一症

大黄牡丹汤使用时多有便秘一症，发热临床观察可有可无。笔者曾治一30岁女性高某，因面部色斑、痤疮，与大剂量小青龙汤原方服用一个月后，面部出汗向正常转变，色斑、痤疮大减，却出现大便干，白带带血，右下腹疼痛剧烈的急性症状，当地医生考虑"急性阑尾炎"，欲治以大剂量抗生素，患者询于余，处以大黄牡丹汤原方（考虑脓未成用冬瓜子），芒硝剂量较大，嘱咐逐次冲入汤药中，未泻则加，得泻则止，疼痛消失则余药勿服。

患者复诊时诉服药一煎即得泻，疼痛大减，服药一剂半，疼痛消失，遂停药。后继续用辛温药物治疗色斑、痤疮，未再出现"大便干，白带带血，右下腹疼痛"情况。

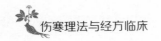

第八章　经方应用杂谈

当医生久了，才知道自己不可能是全能的。

于是选择成功率更高的疾病看，以期为中医占领和巩固这个"根据地"而努力。

把某个病当作"根据地"，是没有问题的策略，可以帮助中医学在这个病上找到更多的规律，让更多的中医医生在疗效上可以重复。

但是得某病的还是人，人出现什么具体的情况，你是不可以预料的。

于是，医生必须准备更多的武器。

武器多了，上战场时选择的余地就大一些。

于是对于所有的武器，对于别人使用武器的方法、技巧，只要精力允许，就需要赋予自己的独立思考。

经方是使用最久、最可靠的武器，于是格外用心。

思考了很多，也有很多成文的，先选一部分文字，和大家讨论，希望有更多同道的独立思考来应和。让我们对于这些武器有更多的认识。（虽然最后的胜利取决于"兵名"，取决于策略，但是胜利的过程中，如果武器精当，也不是坏事）

理中类方歌括类变心解

对于简练的经方来说，很多方子都是同一方根的加减，或者只是某一药物剂量的加减。如果把这些方子合作一类，编为歌括，既能让读者认识到相似方剂之间的联系和区别，又能减少很多背诵的重复。

题解

方歌括，就是用歌咏的方式概括药方之功效，便于记忆。方歌括中最著名的要数陈修园的《长沙方歌括》，其好处在于背诵它后可以开出剂量准确的经方。剂量准确对于经方很关键，因为剂量不准确的经方不能叫经方，经方中药物相同而剂量不同的方剂很多，如桂枝附子汤和桂枝去芍药加附子汤、桂麻各半汤和桂二麻一汤、小承气汤和厚朴三物汤、桂枝加桂汤和桂枝加芍药汤等。

笔者在学习和背诵《长沙方歌括》的过程中，发现了两个问题：一是随着岁月的推移，读音古今不同，且有地域差异，陈修园方歌括很多地方连念都念不顺，去背就更是强人所难。二是一方一歌，以致重复的地方颇多。对于简练的经方来说，很多方子都是同一方根的加减，或者只是某一药物剂量的加减。如果把这些方子合作一类，编为歌括，既能让读者意识到相似方剂之间的联系和区别，又能减少很多背诵的重复，何乐而不为呢？于是笔者参照《伤寒论类方》的理中类编写了新的歌括，相对于《长沙方歌括》中理中类 62 句方歌来说，新编歌括仅为 36 句。希望这个新编歌括能起到抛砖引玉的作用。

谈到类变，似乎前人没有做过这个工作。按类方来考察，理中类 9 方，而桂枝类 19 方，桂枝类方的选择余地要远远大于理中类。但是如果把理中汤的 9 种变化和真武汤的 5 种变化都算上的话，理中类方变成 21 种变化（见文后附），而桂枝汤 19 方均没有加减变化，理中类反超桂枝类。这就是笔者类变的目的，使后学者不仅要学方，更要重视方剂在仲景思考中的变化，其意义不亚于学方。

说到心解，需要引用《经方杂谈》提供的四种解读经方的方式，分别是：以经解、以注解、以新解、以心解。心解或谓直解，即没有太多的引用，直接说出自己现阶段的理解，给他人以启示。笔者最欣赏心解，因为学经方的人更多是为了应用，而不是考据。

新撰理中类方歌括

理中参草干姜术，三两丸汤啜粥掮。

脐冲腹满术当去，吐多姜三亦去术，

脐筑加桂四两治，熟附一枚腹满除，

利多留术君须记，渴饮术至四两五，

腹痛人参应大剂，寒者干姜亦此数，

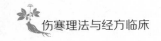

悸增苓二八变布，丸递皆为腹热筹。

真武苓芍术附姜，附一术二余药三，

附子参二苓芍修，附二术四寒痛灸，

尿短肢重欲擗地，温渗水气北方候。

四变咳首溲利呕，味半升一姜辛投，

溲多耗津去茯苓，利下去芍姜二守，

呕去炮附加生姜，八两四药水阳谋。

桂附三五去芍药，甘附二四术缓图，

骨节疼烦难转侧，桂草四二风湿逐。

桂附去桂加术四，二法一方二便主。

芍甘附三一虚故，苓桂四三二甘术。

桂枝人参表里顾，桂草四两桂后入。

理中用术不离土，姜桂附参芍草茯。

歌括心解

理中参草干姜术，三两丸汤啜粥捂。

理中丸、汤应用颇广，非只治疗寒性"霍乱"，和大病后余之胃寒。《圆运动的古中医学》将此方的应用推到一个空前的高度，曰"人身上下左右俱病。不治上下左右，只治中气……中气如轴，四维如轮，轴运轮行……此方，运轴行轮之法"，可参考之。这里只是从方的角度，提出以下四点注意：一为剂量，三两。做汤服用水八升，煮取三升，去渣，温服一升，日三服。作丸服用，这里提供了一种现在并不常用的服用方法：以沸汤融化丸药，温服之，日三四服，夜二服，这种服法结合了汤药见效快和丸药使用方便的优点，而且加量容易，是一种值得提倡的服药方式。二为可丸可汤，急则用汤，缓则用丸。三为饮热粥，桂枝汤之啜热粥，是助正气，促药力使邪外散之意；此处饮热粥，意在温内，使"腹热"。四为捂，在表证方剂中捂为"温覆"，此处为"勿发揭衣被"，做法一致。

脐冲腹满术当去，吐多姜三亦去术，

脐筑加桂四两治，熟附一枚腹满除，

利多留术君须记，渴饮术至四两五。

此六句讲的都是关于术的问题，有去术三变，留术、增术各一法。术的药用问题会有另文详述。此处只是就理中汤方用术之法做一分析，吐多去术有人认为是因术有发越之势，脐、腹症状去术因为术不治下焦。《伤寒论》中第 159 条可参。如果利多，即使有吐，也不去术。渴饮出现在理中汤证中，病机当为脾虚不能化生津液，水停津液不能上呈。如果用麸炒白术，当为治本之谋，此处未言炒，生用或许更当，后面尚有便干溲多加白术之法，可见术并不燥。一个术在理中汤中出现五种变化，可见仲景心思之缜密。

腹痛人参应大剂，寒者干姜亦此数。

此两句顺承前面的四两五，体现了方中单独增加某味药的变化。除了炙甘草，理中汤中其他三药都有增量的变化。吐利后出现腹痛，病机应为气津两虚，故加人参剂量。中阳伤明显而出现脘腹寒甚的，加重干姜用量。

悸增苓二八变布，丸递皆为腹热筹。

悸增茯苓二两，为水停中焦的对症加法。八变布指理中汤后出现了八种变化，为以变应变之法。

后一句主要讲了理中丸的服用方法：温服之，日三四、夜二服；腹中未热，益至三四丸。关于此点《伤寒论十四讲》中有个故事：余在青年时期，一次因食生冷而致脾寒作泻，乃就医于某老中医。诊毕授余理中丸，医嘱曰：白天服三丸，夜间服二丸。余服药一日，下利依旧，腹中仍疼胀。乃问于老医，胡不效耶？曰：腹热否？答：未觉。曰：递服之，俟腹热则病愈矣。后果然腹中发热而病愈。当时颇奇其术之神，后学《伤寒论》理中丸的方后注，方知出自仲景之手，而更叹此老医学识之博。

真武苓芍术附姜，附一术二余药三，

附子参二苓芍修，附二术四寒痛灸，

尿短肢重欲擗地，温渗水气北方候。

真武汤与附子汤从药物组成上只一味之差，真武汤用生姜，附子汤用人参。但是与剂量合看则只有两味药相同，茯苓和芍药各三两。白术和炮附子的用量，附子汤是真武汤的两倍。附子汤所治之证为 304 条"口中和，其背恶寒者"和 305 条"身体痛，手足寒，骨节痛"，对于这样的寒、痛证，304 条云"当灸之"，这就是说附子汤有替代灸的温通作用。附二术四作为此方中的阳药，笔者认为术当用苍术。人参二两补益，茯苓三两治水，芍药三两通滞，都是为附、术作后盾的，所以用了一个修字，有"阴在内阳之守也"之意。附、术大量，为"附子、术，并走皮内，逐水气"（见《伤寒论》第 174 条方后）之意，逐水气可以宽泛理解为驱逐水、湿、痰等阴邪之意，为"阳在外阴之使也"。

真武汤出现在理中类中，笔者是按照《伤寒论类方》的分类方法。可以看出徐大椿的思考中，茯苓、白术所治在中，炮附子着眼于阳，芍药目的在通，生姜优于疏达水之上游，故可与小青龙互为接应，《伤寒论》中已经提出很多线索。

其实定位真武汤还有另外的方法。与《伤寒论》并列的，同为整理《汤液经》而作的《辅行诀脏腑用药法要》中讲："玄武者，温渗之方。"东青龙，南朱雀，西白虎，北玄武是古代用四种神灵来命名的方位名词。真武属北方，北方为寒、水，在五脏中对应肾，结合寒、水，我们可以认为真武汤是针对肾阳不足导致的寒水泛滥的方剂。这样的思路中治水方剂就成为在上麻桂剂，以小青龙为代表；在中苓桂剂，以苓桂术甘汤为代表；在下苓附剂，以真武汤为代表的完整格局，三方可分可合，互相接应。这就是"温渗水气北方候"的含义。"尿短肢重欲擗地"只是一些症状的提示，参看《伤寒论》中第 82 条、第316 条。

> 四变咳首溲利呕，味半升一姜辛投，
> 溲多耗津去茯苓，利下去芍姜二守，
> 呕去炮附加生姜，八两四药水阳谋。

这几句主要谈真武汤论中加减有四种变化。咳加五味子半升，干姜、细辛各一两，此为干姜、生姜同用又一方，前有理中汤去术加生姜三两，后有真武汤去芍药加干姜二两，另有生姜泻心汤等方，俱为干姜、生姜同用之方。故知生姜以治疗呕吐上逆为胜，干姜以温中治利治咳为能。

小便不利当分两类：一为过多，二为难。此处小便利为下焦虚寒，不能约束之过多，通则为正，过则为灾。小便过多恐肾阳被耗，故去茯苓。后面理中类方桂枝附子汤后有"小便不利，当加桂"，是针对后一种情况。

下利者，里寒甚。芍药不论是否味酸，其偏寒是肯定的，故去之，加干姜二两。

呕去炮附加生姜，与理中汤后的"吐多姜三亦去术"去术加生姜是一致的。有前贤汪苓友认为，真武汤去附子恐不为真武汤，那理中汤去术呢？桂枝汤去桂呢？足见仲景圆机活法之丝毫无碍，不要被方剂的配伍理论束缚了手脚，影响了思路。方药以治病为能，证变方亦变才是正理，《伤寒论》只是为理举例，绝非临证全书。如果连例子都理解不好，如何能实际应对万千变化的疾病呢？

呕去炮附加生姜后，真武汤就只剩四个药了，所有的加减都是围绕"水"和"阳气"来进行的，不要多余的条条框框。

桂附三五去芍药，甘附二四术缓图，

骨节疼烦难转侧，桂草四二风湿逐。

桂附三五去芍药，指桂枝附子汤用制附子三枚，共有五味药，其他成分为桂枝汤的组成，但是不用芍药。甘附二四术，指甘草附子汤中有四味药，除了桂枝其余三味都是二两。174 条的桂枝附子汤和 175 条的甘草附子汤都治疗"风湿相抟……疼烦"之证。桂枝附子汤治疗的是身体疼烦，不能自转侧。甘草附子汤治疗的是骨节疼烦，掣痛，不得屈伸，近之则剧，汗出短气，小便不利，恶风不欲去衣，或身微肿者。哪个病情更重呢？桂枝附子汤证风湿之邪阻滞的部位在体表，而甘草附子汤证风湿之邪阻滞的部位已经入里，在关节。病位在表的比在里的要轻，这是定论。

从方药的分析上也可得出一致的结论，这两个方子有两味药剂量是相同的：桂四两，草二两，附子都有，但桂枝附子汤为三枚，甘草附子汤为两枚。组成不同处在桂枝附子汤有生姜三两、大枣十二枚，甘草附子汤有白术二两。桂枝附子汤三枚附子，而甘草附子汤两枚附子。这里容易引起疑问：为什么病位在表、病情轻的桂枝附子汤证附子反倒多用呢？原因在于，病位在表可速去之，"犹拔刺，犹雪污"，"邪去正自安"，附子多用目的在集重兵而溃敌于一役。而病位在里，阻滞于关节，只能缓缓图之，做长期作战的准备，"战略防御、战略相持、战略反攻"都在作战的运筹之中，破敌于一役是不可能的，附子少用在求稳，"积正邪自除"，以甘草名方也提示了缓图的意思。生姜加大枣为调和营卫，与白术之安中比较，营卫为在表之气血，而中焦为气血生化之源，孰轻孰重、孰急孰缓也便昭然若揭了。

甘草附子汤后"恐一升多者，服六七合为始"，也在提示缓图之意。药性较烈，为安全故，初服药物都可以采用这种投石问路、逐渐加量的服药法。

桂附去桂加术四，二法一方二便主。

　　桂枝附子去桂加白术汤使用有一方二法，"此本一方二法：以大便硬，小便自利，去桂也；以大便不硬，小便不利，当加桂"。大便不利小便利去桂加术，小便不利大便利当用桂不用术，即桂枝附子汤原方。为何论中在桂枝附子去桂加白术汤方后出现"加桂""去桂"的议论呢？因为服药后有"其人如冒状，勿怪。此以附子、术，并走皮内，逐水气未得除，故使之耳。法当加桂四两"。仲景在提示应该随着病状的变化随时加减药物，勿有闲药累赘而掣肘，也勿因少药而不能契合病机，有是症用是药，切不可胶柱鼓瑟。吕志杰教授就有桂枝附子汤加白术治疗阳虚痹证的经验，即是领会了仲景方之随症活法。

　　桂枝附子去桂加白术汤还有一点可以探讨，方后"其人如冒状，勿怪。此以……故使之耳"，出现一些"病状"，不可一概认为是误治，有些是药欲除邪"未得除"，也就是病邪欲解未解，向愈过程中出现的"瞑眩反应"，如麻桂各半汤等解表方服后出现的面红、身痒等，是好转的佳兆，应该继续前进，而不是退回原地不敢向前。论中采取的措施就是击鼓再进，"法当加桂四两"，加强"附子、术，并走皮内，逐水气"的力度，希望邪气"得除"。

　　芍甘附三一虚故，苓桂四三二甘术。

　　桂枝人参表里顾，桂草四两桂后入。

　　芍甘附三一，指芍药、炙甘草各一两，制附子一枚。虚故，指阴阳两虚之意，与亡阳有程度上的不同。苓桂四三二甘术，指苓桂术甘汤的组成为茯苓四两，桂枝三两，炙甘草、白术各二两。苓桂术甘汤归于理中类也有可商榷之处，如果按治水、治湿、治饮来分类的话，会是另外的结果。

　　桂枝人参汤治疗外证不解，中阳已虚的"协热而利"，协热是因为有表证，利下不止、心下痞是数下之后脾胃阳气已虚，故治疗应该"表里顾"，用理中汤治疗中阳已虚，桂枝后煮取其轻薄之气治疗所夹之热。

　　论中同时谈到"协热"和"利"的还有第 139 和第 140 条，病因、病机基本相同。

　　理中用术不离土，姜桂附参芍草茯。

　　土曰稼穑，土厚而不滞，才可生育万物。在人身则中焦脾胃当之。我们可以这样理解：术与"姜桂附参芍草茯"九味药（姜分生姜、干姜）通过灵活变化，有厚土者，有疏土者，有暖土者，有伏土者……这些药物共同构筑了仲景的"理中"大厦。

　　笔者将理中类方的 21 种变化全部列出，将理中汤、丸记作两方，统计后得出如下药物出现频次顺序，依次为：白术 16 次，甘草 15 次，干姜 12 次，人参 11 次，附子 10 次，生姜 8 次，茯苓 7 次，芍药 6 次，桂枝 5 次，大枣 2 次，细辛 1 次，五味子 1 次。这就是理中类方的全部药物使用情况，除去出场很少的大枣、细辛和五味子，正是我们歌括中提到的 9 味药，而处在前 4 位的药物正是理中汤、丸的组成：白术、干姜、人参、炙甘草。对于仲景来说，这应该不只是个巧合吧？

　　附：类变后理中类方的 21 种变化

　　（1）理中丸：人参、炙甘草、白术、干姜各三两。

　　（2）理中汤：人参、炙甘草、白术、干姜各三两。

　　（3）理中汤去白术加桂枝：人参、炙甘草、干姜各三两，桂枝四两。

　　（4）理中汤去白术加生姜：人参、炙甘草、干姜各三两，生姜三两。

　　（5）理中汤加茯苓：人参、炙甘草、白术、干姜各三两，茯苓二两。

　　（6）理中汤白术增量：人参、炙甘草、干姜各三两，白术四两半。

　　（7）理中汤人参增量：炙甘草、白术、干姜各三两，人参四两半。

　　（8）理中汤干姜增量：人参、炙甘草、白术各三两，干姜四两半。

　　（9）理中汤去白术加附子：人参、炙甘草、干姜各三两，炮附子一枚。

　　（10）真武汤：茯苓、芍药、生姜各三两，白术二两，炮附子一枚。

　　（11）真武汤加五味子干姜细辛：茯苓、芍药、生姜各三两，白术二两，炮附子一枚，五味子半升，细辛、干姜各一两。

　　（12）真武汤去茯苓：芍药、生姜各三两，白术二两，炮附子一枚。

　　（13）真武汤去芍药加干姜：茯苓、生姜各三两，干姜、白术各二两，炮附子一枚。

　　（14）真武汤去附子增量生姜：茯苓、芍药各三两，白术二两，生姜半斤。

　　（15）附子汤：炮附子二枚，茯苓三两，人参二两，白术四两，芍药三两。

　　（16）甘草附子汤：炙甘草二两，白术二两，桂枝四两，炮附子二枚。

　　（17）桂枝附子汤：桂枝四两，炮附子三枚，生姜三两，炙甘草二两，大枣十二枚。

　　（18）桂枝附子汤去桂枝加白术（《金匮要略》中有白术附子汤，药同，剂量均为半量）：白术四两，炮附子三枚，生姜三两，炙甘草二两，大枣十二枚。

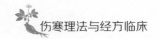

（19）芍药甘草附子汤：芍药、炙甘草各三两，炮附子一枚。

（20）苓桂术甘汤：茯苓四两，桂枝三两，白术、炙甘草各二两。

（21）桂枝人参汤：桂枝四两，炙甘草四两，白术、人参、干姜各三两。

张锡纯用经方，重在察机

● 不同时代经方家经方应用的整体风格，一定是由其所处的特定时空背景决定的。

● 临证用药是没有固定套路的，需要随"机"应变。

● 针对病机用药，不仅体现在"临证察机"上，而且可以"治发机先"，这是"对症状体征用药"所无可比拟的。

● "方症对应"是术，以之入门可以让很多中医初学者很快见到中医的实效，从而坚定学中医的信心。而将之过分夸大，则不利于仲景之"道"的传承。

张锡纯作为近代极具影响力的中医临床家，对于仲景经方是极为推崇的，曾云"夫以愚之管窥蠡测，较之仲师何异萤火之比皓白"，但其传世医案中很少能看到经方"原型"出现。张氏善创新方，然所创方皆有所本，所本即经方的脉络或骨架，"看似超出经方象外，实则入于经方圈中"。没有对于仲景学说的深入研究，对于经方制方之理的深入把握，对于疾病症状机理的深度挖掘，绝难做到如此"随心所欲而不逾矩"。

因时而变，大青龙变犹龙汤

不同时代经方家经方应用的整体风格，一定是由其所处的特定时空背景决定的。只有自觉地探求时空的变化对于治法影响的机理，才可能在更高的层次让治疗契合"天人相应"的大原则。张锡纯对于这点有明确的认识："人之禀赋随天地之气化为转移，古今之气化或有不同，则今人与古人之禀赋，其强弱浓薄偏阴偏阳之际不无差池，是以古方用于今日，正不妨因时制宜而为之变通加减也。"

经方是一定历史条件下的产物，它的实用价值会随着时间、空间、地点的改变而受到影响，张仲景时代伤于寒者多，而张锡纯时代感受温热之邪者多，虽然由汗疏散郁热之理不变，但方药必须因时而变。寒性收敛多用麻黄之开膝，而温性疏泄则用犹龙汤之清透。"连翘（一两）生石膏（六钱，捣细）蝉蜕（二钱，去足土）牛蒡子（二钱，炒捣）……此方所主之证，即《伤寒论》大青龙汤所主之证也。然大青龙汤宜于伤寒，此则宜于温病。至伤寒之病，其胸中烦躁过甚者，亦可用之以代大青龙，故曰犹龙也"。犹龙汤之使郁热由表而散者，是郁热阻滞气机为本，连翘、蝉蜕、石膏、牛蒡子作用于郁滞之气机，气机得开，郁热自然由汗而散。"连翘原非发汗之药，即诸家本草，亦未有谓其能发汗者。惟其人蕴有内热，用至一两必然出汗"，正是此意。

圆机活法，白虎类代承气汤

临证用药是没有固定套路的，需要随"机"应变，张锡纯以他的亲身经历为此作注："愚当成童时，医者多笃信吴又可，用大剂承气汤以治阳明腑实之证，莫不随手奏效。及愚业医时，从前之笃信吴又可者，竟恒多偾事，此相隔不过十余年耳。"此中自有其必然的机理，即使还不能获悉其中机理，但对于这种未知的机理应该予以尊重，而非置若罔闻。方是不变的，人之病症是变化的，执着于"对症状体征用药"，无异于刻舟求剑，否则会犯与"笃信吴又可者，竟恒多偾事"同样的错误。

张锡纯作为一个成熟的临床家，一生都在琢磨着天地变化之理，人、病之理，组方之理。在理还没有弄明白的时候，他一面注重经验的积累，一面揣摩气运之变化，而非按图索骥，拘执不化。"重用白虎汤即可代承气"即是当时经验的产物，这应该是"对症状体征用药"的框架不容易包容的。张氏不但喜用这一方法治阳明腑实便秘证，且认为这较之投以承气原方，更显稳妥。"愚治寒温之证，于阳明肠实大便燥结者，恒投以大剂白虎汤或白虎加人参汤，往往大便得通而愈，且无下后不解之虞"。并且"凡遇有证之可下而可缓下者，恒以白虎汤代承气，或以白虎加人参汤代承气，其凉润下达之力，恒可使大便徐化其燥结"。

斗转星移，张氏的这些经验当今可"拿来"便用吗？答案是不能。张氏明言"宜因时、因地、因人细为斟酌"。

治发机先，小青龙后从龙汤

针对病机用药，不仅体现在"临证察机"上，而且可以"治发机先"，这是"对症状体征用药"所无可比拟的。中医历来有"治未病、治欲病、治已病"之说，皆是围绕病机而非症状来讲的，并且以此来甄别为医境界之高下。

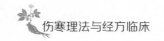

仲景之学中很多地方都渗透着"治未病"的理念，如小青龙汤四去麻黄的加减就是"治发机先"的具体体现。

张锡纯参透了仲景小青龙汤的用方机理，另辟蹊径，创制了从龙汤。"外感喘证服小青龙汤愈而仍反复者，正气之不敛也。遂预拟一方，用龙骨、牡蛎各一两以敛正气，苏子、清半夏各五钱以降气利痰，名之曰从龙汤，谓可用于小青龙汤之后。平均小青龙汤之药性，当以热论。而外感痰喘之证又有热者十之八九，是以愚用小青龙汤三十余年，未尝一次不加生石膏。即所遇之证分毫不觉热，亦必加生石膏五六钱，使药性之凉热归于平均。若遇证之觉热，或脉象有热者，则必加生石膏两许或一两强。若因其脉虚用人参于汤中者，即其脉分毫无热，亦必加生石膏两许以辅之，始能受人参温补之力。至其证之或兼烦躁，或表里壮热者，又宜加生石膏至两半或至二两，方能奏效。盖如此多用石膏，不惟治外感之热，且以解方中药性之热也"。

张氏从龙汤的创制和小青龙汤的使用，无一不在病机上推敲，如此才可临证时契合病机，并对病变的下一步变化做到"胸中有数"，与"见招拆招"式的"对症状体征用药"不可同日而语。

察机用药，方、证必"求于本"

经方治疗有病原疗法、对症疗法、证候疗法、协助自然疗能之法四种（《祝味菊医学五书评按》），都有其临床价值。但其核心，或者说终极目标应该在于"察机用药"。只有这样才可能如张锡纯般因证、因时用活经方，才可能做到临证不惑，才可能借助经方的框架，构筑中医识病治病的广厦。机械地按仲景书中举出的有限例子来"方症对应"，只适用于经方入门阶段。

方与证的核心机理都属于"道"的层次，古语云"道无术不行，术无道不远"。"方症对应"是术，以之入门可以让很多中医初学者很快见到中医的实效，从而坚定学中医的信心。而将之过分夸大，则不利于仲景之"道"的传承。

"方证对应"的实质

张效霞《回归中医——对中医基础理论的重新认识》（以下简称《回》书）一书考证得出："证的概念，实际上是根本不存在的。"证与症并无区别。因此，"辨证论治"及其衍生出的"方证相应"都是在强调"症状"，即对症用方，这与中医临床核心之"察机用药"显然不同，并认为这也正是"几十年来诸多学者将证候作为辨证论治的研究重点，但至今未有重大突破"的深层原因所在，笔者甚有同感。

"方证对应"之"证"实为症状

《汉语大字典》释"症"曰："病象。有时也泛指疾病。也作'證'。"而对"證""証""证"的解释则分别是："證，病症。后作'症'。""証，同'證'。""证，'證'的简化字。"由此可知：证即症，并没有实质的区别。汪昂《医方集解》中曰："症者证也。""症"是"证"的医学专用字，义同，可通用。

证、症的强行区分，发端于西学东渐之后，定型于20世纪50年代。谈"证"这个具有特定时代意义的概念，我们应该明白两个前提：第一，目前习以为常、约定俗成的"中医基础理论学科"，是近代中医学界为沟通中西，适应时代潮流，以西医学为参照系，在"科学"化的背景下，将中医学中的某些固有内容作了另行规定的产物。"证"的概念即其一。第二，《回》书认为"证"的本意为"患者诉说的症状和医者所诊察到的体征"，其"本义和引申义都同本质、概括等意思不沾边"。作为一个固定概念出现，是在新中国成立后，"第二版中医学院教材编写之时"，并推测这样做是为了"尽量使中医基础理论沾染上'辩证唯物论'色彩的缘故"。

目前讲的"证"的概念的历史，不超过60年。最初提出"证"，是为了强调中医学的"特色"和"优势"，但因为其只是一种规定或者约定，所以时至今日，"证"给中医学发展造成的障碍已越来越明显。成肇智在《用"审机定治"取代"辨证论治"》一文中认为，这"不仅同传统中医学固有的概念和特点相抵触，而且违背了语言学的规律"。

从桂枝汤应用谈"察机"

谈到桂枝汤方，多以"汗出、恶风、脉浮缓"之症对应，方后遵从温服、温覆、啜热稀粥取微汗。此即桂枝汤"方证对应"之大概。但这只是桂枝汤使用之一例，远非全部。

无汗可用桂枝汤，体现在《伤寒论》276条。"太阴病，脉浮者，可发汗，宜桂枝汤"。王肯堂解释为"此脉浮，当亦无汗，而不言者，谓阴不得有汗，不必言也。不用麻黄用桂枝者，以阴病不当更发其阳也，须识无汗亦有用桂枝证"。三阴病若见自汗出为亡阳，此条明言太阴病，故无汗无疑。三阴为虚，太阴病用桂枝汤，名为"发汗"，实为"滋阴和阳"（柯韵伯语）。

桂枝汤还有不"取汗"之用法。《伤寒论》中用桂枝汤多"方用前（12条）法"，从而使温服、温覆、啜热稀粥等成为桂枝汤的经典服用方法，成为"得汗"不可缺少的一个环节。论中明言，若不如此，即使桂枝加桂汤多加桂二两，也不会"得汗"。这便是说，如果不"方用前法"，就是桂枝汤使用的另一法。387条没有"方用前法"，"吐利止而身痛不休者，当消息和解其外，宜桂枝汤小和之"。《金匮要略·妇人妊娠病脉证并治》也没有"方用前法"，"妇人得平脉，阴脉小弱，其人渴，不能食，无寒热，名妊娠，桂枝汤主之"。霍乱吐利止，正气趋复，残邪不盛，"小和之"意在缓缓复正，潜移默化，候其自愈；妊娠平脉，无寒热，虽有不适却非病，可调和待其自复。

以上举例说明，要学习桂枝汤之用，"对应"远远不够，必须"察机"。

"证"和"机"

证即症，故"方证对应"其实就是"方症对应"。行文至此，便不难理解很多中医学者提出的如"抓主证，对证用方"、"辨方证是辨证的尖端"、"中医也有头痛医头脚痛医脚的时候"等命题。这些都是由"方证对应"衍生出来的，其共同的问题在于忽略了"机"。

关于"证"和"机"，刘渡舟先生在《方证相对论——兼论辨证知机》一文中提到："方证对应"是"按图索骥，照猫画虎，近于临摹。"虽然"迈进了仲景的辨证大门"，但离中医学的奥妙之处还相差很远。中医学"既有辨证论治的学问，也有辨证知机的奥妙。两个层次，则有高下之分、粗精之别"。

《金匮要略》中共有5条两方或三方并主一证的条文："胸痹，心中痞气，气结在胸，胸满，胁下逆抢心，枳实薤白桂枝汤主之，人参汤亦主之"；"胸痹，胸中气塞，短气，茯苓杏仁甘草汤主之，橘枳姜汤亦主之"；"夫短气有微饮，当从小便去之，苓桂术甘汤主之，肾气丸亦主之"；"病溢饮者，当发其汗，大青龙汤主之，小青龙汤亦主之"；"小便不利，蒲灰散主之，滑石白鱼散、茯苓戎盐汤并主之"。这种情况下，如果离开"察机"，如何"方证对应"呢？人参汤证与枳实薤白桂枝汤证的区别在于虚、实；茯苓杏仁甘草汤证与橘枳姜汤证的区别在病位是肺还是胃，等等，这就是"察机"。临床必须"辨证知机"。

对于小病、简单病可以"方症对应",也便于推广、便于入门、便于"藏方于民"。但对于系统病、复杂病,"方症对应"多数情况下是"似捷而反迂"的。加入机理的思考,哪怕是无意识的,"方症对应"便提升为"察机用药"。经方大家们临证一定是"察机"的,但对于提倡什么,对什么人提倡等问题,却需要反复斟酌。

治疗之法大致有"病原疗法、对症疗法、证候疗法、协助自然疗能之法四种"(见《祝味菊医学五书评按》),都有其临床价值,但其核心在于"察机"。只有"察机",才能用活经方,才可能临证不惑,才可能借助经方的框架,构筑中医识病治病的广厦。机械地按仲景书中举出的有限例子来"方证对应",只能起到提示思路的作用,只适用于经方入门阶段。

从《局方》谈"方证对应"之危害

以目前的眼光来看,《太平惠民和剂局方》中不乏配伍精妙之方,但就是这样一部方书,却引来了金元四大家及后世的颇多诟病。错不在方,而在用方之法、之人。

朱丹溪称"《和剂局方》之为书也……自宋迄今,官府守之以为法,医门传之以为业,病者恃之以立命,世人习之以成俗","可以据证检方,即方用药,不必求医,不必修制,寻赎见成丸散,疾病便可安痊"。《和剂局方》可谓典型的"方证对应"。其普及程度之高,远非目前的中医和经方可比。普及还有一层意思为不必求甚解,不必"知机"。正是这种缺乏内在机理探求的普及给中医学带来了极大的危害。

当前中医学普及的时候,一定要避免重蹈《局方》之覆辙。《黄帝内经》有"非其人勿传"之鉴,古有"此事难知"之训,普及实际是把双刃剑,绝不可急于求成,要知道过犹不及。

综上所述,中医界应大力提倡"察机用药",务求方药之机与病症之机丝丝入扣。如此才可不仅"入门",尚可"登堂入室",做到治发机先,机圆法活,随机应变。

"方证对应"不可夸大

笔者读贾春华《张仲景方证理论体系研究》一书，书中说："方证体系以研究'已有病证已有对应的有效方剂'为优势，对新出现的病证尚未有有效处方者，或显得力不从心。"此话促使笔者对"方证对应"进行了再次思考。

什么是"已有病证"呢？从该书文意，我们可以理解为已经有成熟治疗方案的疾病，原文的描述为"已有对应的有效方剂"。这是些什么病证呢？是一些认识比较清楚、变化比较少、研究阐述比较透彻的病症（这里将原文中的"证"变为"症"不是笔误）。

如迁延性发热用大剂小柴胡汤加减，上呼吸道不利没有明显热象的咳嗽以小青龙汤暂用……这些说白了就是经验。在多数简单的情况下是可以复制的，但这些经验是对症的，与中医反复强调的"治病必求于本"没有关系。

如果某些中医将对自身要求降到"头痛医头脚痛医脚"水平，的确可以自满于对症治疗的"优势"。用的是中药，也满足了普通百姓追求"副作用小"的心理需求，但这只是"西药式"的中医应用。

问题是：对于急性病、简单病、暂时病，"对症治疗"症状缓解后，人体自愈能力恢复可以很快自愈，医生可以笼统地满足于"治疗有效"。但是慢性病、复杂病、顽固病，"对症治疗"后人体无法自愈，如果出现用药症状就缓解、不用就加重的情况，又该怎么办呢？

让我们重新回到《张仲景方证理论体系研究》一书，看看书中表述的另一种情况："新出现的病证尚未有有效处方者。"

张元素讲"古方今病不相能"，是说古代的经验，用于现代的疾病，即使相同的症状，也效果不好。为什么呢？因为天、地、人、病都发生了变化，"刻舟求剑"是不行的。

不仅"古方今病不相能"，如果不求甚解，"今方今病也不相能"。仲景书中已经讲过这样的例子：如心下痞，有些人以为径直用半夏泻心类方就好，而不知五苓散等也治心下痞。

仲景的方、仲景的证，以及方与证的搭配，都是在举例。如果把这些当作教条，照猫画虎，无异于以方去碰病，是"守株待兔"。

"古方今病不相能"者，和"今方今病不相能"者，都可以归于"新出现的病证尚未有有效处方者"，不仅中医没有成熟的思路去应对，现代医学也没有合适的理论和治疗手段，甚至无法下手，这才是真正需要中医大显身手的地方。

如果更多的中医只是满足于积累对症的技巧，只是满足于把小病小症患者症状缓解的自愈据为己功，而忽略了中医"以人为本""以人类的健康为本""以整体为本""以人对于自然的适应为本"的优势，而去和初级西医师比赛"应急"，那这些"中医"太对不起中医了。

一些学者把"方证"和"理法"做了比喻。一种比喻是：邮递员去送信，理法是街道，但没有门牌号，而方证是门牌号。还有一种比喻是，方证是自己走过或者别人指点的去哪个地方的路，而理法是路标。

这两种比喻都指出了"方证对应"的便捷性、有"效"性，目前"方证对应"强调更多的，的确是症状，其实质是"方症对应"，是技巧和经验，是忽略了理法，而不是包含了理法的理性思维过程。

这两种比喻都犯了一个错误，即：我们每次面对的都是一个新的门牌号和新的地点。因为同一个人，即使出现与以往类似的症状，也是新情况，不能笼统地说和原先一样，不同的病人就更不用说了。如同"不可能两次踏进同一条河流"，每次邮差见到的都是新门牌号和新地点。他需要学会描绘地图、做路标；可以参考以往的经历，去辨别这次面对新任务的相同与不同点，然后去选择。这个辨的过程，就是笔者强调的"理法"。

很多老医生因为熟悉，所以在不经意间完成了"理法"的过程，但其中的"理法"在我们学习时（包括先生传授时）是不能够有意无意地忽略的。

笔者并无意于反对"方证"这种学习的方法，并且越来越认识到它的价值。只是希望在"方证"提法过热的时候，让大家更冷静地面对，不要过分地夸大它的适用范围。太多的疾病还有待更清晰的认识，所以"尚未有有效处方"。即使病症已经认识清楚，落实到一个新的个体上，在不同的季节、不同的地域，也是新的。无论何时，我们都不应该有意无意地忽略"理法"。

"随证治之"不是中医主流

现代意义"证"的历史，不超过60年。最初提出"证"，是为了强调中医学的"特色"和"优势"，是一种规定或者约定。

"随证治之"只是针对大原则顾及不到，需要灵活处理的"坏病"的对症治疗，不能将它人为地抬高，成为"论治一切疾病的总方法"。所以，"随证治之"是针对"坏病"的应急对症治疗，并非《伤寒论》主流。

"观其脉症，知犯何逆，随证治之"，这是张仲景为后人创立的治"坏病"的治则（注：现行很多书籍，此句中的"症"多为"证"。二者的区别详见后文）。而时下也有一种思潮很流行，即重视"方症对应""方病对应"等，关注方药超过了对人与病的关注。

这种思潮的直接影响，就是"随症治之"，对症候群用方被现在很多中医学子、甚至中医学者误认为是中医"论治一切疾病的总方法"，但这是对中医"临证察机""见病知源""治病求本"主流和正确思维的歪曲和误解，需要警惕。

是"随症治之"而非"随证治之"

理解古人·先还文字原貌

笔者认为，在刻意抬高"随症治之"的过程中，有一个桥梁——辨证论治，发挥了重要的作用。很多学者先假定了辨证论治的权威性地位，然后在《伤寒论》中寻找理论依据，于是"随症治之"便被选中，并命名为"随证治之"。

如果辨证论治不再拥有权威的地位，那么对"随证治之"的误解便容易得到纠正。如果古人并没有本质的、概括层面的"证"的概念，我们就应该还原古人本义的文字。只有还原了古人文章中的关键文字，我们才有可能更准确地理解古人所要表达的含义。

有学者认为，文字的问题，不必太认真，只要在当今中医界形成共识，相互讨论时可以明白对方在说什么就可以了。

问题是中医历来强调"读经典"，读经典首先要做的就是读懂经典，如果文字的古今变迁影响到对原文的理解，就需要引起格外重视。我们首先要关注的不是今人之间的交流，而是与古人之间的交流。《论语·子路篇》曰："必也正名……名不正则言不顺……君子于其言，无所苟而已矣。"因此，关于"证"的"正名"问题，不可忽视。

症与证的渊源

《汉语大字典》释"症"曰："病象。有时也泛指疾病。也作'證'。"而对"證""証""证"的解释则分别是："證，病症。后作'症'。""証，同'證'。""证，'證'的简化字。"由此可知：古代的"证"即现代的"症"，两者并没有实质的区别。也就是说，在古书中见到"证"，可以直接改为"症"。这样做，更利于读懂古医书。

现代意义"证"的概念，历史究竟有多长？"证"和"症"有了明确区别，是从什么时候开始的呢？

现代意义"证"的历史，不超过 60 年。最初提出"证"，是为了强调中医学的"特色"和"优势"，是一种规定或者约定，"不仅同传统中医学固有的概念和特点相抵触，而且违背了语言学的规律"。

"证""症"的强行区分，发端于西学东渐之后，定型于 20 世纪 50 年代。谈"证"这个具有特定时代意义的概念，我们应该明白一个前提：目前习以为常、约定俗成的"中医基础理论学科"，是近代中医学界为沟通中西，适应时代潮流，以西医学为参照系，在"科学"化的背景下，将中医学中的某些固有内容作另行规定的产物。"证"的概念即其一。

山东中医药大学张效霞所著的《回归中医——对中医基础理论的重新认识》一书认为，"证"作为一个固定概念出现，是在新中国成立后，"第二版中医学院教材编写之时"，并推测这样做是为了"尽量使中医基础理论沾染上'辩证唯物论'色彩的缘故"。

当前，如何评价辨证论治的历史功过需要另当别论，我们可以直接去做的，就是在读古书时见到"证"，可直接改为"症"。"随证治之"既然出现于《伤寒论》，直接统一为"随症治之"，当不存在异议。

"随症治之"是应急之计并非《伤寒论》主流

《伤寒论》是将中医理法和经验方药成功结合的奠基之作，所以对中医临床影响深远，可以说是中医临床的源头和范例。

很多学者在提出自己观点的时候，都会在《伤寒论》中找依据。不过在更早的时候就有学者提醒，各取所需、断章取义式的学习并不利于中医经典的传承。当前应该做的是"寻找本意读伤寒"的工作，尽量还原本意然后从中挖掘仲景的思想，那才是真正的善学者。

谈到"随症治之"，先不要谈它的意义如何大，而应先将之还原到仲景的文字中，先弄明白仲景的本意，在这个前提下，再去"兼听则明"。

《伤寒论》中，关于"随症治之"的直接表达和类似表达，有两处：

一处为 16 条："太阳病三日，已发汗，若吐、若下、若温针，仍不解者，此为坏病。桂枝不中与之也。观其脉症，知犯何逆，随症治之。"

另一处为 267 条："若已吐下、发汗、温针、谵语，柴胡汤证罢，此为坏病。知犯何逆，以法治之。"

将此两条合参，我们可以容易地得出：汗、吐、下、温针等治疗后，病不解者为"坏病"，不能再用桂枝汤、柴胡汤。该怎么办呢？应该找到治疗错误的"逆"处，做对症的处理。汗、吐、下、温针与"坏病""逆""（随症）治之"，是紧密联系在一起的，不能割裂开来看。"随症治之"只是针对大原则顾及不到，需要灵活处理的"坏病"的对症治疗，不能将它人为地抬高，成为"论治一切疾病的总方法"。所以，"随症治之"是针对"坏病"的应急对症治疗，并非《伤寒论》主流。

除了"随症治之"的对症治疗，《伤寒论》中还有哪些治疗方法呢？

一是不厌其烦的日数表述，以及整齐划一的"欲解时"，所昭示的是时空统一的中医基本原理。（六经为病位，时间和空间通过中医"人与天地相应"的系统观念，统一为一个整体，于是出现了中医的时间医学）根据这种原理的治疗，是以人为本、奉天承运的从理治疗，很多情况可以不用药。

二是 49 条"表里实，津液自和，便自汗出愈"。58 条"阴阳自和者，必自愈"。59 条"勿治之，得……必自愈"。71 条"欲得饮水者，少少与饮之，令胃气和则愈"。93 条"表里俱虚，其人因致冒，冒家汗出自愈"。145 条"此为热入血室，无犯胃气及上二焦，必自愈"。341 条"厥少热多者，其病当愈"。376 条"……不可治呕，脓尽自愈"。398 条"病新差，人强与谷……损谷则愈"。

《伤寒论》中如此众多"愈"的表述，提示的是可以不用药"候气来复"的自愈，以及用药要不伤人体、为自愈扫清障碍、提供条件的健康治疗。

三是《伤寒例》中讲到"不知病源，为治乃误"；《伤寒论》序中讲"平脉辨证……见病知源"。这两个"源"能告诉我们什么呢？是针对病因病机的综合治疗，与对症用方用药治疗有天壤之别。

以上三点，只是初探，一定有很多不全面、不准确的地方，但是中医的精髓已经有所体现，这些才是中医的主流。不识病，只求方，为"执方欲加"者，或为寻找"方剂的使用证据"者，追求的是下医之道。

中医祖先对后人有治未病之病、欲病之病的更高层次的要求，《伤寒论》中已经做了很多明示。只要我们放下固执，便会看到一个更广阔的伤寒理法世界，便会更多地关注人，关注人为什么得病，以及如何可以不得病。中国中医科学院仝小林教授讲过一句话："对疾病认识和把握的程度，决定了疗效。"将关注的重点从方药上移开，落实到人和病上，笔者非常赞同。

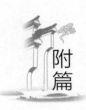

附篇

宜放斋随思集

从"盛者夺之"谈大剂量用药

《素问·至真要大论》谓"微者调之，其次平之，盛者夺之"。方药中先生解释：疾病轻浅时，只需轻剂帮助人体自愈能力的恢复，疾病就可痊愈；疾病较重时，必须用较重之剂才能平其病势，治愈疾病；而邪气亢盛，病情急重时，正气已经不能自调，邪不去，正就不复，所以必须使用重剂攻邪。由此观之，剂量的轻重不是以医者的喜好而定，而应该是"有是证"则用"是"剂。

战争哲学中有著名的"伤其十指不如断其一指"的制敌论断，即集中优势兵力歼灭敌之一部，目的不仅是消灭敌人，而且是打击敌人的气势，扭转战局。用药如用兵，笔者体会"盛者夺之"亦是此意。但战后重建时则不能使用上述理论，不能只顾一点不及其余，需要面面俱到，兼顾才能成功。这个时候需要稳，"微者调之，其次平之"。

外感之"盛者"

外感之"盛者"，治疗需要准与狠，即在识证准确的基础上，剂量必须到位。如果犹豫试探，很多时候会坐失良机，甚至促其传变。《黄帝内经》云"善治者治皮毛"，《伤寒论》中首重麻桂剂即是此意。如果使用剂量不到位，往往会出现刘河间所说的"辛甘热药，皆能发散者，以力强开冲也。然发之不开者，病热转加也……"（《素问玄机原病式》）

《吴鞠通医案》卷二有一案："鞠通自医，丁巳六月十三日，时年四十岁。先暑后风，大汗如雨，恶寒不可解，先服桂枝汤一帖。为君之桂枝用二两，尽剂毫无效验。次日用桂枝八两，服半剂而愈。"《伤寒论》原方中桂枝用汉时的三两，吴鞠通这里用桂枝是清时的八两，远超原方剂量。桂枝汤原方后有"不汗，后服小促其间，半日许令三服尽。若病重者，一日一夜服，周时观之。服一剂尽，病证犹在者，更作服，若不汗出，乃服至二三剂"。外邪侵袭，不"夺"则难以复正，平剂无法使邪溃散，就需要逐渐加量、缩短间隔时间，吴鞠通"神而明之"。

河北医科大学中医学院吕志杰教授治一 35 岁女性，因 18 年前患麻疹合并肺炎，后遗周身沉重，无汗，即使野外劳动也不汗出，两目肿，1 年来加重。"病虽十几载，但疹后复感外邪，表气郁闭，汗不得泄是其基本病机"。使用大青龙汤加味：麻黄 12g，桂枝 9g，苦杏仁 9g，生石膏 24g，白芍 9g，苍术 9g……4 剂。服药 2 剂病无变化。患者自行将后 2 剂合煎，分 2 次服，服后上半身汗出，顿觉轻松。后去白芍，加炮附子 6g 通达阳气，服 6 剂后下肢亦汗出，病愈。(《张仲景医学全集·张仲景方剂学》) 这是患者无意中增加剂量获得"夺"之佳效的例证。

《治验回忆录》一书中载一 25 岁男性患者，淋雨后服发散药，表未尽解即停药，未数日全身浮肿按之难起，恶风身疼无汗。病由寒湿外袭，表气不通，郁而为肿，脉浮紧，恶风无汗身沉重。口舌干燥乃湿郁化热证。治以越婢加术汤：麻黄 45g，苍术 12g，姜皮 9g，生石膏 30g，大枣、甘草各 9g。温服 1 剂，卧温覆，汗出如洗，肿消大半，再剂痊愈。风水重症，非大量麻黄不能溃邪于一役。若仅寻常外邪则又以小量微汗为宜，大汗易致亡阳，不可不知。

久病邪深之"盛者"

久病邪深之"盛者"，需用大剂量的补药，其意在通，也属于"夺"的范畴。《验方新编》载四神煎"生黄芪半斤，远志肉、牛膝各三两，石斛四两，用水十碗煎二碗，再入金银花一两，煎一碗，一气服之。服后觉两腿如火之热，即盖暖睡，汗出如雨，待汗散后，缓缓去被，忌风。一服病去大半，再服除根，不论久近皆效"。此方深受岳美中先生的推崇："鹤膝风，膝关节红肿疼痛，步履维艰……历年来余与同人用此方治此病，每随治随效，难以枚举。"笔者临证多参以四妙勇安汤、透脓散、阳和汤、五味消毒饮方意使用之，每收佳效。

笔者曾会诊一 80 岁男性患者，因中风后遗症卧床数十年，数月来下肢新生数十处溃疡，足部为多，溃疡大者如鸡子黄大小，中心凹陷，边有渗液。刻下双手脉弱而略滑，神识欠清，舌诊不配合，大便隔 10 日用开塞露可得一次，咳嗽痰鸣，四肢发凉，无汗。处以生黄芪 240g，当归 120g，怀牛膝 120g，石斛 120g，以水 3000～4000mL，煎得 600～800mL，加入金银花 30g，煎得 300～400mL。第 1 剂分为 6 次，1～2 日服完。若无不适，则第 2 剂由 2 碗煎至 1 碗时加入白酒 1 两，临卧顿服。

二诊：溃疡已无渗液，无凹陷，四肢转温，然未自行大便。家属诉第 2 剂药顿服后已得汗，但不多。前方去石斛，增当归为 240g，加玄参 60g，将金银花改为忍冬藤，600 ～ 800mL 煎至 300 ～ 400mL 时白酒量增为 2 两，仍顿服。喝完第 1 剂，家属打电话说药后 2 小时出现烦躁，约 20 分钟，随后出汗较多，翌日自行大便。嘱隔 3 日服第 2 剂，再隔 3 日后服第 3 剂，每剂递增白酒 1 两。

三诊：家属代诉神识清，咳痰无，四肢温，可自行大便，微汗，创面不断缩小，家属诉"没想到效果这么快、这么好"。嘱继续服用原方，不必再顿服，逐渐增大服药间隔，减少服药剂量以善后。

此例患者痼疾深在，非大剂不足以"夺之"。因轻剂只能调节，重剂才能使气血充足、旺盛。旺盛血行是把局部的问题与血行的原动力直接关联起来，与活血化瘀有着本质的不同：旺盛血行不仅要求气血充足，也兼顾了脏腑的强壮和经络的畅通。

大剂量用药需慎重

侯召棠教授在《汉方临床治验精粹》一书的编译后记中写到："必须重视本书及其他日本资料中业已证实的，确实存在着可以用相当少的药量，在较短的治疗期内就获得满意疗效的事实。"如"一剂用药量约 20 ～ 30g，在 1 周至 1 个月内基本治愈。其中治验 125 例，系用单味麦芽煎治妇女产后乳汁过多，矢数道明先生 4 日内即获满意疗效，而我国报告虽也在 3 ～ 5 日内获得相同效果，用药量却高达 1 ～ 3 两，因此我们也必须努力研究并总结出不同疾病的合理用药量，而不是一味地加大剂量，盲目地相信'剂量越大、疗效越好'。"

医生可以不谈邪

● 中医学中"邪"的含义广泛，《内经》中就有病因、诊断、治疗三个层面。在"治疗层面"的"邪"，是古代医家对造成气血不正常状态原因的一种推测，治疗的方法为"攻邪已病"，即用最直接的方法破坏气血郁滞的病态平衡，使人体有复正之机。

● 多数情况下，人体与微生物之间在"正"的状态下是和谐共生的关系。只有在人体已经陷入"邪"态的时候，微生物无法"安其位"，才被误认为

"病原微生物"。治疗的目标应该是使人体气血的状态复"正",使人体的内部环境恢复到微生物可以"安其位"的状态。

清代临床家王孟英曾谓"亘古以来,善治病者,莫如戴人"(《续名医类案》卷二十一)。戴人即金元四大家之一的张子和,其最大的学术成就在于创"病由邪生,攻邪已病"之攻邪学说,临证多获奇效。欲学攻邪之法以提高临床疗效,就必须对于"邪"的本质做深入的探讨。

"不正"才有邪　攻邪为"已病"

《辞海》中对"邪"的解释为:"邪,不正当,不正派……中医学上指一切致病因素为邪。""邪气,中医学名词。指六淫及疫病之气等外邪。"《中医大辞典》中的解释为:"邪,又称邪气。与人体正气相对而言。泛指各种致病因素和病理损害。""虚邪,致病邪气的通称。因邪气乘虚而侵入,故名。"面对以上文字,以及如"真气不正,故有邪干"(《素问遗篇·刺法论》)、"真气稽留,邪气居之"(《灵枢·根结》)、"邪之所凑其气必虚"(《素问·评热病论》)及"邪气盛则实"(《素问·通评虚实论》)之类的经典表述,笔者对于"攻邪已病"中的"邪",有以下两点理解:一为发生了疾病,才会讨论"邪";二为只有正气发生了问题,才有"邪"的进驻或者稽留。

这与一些学者认为的邪可以不致病而独立存在于人体内或外显然不同,他们认为"邪属不正当、不正常的因素,这些因素存在于人体以外,也可以进入人体成为可能导致疾病的因素;可以独立存在,也可以在一定条件下引起人体疾病,而成为致病因素乃至病因"(张光霁《论中医病因、致病因素、邪气、邪之关系》)。

笔者认为,造成不同理解的原因在于中医学中"邪"使用的广泛性和其含义的灵活性,《内经》中"邪"字出现441次,有"病因、诊断、治疗三个层面"(烟建华、张俐敏《〈黄帝内经〉'邪'概念内涵的学术解读》)的含义,本文重点讨论"治疗层面"的"邪"。

气血"非其位则邪"　可"还以为正气"

《素问·五运行大论》"非其位则邪,当其位则正",以"当其位"和"非其位"来分辨"正""邪"。《黄帝内经》原意为对气候变化中的"客主加临"的分析,我们借用于对于体内气血状态的判断,其义亦通。人体不外气与血,气血畅通则为"正",为"当其位";如果气血的运行状态在某些状况下发生了变化，郁滞于某部、某经、某些脏腑，则不再"当其位"，变"邪"致病。治疗就是要攻其郁滞，疏其血气令条达，此即"攻邪已病"。"邪"的实质为气血的"非其位"，即郁滞状态，而非在人身气血之外另有独立的"邪"存在。解除郁滞，则气血的状态由"邪"复"正"。

《医方集解》中的一段话可以帮助我们更好地理解气血状态与"邪""正"的关系："盖气之亢而为火，犹民之反而为贼，贼平则还以为良民，而复其业矣，火退则还以为正气，而安其位矣。"人身不外气血，并没有多出什么"邪"来，在此"邪"只是古代医家对造成这种气血不正常状态原因的一种推测，"攻邪"就是解除气血的郁滞。也可以理解为：汗、吐、下三法是对体内气血郁滞状态给予一个较强的刺激，为气血恢复"正"的状态创造条件。也就是说，表面上看是"给邪以出路""攻邪"，实质上是通过这些方法，调动机体的自愈能力。

找出致病之"邪"的方法为"审证求因"，"邪"是造成体内气血郁滞的最直接原因的推测，治疗的方法为"攻邪已病"，即用最直接的方法破坏气血郁滞的病态平衡（与一般意义的理气活血截然不同），使人体有复正之机。

"攻邪"只为"通"气血

《汉书·艺文志》云："经方者，本草石之寒温，量疾病之浅深，假药味之滋，因气感之宜，辨五苦六辛，致水火之齐，以通闭解结，反之于平。"这段话对经方的作用做了定位，即"通闭解结，反之于平"。该书作者认为经方治病的第一步是"通闭解结"，即解除气血的"闭"和"结"，这与我们理解的"攻邪已病"的第一步是改变气血的郁滞状态是一致的。

清代医家何梦瑶认识到："子和治病，不论何证，皆以吐、汗、下三法取效，此有至理存焉。盖万病非热则寒，寒者气不运而滞，热者气亦壅而不运，气不运则热郁痰生，血停食积，种种阻塞于中矣。人身气血，贵通而不贵塞，非三法何由通乎？"（《医碥·卷之一·杂症·补泻论》）何氏可谓深得"攻邪"之深意者。"攻邪"是为了"通"气血，适用于"邪气盛则实"者，对于"精气夺则虚"者，无论食补、药补，均旨在使气血充盛。《黄帝内经》中讲的"正气存内，邪不可干"的状态应该是气血充盛而疏通。

微生物不等于"邪"

一些中西医结合学者把微生物误认为是中医的"邪"，这是不正确的。如细菌、病毒等微生物，在人体"正"的情况下，并不致病，不仅不能叫作邪气，反而是"正"常秩序的不可或缺的一部分。在病态状况下，这些微生物多数情况下也不是"病原"，而是"受害者"。如很多医者把痤疮的原因归结为螨虫，于是使用杀虫治疗，而忽略了正常人皮肤中也有适量的这些微生物存在却并不发病的事实。螨虫在皮肤油腻的不正常状态中，数量超过了正常值，是因为环境适合其生长所以数量增多，经过综合治疗，面部出油减少，螨虫数量自会恢复适量。如果一味地针对螨虫治疗，是治标而不及本，有害而无益。

多数情况下，人体与微生物之间在"正"的状态下是和谐共生的关系。如目前已经取得的"有益菌群"的共识即是此意。只有在人体已经陷入"邪"态的时候，微生物无法"安其位"，才被误认为"病原微生物"。治疗的目标应该是使人体气血的状态复"正"，使人体的内部环境恢复到微生物可以"安其位"的状态。

更上一层楼，各家无不偏

从 2011 年 3 月 2 日笔者于《中国中医药报》发表的《邪：气血郁滞的病因推测》开始，探讨邪正虚实的文章已有十数篇见诸报端，可谓"仁者见仁，智者见智"。笔者思考所及，认为有以下三点值得讨论：一是如何理性地对待历代大家的理论之偏和实践之全；二是如何让争辩由概念之争向实践的完善转变；三是如何寻找新的高度，让不同的观点变得统一。

理论探讨应围绕临床实践展开

历史上每一位临床大家的实践都是圆活而全面的，不会拘执，而其理论却多为纠偏而作，过正才可矫枉，所以从理论来看他们好像是偏的。如何理性地对待理论之偏与实践之全的矛盾与统一呢？以下引温长路教授《我说中医》一书中对金元四大家临证特点的描述，借以说明理论与实践的差异。

刘河间立论主寒凉，而实践中"对附子、干姜之类的温热药物不是拒绝使用的。后世有人对他的《黄帝素问宣明论方》中记载的 350 首处方进行了统计、分析，发现其中使用寒凉药物的比例不过只占到 1/6 左右，而对附子、官桂、细辛、肉豆蔻等温热药的使用却为数众多，且颇具心得"。

张子和立论主攻邪，而实践中"并不反对正确进补。他说：'凡病人虚劳，多日无力，别无热证，宜补之.' 在《儒门事亲》卷十二的 171 首处方中，具有进补功能的处方计 51 首，占内服处方总数的 1/3；在卷十五的 273 首处方中，具有进补功能的处方计 58 首，占内服处方总数的 1/3 强。他还搜集、总结、创造出大量的食补处方，如生藕汁治消渴、粳米粥断痢、冰蜜水止脏毒下血、猪蹄汤通乳等"。

李东垣立论主补土，而实践中"在脏腑标本、寒热虚实的辨证中……创造出许多对后世影响重大的祛邪良方。在他的著作中，治疗湿热下注的凉血地黄汤、治疗咽喉肿痛的桔梗汤、治疗心胸热郁的黄连清膈丸等，显然都不是以补脾为主的。在他的学说中，补与清、补与消、补与下不是绝对的对立，而是在'和'的基础上彼中含我、我中有你……"

朱丹溪立论主滋阴，而实践中"从未废弃对温热药物的辨证应用。他主张以气、血、痰、郁、火论治，辨虚实顺逆，寒热往复，在很大程度上中和了攻、补两大学说的精华。在《宋元明清名医类案·正编·朱丹溪医案》一书所治之病的 117 案中，涉及的处方为 54 则，药物 94 味，其中寒凉药物的比例是有限的，而热、温成分的药物却占有相当大的比例"。

每一个医家都会在《黄帝内经》中吸取营养，但其观点不同、甚至相反，原因是《黄帝内经》作为一部论文集其本身就有很多自相矛盾之处。围绕实际的理论探讨，可以使临证方向更明确，也可以使学问做得更严谨，使视野更开阔，而脱离临床实践的理论探讨，会流于空泛而显得苍白。

不能指导实践的理论创新没有价值

邪是相对于正提出来的，正是气血流通的正常状态，邪为不正的状态，也叫作病态，这样"有邪才有病，治病当攻邪"，笔者原意即为：偏离正常为邪，正的时候不会生病，只有邪了才会生病，治病就是由不正"复正"，即攻邪（攻邪之邪为导致气血不正的原因推测）。

由于体虚导致的不正状态，谓之"虚邪"。虽然体质较虚，但是不正的状态也需要调整以"复正"，"复正"就是对于不正（邪）状态的破坏，此即"攻邪"，因此有了"补虚为复正，虚人可攻邪"的提法。如果没有读懂笔者所讲的邪正的含义，而是用另一套概念中的邪正意义来判断笔者的理论与治法，只会陷入无益的口舌之争。

中医界没有纯粹的基础理论，基础理论和临床理论是密不可分的，必须强调理论对于实践的指导和实践对于理论的反馈。不能指导实践的理论创新是没有价值的，不能启发治疗思路转变的理论探讨也是没有价值的。比如说攻补，一般会认为有特定的攻邪和补正的药物，附子、大黄等为传统意义上的攻邪之药，而黄芪、芍药等为传统意义上的补药。但有很多临床家认为用附子、大黄小剂为（通）补，大剂为攻；而用黄芪、芍药同样为小剂为补，大剂为攻（通）。如此看来，攻补之药传统意义上势如水火的界限还有存在的必要吗？

更上一层楼，各家并无殊

在为高建忠《临证传心与诊余静思》一书所作的跋中，笔者写下这样一段话："……攻击是否在一个适当的位置？如果有所偏，应该及时调整，此所谓'攻击宜详审，正气须保护'之意。有病就是身体偏了，没有矫枉过正的过程，就不会有复正的结果，但是纠偏可以，一定要明白你的最终目的是中，而不是过，所谓'执中以纠偏'是也……对于每个人治疗风格的形成，我认为不当有褒贬之主观先见。李东垣临证如此，张子和临证如彼，是因为所面对的患者不同……'一类患者一类医'，在不断的磨合中，大浪淘沙，医生形成了自己的风格，这种风格会吸引、吸纳一类患者，这些患者又反过来强化了医者的风格，但同时却在滤掉另一类患者……想成为大医者，必须有更宽的胸襟、更高的视角。"

笔者认为，理论的探讨、争辩各方要对各自观点的差异做客观的分析，理性地对待自己的偏，临证中执中以纠偏，在适合于自身之偏的患者群中要积极地发扬这种偏，让疗效向极致攀登。在不适合自身之偏的患者群中，要勇于承认自身之短，在别人的观点中寻找有益的启示，不断地减少自身的临证盲点。

争论的各方应意识到，自己在适合自己的患者群中得到的"真理"，仅仅是部分真理，有一定的偏性，这样就可以对别人的观点更加宽容，这样才可以保持思维的宽度，在临证中面对疑难病时才可以有更多的思路。从更高的层面来看，各家的观点其实并没有什么根本上的不同，其差异源于各自实践的局限和观察角度的不同。更高的层面可以让不同的角度一览无余，这样各家的观点就有了统一的可能。

"会当凌绝顶，一览众山小"用于描述学术上的进步是很恰当的，不断地面对"一山过后一山拦"的困惑，不断地进行"更上一层楼"式的攀缘，当站在一个更高的位置回望时，会发现所有的不同，所有的讨论、争辩都会以"众山小"的姿态各安其位。

不可尽凭虚实补泻

《中国中医药报》2011年3月到7月间刊发了许多关于补泻争论的文章，作者从不同角度展示了各自的思考：有从实践出发阐述临证一得的，有从源流入手辨析补泻之用的，有从文字含义入手挖掘邪正补泻新意的。笔者置身事内，几度撰文阐发己意，终以《理性对待各家之偏》收笔。近日学习《素问·至真要大论》，其中看到祖先对此问题的经典解读，不禁汗颜。

《素问·至真要大论》云："夫百病之生也，皆生于风寒暑湿燥火，以之化之变也。经言盛者泻之，虚者补之，余锡以方士，而方士用之，尚未能十全，余欲令要道必行，桴鼓相应，犹拔刺雪污，工巧神圣，可得闻乎？岐伯曰：审察病机，无失气宜。此之谓也。"这里的"百病"当指外感病，人体不能及时能动地顺应自然界"风寒暑湿燥火"的变化故生病，后文中的"气宜"也是指自然界季节气候的变化。"盛者泻之，虚者补之……尚未能十全"，也就是说不能完全依照虚实来施用补泻，这与《素问·三部九候论》中讲的"实则泻之，虚则补之"显然有别。为什么不能按照虚实来补泻呢？因为虚实只是一种思辨的模式，虚实是相对而言的。实中可以有虚，虚中可以有实，可以虚多实少，也可以虚少实多。简单的疾病居多，单凭虚实补泻即可，故辨虚实是有意义的。但越是复杂的疾病，虚实情况越复杂，虚实夹杂越难以辨析，甚至会有"至虚有盛候，大实有羸状"的假象出现，这就是"未能十全"的原因，即很多疾病经简单治疗后统计，有效者似多，无效亦复不少的原因。可知不可尽凭虚实，亦不可仅知补泻。

疑难大症都在"未能十全"之列，不可单凭虚实补泻。那么，临证当凭什么来确定正确的治法呢？《内经》中给出的答案是"审察病机"。什么是"机"呢？笔者认为"见病知源"的"源"应该属于机，"知犯何逆"的"逆"应该属于机。病变的起、承、转、合都有其必然的规律，有其核心的脉络。只有抓住这个"机"，审查之，洞晓"机"后面的理，才有可能治发机先，才有可能从容地随机应变，才有可能"使必已"（《素问·至真要大论》）。

关于认识病机和临证治疗的复杂性，《素问·至真要大论》中还有很多

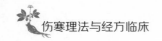

内容值得我们深究。如"治寒以热，治热以寒，而方士不能废绳墨而更其道也。有病热者，寒之而热，有病寒者，热之而寒，二者皆在，新病复起，奈何治……求其属也"；"逆者正治，从者反治，从少从多，观其事也……必伏其所主，而先其所因……逆之从之，逆而从之，从而逆之……""谨守病机，各司其属，有者求之，无者求之，盛者责之，虚者责之"，等等。

笔者认为，学术争鸣可以促进学术的发展，开阔眼界，促进思考的深入。但是要落到实处，在全面吸收先人的理论成果基础上进行，才是有益的。要学会从不同的观点中汲取营养，更多地立足于经典对话，才能对于中医学的发展有益。

"天 – 人 – 病 – 症"辨治框架

笔者曾提出"天 – 人 – 病 – 症"的辨治思维框架，在随后的实践中笔者发现，遵此框架既尊重了中医理法为先的传统，又兼顾了方症经验的应用。于是不揣浅陋，介绍于下，以期能对中医同道临床疗效的提高有所裨益。

一、天

天即天时。

有很多的疾病是"与时俱发"的，比如冬季型银屑病和每年阳历 10 月发作的鼻炎。对于这类疾病，不考虑"时"的规律性，无疑是对中医"人与天地相参"理论的漠视。

冬主"封藏"，暴露于外的是一片"水冰地坼"之象。人体顺应自然趋向"外寒内热"是正常的，但这种顺应不可过度。过度则会在外腠理郁闭、在内郁热蓄积，就像油炸元宵时里面在不断加热，而外面堵着无法疏泄内热，于是形成了元宵的爆炸，这有些像冬季型银屑病发病的机理。针对这种直接机理的治疗，外寒为主要矛盾时，以麻黄汤为主；内热为主要矛盾时，以升降散和银翘散合方加减；外寒内热都比较明显时，用大青龙汤或防风通圣丸法。

外寒内热只是冬季型银屑病发病的直接机理。在外界气候的变化中，人体为什么会走向"外寒内热"的极致呢？这就是人体对于外界的缓冲能力差，缓冲能力差责之于中焦脾胃之不温，而中焦不温要"求于本"的话是肾中少火不及。温中首选理中法，暖下化阴首选真武汤。

针对冬季自然界寒与藏的特点，冬季人体易犯病治疗大法应该描述为：在人体内建一个"夏天"以对抗寒与藏。开表、温中、暖下的方法，都是在人体内建一个"夏天"的具体措施。

每年阳历 10 月发作的鼻炎，属于秋季病，考虑到"时"的发病关键因素，可以有什么样的大法和具体措施呢？秋属阳明主降，我们可以笼统地把秋季鼻炎发病原因归为当降不降和降之太过。当降不降助之降，可以考虑白虎汤；降之太过需要升，可以考虑吴茱萸汤等方以"缓急"。而人体对于自然界的变化缓冲能力差也是不容忽视的重要原因，其根本还要责之于脾肾，这点与冬季型银屑病相似，治疗也相似。

二、人

外国有位医生的墓志铭上写道：有时是治愈；常常是帮助；总是去安慰。医学的对象是"病的人"而不是"人的病"。意识到这一点，像发热、炎症、咳嗽、喷嚏、血压升高、出皮疹等症状，在某种程度上是人体的自愈反应，这是作为一个医生必须了解、尊重，并且需要给予扶持的。国医大师陆广莘在谈及正确的医学观念时提出过"努力发掘、加以提高"，这个发掘和提高的对象就是人体的自愈能力。说到底，疾病最终是自愈的，不是治愈的，这是治病"以人为本"的核心内涵。治疗只是在为自愈创造条件和扫清障碍而已。

现代医学所犯的错误之一在于宣传对于疾病的恐惧和对于药物的依赖。并且把这种错误观念借助其主流医学的地位，以真理的形式灌输给普通民众。还拿发热为例来讲，有一次一个朋友问我，她家小孩吐泻之后，体温 35.3℃，这是不是低热呢？普通民众受毒害之深可见一斑，现代医学让普通民众不敢相信自己的身体，而只相信指标。35.3℃已经远远低于正常体温了，怎么还能想到是在发热呢？

继续以发热为例来谈，如果开始尊重人体的自愈，患者就会换个角度来看待自己的体温。他们可能会为自己发热而高兴，虽然发热时身体慵懒不适，但是当他们相信这样的不适会把他们带回健康的时候，他们"痛并快乐着"。而最终的结果也的确会让他们明白，忍受适度发热的痛，是值得的。已经有很多的银屑病患者，在身体适度发热时，在安全的前提下"消极"对待——不用退热药、消炎药，而获得了加速治愈的结果。

中医讲"察色按脉先别阴阳"，亦有"阳证易治阴证难"之说。发热毋庸

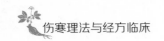

置疑是阳，如果把一个会发热的人治成不会发热的人，那这种医生就是所谓的"含灵巨贼"了！

三、病

谈病的意义，在于让医生对于病变的发生、发展、危险性、预后等一系列的动态变化有一个系统的、全局的把握。这就要求中医给予病足够的重视。在医疗现状里，我们更多地采用了西医的病名。笔者认为如果不懂西医的病，便无法当一名为中医增光的好医生。山西中医最引以为豪的当属对于宫外孕的治疗。西医诊断居优却治疗无奈，而中医则显示出卓越的疗效，令西医叹服。试想，如果没有西医同道的明确诊断和参与总结，中医的疗效再卓越，也只能是"躲在深闺人未识"。顺着这个成功的路子，中医可以自觉地寻找现代医学的盲点，然后有所突破。

只有在一种西医有比较系统的表述，但治疗乏术的病上，用中医的方法，用西医甚至大众都可以听懂的语言，阐述清楚，并且有治疗成功的实例，这样我们就可以站在西医搭建的病的平台上，为患者造福，为中医增光了。

概括起来讲，就是中医是能够治疗西医的"病"的，西医对于病的一系列认识，我们都可以"拿来"，并且赋予其中医的意义。

对于西医病的治疗，和对于"与时俱发"的时令病的治疗，都可以发展中医规模化的诊疗模式，这也可以在一定程度上弥补中医对人、对症治疗个体化方面与现代社会的不协调。

简单讲就是简单的、占70%的疾病可以首先考虑规模化的中医治疗，复杂的、疑难的再去应用中医传统的个体化的诊疗模式。

四、症

谈到症，需要与证做鉴别。症是症状，古代无"证"，只有"症"。现代中医讲的"证"，指的是古代的病机。《伤寒论》中没有病机含义的"证"，《伤寒论》中的"证"都应该直接改为"症"，这样才能明确《伤寒论》的本意。应该说，《伤寒论》中是有"对症治疗"的经验的，但更多是对于病机的揣摩和对于人体自愈能力的体味。

有学者认为，小病小症可以用"方症对应"的方法，而对于疑难病症，必须立足于人、立足于病机来治疗。对于这点笔者颇为赞同，并试图从自愈能力的角度解释如下：小病小症，特别是急病、初病的时候，人体自愈能力整体上是完善的，只是在局部受到一些小的挫折，此时对症治疗，人体自愈能力很快修复局部的故障，病症也就得到了解决。但是疑难病，久治不愈，整体上的自愈能力已经遭到了破坏，治疗就需要去修复和提高自愈能力，这时对症治疗就要退居其次了，需要在不影响治人的前提下，才能兼顾症状。"方症相应"用中药，实质和用西药是相似的。

　　总的来说，"时－人"更偏于理法的思考，是决定治疗方向的；"病－症"则更偏于方药的应用，是决定疗效快慢及患者对于治疗的依从性的。立足于"时－人"，便会对于患者的长远利益及疑难病症的"求本"治疗有更多把握；而同时关注"病－症"，对于解决患者眼下的痛苦，对于与西医的沟通，以及对于临床上中医药配合等有更多益处。总之，笔者认为"时－人－病－症"框架在审证求因和治疗时都有实际的指导意义。但一家之言难免有疏漏，有不妥之处，敬请同道指出。

中医理法为重，可以不用方药

　　中医必须开方用药吗？"治未病"一定需要用药吗？对于上述问题，很多基层中医有这样那样的误解。本文通过讲述冉雪峰先生的一个病案，以及笔者不用药或少用药治愈银屑病的一些事实，希望大家能对"方药为主"的误区，以及"理法为重"的中医正道有更多、更深入的思考。

　　《冉雪峰医案》中有一伤暑案：武昌一程姓少妇，产后七日，正逢暑天，居处于小卧室内，门窗紧闭，按照习俗头包布帕、身着布衣。出现了身大热，汗大出，齿燥，唇干，舌干，心慌，口渴，烦躁异常，脉浮而芤。冉先生判断："新产阴伤，受暑较重，不宜闭置小房内，倘汗出再多，津液内竭，必有亡阴痉厥，昏迷谵妄之虞，宜破除俗例，移居宽阔通风较凉之处，以布质屏风遮拦足矣。处方为六一、白虎、生脉三方合裁加减：滑石一两，甘草一钱，生石膏八钱，知母、沙参各二钱，麦冬四钱，鲜石斛六钱，同煎，分二次服。病人问能否吃西瓜？回答：可，想吃就吃。（徐灵胎云：西瓜为天然白虎汤，大能涤暑）诊治后约四个小时，患者让人来问："已吃西瓜四块约重二斤，特别想再多吃点，敢再吃吗？"冉先生回答："多吃无妨，可随病人之便。"于是一日一夜吃西瓜十八斤半，半夜后身热退，烦躁俱平，已能安寐。第二日复诊，

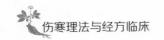

脉静身凉，烦闷躁急都消失了，拟六味地黄汤合六一散清其余焰，复以四物加丹皮、地骨皮，归地养营、人参归脾各方，调理收功。

此案治愈后冉先生自己总结：此病新产七日，迁出密室，移居敞地，滑石、石膏非一两即八钱，大队甘凉甘寒为剂。一般认为产后不宜凉，但不能固守教条，此患者产后不久即吃西瓜，且一日一夜吃十八斤半。方剂的作用是肯定的，但是力量还不够，如果不是"迁地为凉及吃西瓜之多"，即令方药有效，也不会有这么快的效果。饮食、居处环境等生活方面的改变，看起来不是方药的内容，实际上是中医理法更重要的体现。

中医对于生活习惯的各个方面都可以做理论上的解读，或者说都可以用药来做比喻，比如说晒太阳：正午的太阳是大热药，早晨的太阳是温药，昼伏夜出是寒凉药，这是药性。时间长短则是药量，如果正午的太阳晒很久，便是大量的热药。既然生活中的方方面面都既有药性也有药量，时时刻刻在调节着我们的身体，那么如果我们只关注用方用药，比如冉雪峰先生前面那个病案，用了凉药却没有改变居处环境和饮食，等于"方药虽凉而生活却在加热"，如果生活方面的热超过了药物的作用，想要治好，怕是不可能的。只有"生活处方"和方药的应用方向一致，才会取得好效果，而这些，都需要中医理法的统驭。很多中医学者有这样的共识：中医是经典的理论医学。但是具体到临床，更多中医医生误认为中医只是开方用药，对于"生活处方"或者不重视，或者根本不知道。而临证中，特别是疑难病、系统病的临床，不用药能好的不乏其人，而不通过生活习惯的改变而治愈、不复发的，几乎没有。谈到不复发，患者想到的就是"根治"这个词。很多病依靠用药来达到"根治"是不可能的，如果能让患者懂得"病是怎么来的、可以让它原路返回"，从而改变生活的方方面面——也就是"治人"，那么"根治"是完全可以做到的。有病的时候需要综合治理——包括方药和生活习惯等的全面调整，而病"愈"后，需要以"生活处方"为主来"治未病"——也就是"复平""复正"后的"持正"。如果做到了，根治是自然而然的事情。

银屑病属于公认的疑难病，但是如果大家能对于笔者以下所述事实有所重视，则看法便会有所改变。某男，煤矿工作，患银屑病数月，在省内省外医院治疗效果不显，经人介绍找到笔者，恰逢笔者有外出学术活动，于是向其介绍"广汗法（正汗指征诊疗体系）"，并且嘱找一温度合适的温泉去泡浴。半月后见，病愈人健，未用药观察，2年后随访体健未复发。某女，其表姐患银屑病经笔者"广汗法"治愈，其得病后未用药，径直找到笔者，因在外地上学，诊视不便，于是告诉她"广汗法"调整，每日吃适量温羊肉汤，一个月后病愈体健，嘱咐继续"温热"治人，一年半后随访体健，自述"不药而愈"。某老者，患银屑病后遍服清热解毒药无效，于是停药，偶然得知"广汗法"，于是天天坚持锻炼，适度微汗，"不药而愈"。坚持数年，不仅银屑病未复发，身体状况也较之前好转很多。

　　笔者以上所举"不药而愈"的例子，都是典型的病例，虽然还有很多这样的真实病例，但毋庸置疑，更多的患者需要的是综合治疗——以生活方式改变为基础，配合方药的合理内服外用。本文所举冉雪峰先生的病案及笔者的一些实例，只为说明"生活处方"的重要性，以期让大家更多地关注它，这些也是中医学的重要组成部分——不仅在养生保健方面意义深远，在治病防病方面也不可轻视。强调"生活处方"，并没有轻视方药精到应用的意思，这些其实都是在中医理法的统驭下，协同作战的各个兵种。作为临床医生，应该动用一切可以帮助患者恢复健康的手段——方药是其中的重要手段之一，但不是最重要的，更不是唯一的。

学中医需"早临床"

　　中医是一门实践性很强的学问，只有见到如何"用"，才能知道学什么、如何学。

　　经历了系统的中医院校教育，经历了临床的迷惑和探索，现在的笔者已经成为一个相对成熟的中医临床者。每每看到病人的痛楚得到缓解、消除，每每以中医的理法方药解决了临床问题，特别是西医无法解决的疑难问题，便是笔者肯定自己当初选择的时候。身为中医，三生有幸，但是庆幸之余，也不无遗憾——如果大学时能早点接触临床，就不会有初上临床时的那么多迷惑。以下是笔者对中医专业学生"早临床"的几点认识。

早临床能巩固专业思想。

　　和一些学生聊这个问题，取得的共识是，如果在上学后半年到一年的时候，甚至更早就接触临床，才能算"早"。中医理论与现代基础教育不是一个

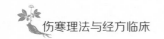

知识体系，只有尽早让学生对于中医能治病有了感性的认识，才能激起他们学习中医的兴趣，而不至于因枯燥难学而却步。所以在入学后，对于《中国医学史》《中医学概论》《自然辩证法》等中医学和医学常识性的知识有一个认识后，就可以进入临床观摩阶段，让学生感受到"中医能治好病"是最可靠的专业思想教育。

早临床是学以致用的起点。

学中医，对于当代学子来讲需要一个切入点，最好的切入点就是用。中医是一门实践性很强的学问，只有见到如何"用"，才能知道学什么、如何学。回顾以往的中医教育，5 年的本科生涯结束时，有些同学还没见过什么是中医独立的、真正的"用"。没有见过"用"，读的书就是死书；没有见过"用"，学医连目的也找不到。如果学生在接触中医之初，就亲眼见到中医不仅能治病，而且对很多病疗效良好，就会对中医理论和知识产生"用"的兴趣，从而促使他们更好地"学"。

早临床需要"中医实验医院"。

祝味菊先生曾写有《创设"中医实验医院"建议书》，里面写道："凡是一种学术的实验，必须要有一个公开的场合，所以我们希望有一所实验医院……这所实验医院无异于一座大熔炉，把中国旧医药加以无情地考验。'真金不怕火'，越有真实内容，越是经得起洗练。中医药经过这一番的考验，它就显露了它的骨子……"

中医是实践医学，不是空谈。课堂教学多是"纸上谈兵"，见不到"真刀真枪"，而"小白鼠"实验与中医临床相差甚远。只有边课堂教学，边临床教学，最好有像祝味菊先生所说的"中医实验医院"，才能让实战与理论同时刺激学生的大脑，让他们带着自己的疑问去和临床医生交流，去向病人求证，从而提高学生的鉴别能力、学术免疫能力。

早临床择师是关键，明理为目的。

"师者，所以传道、授业、解惑也"。可以胜任这三项任务的，不一定是名师，但必须是明师——贤明的老师。笔者认为，中医明师需具备以下条件：一是深谙中医之道，高瞻远瞩；二是有丰富、扎实的理论与临床专业技能；三是对于学生的问题能娓娓道来，由浅入深、深入浅出地引导。

从医须知"医非小道"。中医虽有很多方法、技巧，但最重要的是医理。

医理通达的老师，方药应用便圆机活法，成为有灵魂、可创造的艺术。这样的老师会帮助学生走上"上医之道"，路会越走越宽。因此，临床教学择师是关键。院校教育与跟师教育相比较，优势在于可以跟多个老师，给学生一个兼听则明的机会，这点需要在制度设计上给予保证。

能在临床站住脚，是中医历久弥新、几经磨难风采不改的关键。把"早临床"作为中医药院校教育的关键点有很重要的意义。中医药院校教育只有重视临床教学，在时间上、教学设计上给予倾斜，才能盘活院校资源，培养出更多专业思想牢固、具有中医思维的人才来。

中医的本质是自然医学 1——顺应自然，给邪出路

最近读了一些同道的文章，发现同道中有很多人对于能够"顿挫病势"颇为自豪，笔者认为这是一种将眼光停留在疾病医学范畴内所导致的错误认识。如疾病是正邪交争，是在给身体内的"不正之风"找出路，在身体自发掀起一场自洁运动的时候，医生是应该帮助、顺应，还是压制？这是原则上的大是大非问题，不容小觑。

先来看两则实例：

一男性患者，患银屑病近 20 年。在追溯自己的起病经历时谈到，16 岁时的夏季，鼻衄次数和量都特别多，当时只是想把流鼻血止住就好了，一个乡村医生给他开了一个方子，吃了一剂，鼻衄就止住了，疗效之神奇让他在 20 年后还记忆犹新，但是后来就得了银屑病，这两者之间是否有必然联系他自己也不太明白。

一女性患者，银屑病病史 10 年，是笔者为数不多的、舌象上有血热指征的患者。治疗按常法开膝解郁解决了不少问题。但是针对血热的治疗笔者并不满意，一直在想如何给她的血热找"出路"呢？

也是夏天，一次门诊，患者问："月经刚完 5 天又来，血量很多，要紧吗？"笔者回答："只要精神不错，不太难受，就不怕。"患者平素月经来时下腹痛、怕冷，治疗后月经来已无不适（可以认为是道路畅通了）。这次月经刚完又来，笔者认为是体内的邪气被自发疏导的表现，只要身体可以吃得消，医者完全可以静观待变（或者叫坐享其成）。

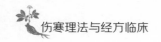

这次非常规的月经一直来了18天！量很大，但患者精神一直不错。期间，笔者为之制订的方案为疏导郁热、养护脾胃、不涉下焦、听其自治。这次大量出血后，血热征象明显减轻，银屑病治疗更为顺利。

同样是夏天（从夏季脉当洪可知，夏天气血旺盛是正常的。如果这个旺盛失于常度，自发地寻找排邪之路，在医学上是应该被鼓励的。夏季是一个开放的季节，"使气得泄"应该是夏季养生的主旋律，这个过程中身体内自发的疏泄不仅不应该压制，而且应该鼓励，可行的鼓励手段是《黄帝内经》中讲的"无厌于日……若所爱在外"），同样是大量出血，我们可以做一个假设：如果前者没有经过以止血为目标"顿挫病势"的治疗，如果后者应用了止血的治疗，是不是结局会大不相同呢？

很多的症状，如前文讲的自发出血一样，其实质都是身体自发寻找的出路。医生要做的是，认识症状对医学的引领作用，顺着身体自发寻找的、最佳的出路去治疗、去疏导，而不是去压制、堵路。

至今为止，医学对于人体的奥秘知之甚少，千万不可在人体——这个大自然的杰作面前，狂妄地说"医道已了"。我们所能做的只有学习自然的规律，顺应自然的需求，让自发的排邪过程容易让患者接受，这是健康医学的大原则和大方向，是不容置疑的。

一次和同道及患者的交流中，谈到人体自发的"出邪之路"有哪些，大家的认识已经很到位。讨论中谈到的有：汗、二便、吐；鼻血、月经；发热、发炎；皮肤病……总之，所有的正邪交争引起的症状，都有"给邪出路"的意义在里头，不可以盲目地压制。

病势比较急，多是正邪交争的阳性阶段，这个时候顺应或者旁观都是可以的（前提是患者精神尚可），多可不药自愈，千万不可"顿挫病势"。病势是正邪交争，是排邪反应，你去"顿挫病势"，说白了就是打击人体的正气，让其无力交争。

当然，如果"顿挫病势"指的是像大禹治水那样让"给邪出路"的过程更顺畅，而达到"病势"缓解，这是应该鼓励的，可是不能用"顿挫病势"这个名词，有误导之嫌。

而且"出邪之路"中，发热是最值得关注的。"发热恶寒者发于阳，无热恶寒者发于阴"，发热对于阴阳的分别意义重大。如果把发热当作一个症状，你会误以为快速地退热是正确的；而如果把发热理解为，人体在为自身的健康"给邪出路"的时候，你也许会认为，让发热来得更顺畅些才是对人体更为有利的。"发热为百病之源，误治是万病之本"，笔者经常和患者交流这句话，已经懂得人体医学、健康医学道理的患者，多会会心一笑，同时引以为鉴。

农夫山泉的广告语说"我们只是大自然的搬运工"。作为一个中医，我给自己的定位是：我只是大自然的模仿者、学习者。

"中医的本质是自然医学"，是顺应自然，是让自然的表现更自然、更顺畅，而不是相反。

中医的本质是自然医学 2——"享受"发热，无为而治

● 在安全的前提下，发热顶多算是"短痛"。因发热处置不当带来如银屑病之类的复杂疾病则是心理、身体双重的"长痛"。合理处置"短痛"可以预防"长痛"、治疗"长痛"。而太多治疗急功近利，一味退热。

● 发热时，人体郁闭的阳气被激发，同时会激发更多的阳气加入战斗，是难治病的"欲解时"。这个时候只要没有生命危险，最好的治疗就是帮助人体的阳气"一鼓作气，攻克顽结"。

如何对待发热？

若问中医，回答多是解表散热、攻里泄热、甘温除热、滋阴降热等；若问西医，多是消炎、退热。无论中西医，大都把发热当作"病"来对待，一见发热就想要抑制之、消除之（甚至是掩盖之），几成思维定式。那么，这样对待发热是否正确呢？

首先我们需要思考，人为什么会发热？进而可以尝试，在安全的前提下不去退热会怎样？改变对症治疗的思维惯性，思考从"以人为本、长治久安"出发，"放任"身体热一段时间是对长远的健康更好还是不好呢？

笔者试着给出一些临床事实和理论探讨，希望给患者及临床医生一些借鉴。

因发热加速病愈者多。

案例一

宋某，男，36 岁，银屑病病史 16 年。

患者诊治之初，笔者通过其病程缓慢、病变局限、皮损肥厚判断为阴证。给予适当治疗后，精神渐好，出汗渐匀，头部、小腿部皮损消失，只剩面部难以攻克。常诉面部皮损僵硬不适，整体辨证为热郁阳明，处以大剂白虎汤为主收效不显。尝谓凭药力难于散结，如果可以通过调整正气，有诱因激发发热则会帮助治疗。

2013 年 9 月 30 日复诊：患者诉 3 天连续发热，体温 38℃，因知笔者关于发热的理论，故未用消炎、退热药物，3 天后自行热退，自觉与之前相比，明显精力充沛，出汗变得容易而均匀，吃饭时胫前也可以出汗。最让患者欣喜的是，热退后面部僵硬感消失，自觉柔软灵活了，之后的治疗也由于这次发热而变得顺利很多。

案例二

何某，男，26 岁，银屑病病史 7 年。

患者高中时得了支原体肺炎，高热不退，咳嗽严重，后来去医院诊治，经过一个多星期的打针、输液，终于"好了"（症状减轻或者消失），可真正的烦恼却来了。身上开始出现红色的小斑点，后来越长越大，慢慢表皮上附着了银白色的皮屑，确诊为银屑病。

7 年来四处就医，皮疹顽固难愈，几乎丧失治愈的信心。求治于笔者后，其精神、出汗、皮损都在好转，只有小腿几处顽痰死结变化甚微。

2013 年 11 月 19 日复诊：患者诉出现发热，扁桃体化脓，均未用药，后发热自行消退，扁桃体自愈，皮损也大为改观。之后患者用以下文字回顾了这次发热的经历：

张大夫曾说要是有发热和感冒的情况，只要不危及生命就不用管，让它热下去，自己慢慢退掉……

现在真的开始发热了，下午就感觉不舒服，晚上体温 38.3℃。我没喝任何退热药，一直喝水、喝水，就这样熬过了第一晚。

第二天早上体温 39.2℃，身上特别难受，腰疼，腿疼，仍坚持在被子里躺着，出了一身一身的汗，晕晕乎乎的，被子里都是潮潮的。

第三天还在 39℃左右……

第四天体温终于缓缓降了下来，精神也好多了，可是扁桃体又开始疼了。心想，糟糕，不会是扁桃体发炎了吧。

果不其然，第五天扁桃体化脓了，但是没有发热。"多喝水，多喝水"，谨记张大夫的话，没有吃药。

就这样折腾了一个星期，热退了，嗓子不疼了，我发现身上许多地方小的癣没有了，稍大一点儿的也退下去了，依稀能看见些红色的印记。那时候心里真的太高兴了。

以上只是众多案例中的两例。

治疗前应先审视发热。

笔者在临床中遇到发热，并不急着去退热，而是首先判断能否接受发热对身体造成的危害程度，接着评估发热对患者机体产生的长远影响，最后才决定是退热或是助热。

按中医分析，病机属阴者，发热多可以帮助疾病由阴转阳，这时候笔者多会力陈利害，让患者明白在保证安全的情况下"享受"发热的好处。因为，经过发热（自愈过程）而缩短治疗进程的例子太多了。

与借由"发热"进入治疗快车道患者不同的是，有越来越多的患者和医者由于不懂"发热"对人体的好处，盲目地打击发热、掩盖发热，从而让身体变坏、小病变大病。

如患者安某，男，21岁，2013年9月26日初诊，有银屑病病史一个半月。

诊断完后，笔者问其最近有无发烧情况。患者诉今年农历七月初二发热，至39℃，医生处以安乃近退热。大约10天后，身上开始起疹，医院诊断为银屑病。

这样的例子太多了。

善待短痛，预防长痛。

笔者认为，在安全的前提下，发热顶多算是"短痛"。与此相对，因发热处置不当带来如银屑病之类的复杂疾病便是心理、身体双重的"长痛"。

"短痛"处置合理可以预防"长痛"，治疗"长痛"。而太多治疗急功近利，只会"对症治疗"的医生看不到这一点。

发热是阳气与外邪相争的结果。初感外邪，能热起来，整体阳气振奋就能把邪气赶走，迅速治愈疾病。久病之后能热起来说明阳气的功能在恢复，疾病有速愈之机。

小病不怕热，只要安全，热就是在治病。对于顽固难治的病，怕的是热不

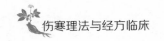

起来，而不是发热。

在经历了很多银屑病患者偶然"发热"而获得很好临床效果后，在发现有很多患者由于外感病发热被误治而得银屑病后，笔者越来越坚信正视"发热"的益处是重要的，希望更多的医生和患者能认识到这一点。

意识到这一点，就不会盲目用抗生素或者寒凉中药去退热，而是尊重身体的"自卫反击"，更重要的是，可以在关键时刻助人体正气一臂之力。

无为而治是不妄为。

笔者将当今多数银屑病患者的核心病机归为表闭热郁，无论皮损是"冰"——寒湿积聚，还是"胶"——湿热胶着。患者常常感觉身体整个暖不起来，或者是上面易上火而下焦寒湿重。

这一类病人，有的是天生体质偏寒，有的则是多年用药及不良生活习惯损伤了阳气。但他们有一个共同的特点，就是不容易发热，甚至连低热的时候都很少。

对于表闭热郁的银屑病患者来说，或阳气不足，或阳气不用，都存在阳气郁而难伸的情况。发热时，人体郁闭的阳气被激发，同时会激发更多的阳气加入战斗，是难治病的"欲解时"。这个时候只要没有生命危险，最好的治疗就是帮助人体的阳气"一鼓作气，攻克顽结"。

作为医者，如果没有十足的把握采取最恰当的治疗帮助患者时，不如做好粮草接应，观敌瞭阵。这个时候，无为而治也许就是最好的治疗。

"无为"并不是不作为，而是不妄为。静观人体的自愈进程，伺机而动——这是属于"道"层面的治疗，非只懂"术"、只知方症对应的医者可比。

有了这样的思维认识，才能在保证患者安全的情况下，从容不迫地对待发热。"坐享其成"，让很多难治性银屑病患者的治疗以发热为拐点出现阶段性转折。

如果医生治病只是为病人消除了症状而不考虑病人的整体，甚至以牺牲长远的健康作为代价，消除症状，其实质是在害人。医学要寻求真正的治愈，必须要以人为本，整体兼顾，实现人体的长治久安。

希波克拉底曾经说过："自然是疾病的医生。自然能自己发现治疗途径和方法。"老子更是有"无为而治"的高见。在笔者看来，一位高明的大夫并不应时时想着如何"干预"人体，而应该学会更多地向人体的自愈能力学习，顺应自然之道，无为而治。

而"发热"作为人体自愈过程的外在反映，是应该抑制、应该掩盖，还是应该顺应、帮助？这个问题应该不难回答。

总体战略上应该顺应，而战术上则需要三因制宜。笔者认为，可以"享受"者应该有十之七八；至于发热的痛苦，应是"短痛"。明白此理，我们便可以"痛并快乐着"，享受发热了。

"经方相对论"讲座实录（节选）

嘉宾：高建忠　张英栋
主持：孙学达
时间：2012 年 10 月 29 日
地点：山西中医学院图书馆一层学术报告厅

主持： 两位老师，既然我们今天的讲座叫"经方相对论"，那我们首先就谈一下什么是经方吧？

高： 学术界一般会把张仲景著作里面的方剂看作为经方。当然，部分学者认为后世的一部分比较高效的、临床用起来好用的、能经得起临床检验的方剂也归为经方，也就是我们通常所说的广义的和狭义的经方概念。我们现在所说的"经方热"，这里的经方是指狭义经方，即张仲景著作里面的方剂，包括《伤寒论》和《金匮要略》。

主持： 那经方有什么区别于其他的特点吗？

高： 这个问题我们在书上可以看到各种答案，比如有人会概括出几点几点。

在我学习和使用经方的过程中，我感觉它最大的特点有两点：

一、见效快

典型的比如《伤寒论》里面的麻黄汤。如果用得好的话，一剂药甚至一剂药都用不完就见效了或治愈了。还有大承气汤、白虎汤、小柴胡汤、四逆汤、当归四逆汤等，只要方证对应，用对了，一两剂药就能取得很好的疗效，很多时候比西药要快得多。

二、组方严谨

很多经方里的用药都是很严谨的，似乎每一味药都是不可挪移的。当然，我不是说经方不可以加减。但是我在临床上仔细体会的时候，很多药是无法用后世时方里的药来替换的，特别是君臣药。比如说麻黄汤里的麻黄、桂枝，可以用什么药来代替呢？桂枝汤里的芍药可以用什么药来代替呢？小柴胡汤里的柴胡又可以用什么药代替呢？没有可以代替的。如果你想在这方面多思考一些，你可以把常用的有代表性的方子罗列出来，然后把它的君药和臣药拿出来，你试着去翻一下中药书，找找看这味药还可以用哪一味药取代它。如果你认真做这个工作了，你通常就会得到一个结论，那就是：无药可代。比如小柴胡汤里的柴胡，你在疏风清热的药里面找，肯定找不到能替代它的；麻黄汤里的麻黄，你在解表药里面绝对找不到第二味药可以代替它。

这就是经方在临床使用上我感觉最突出的两个特点。这也就是我们研究经方和使用经方的原因之一吧。

张：对于经方呢，里面有个经字，还有学者认为它是经验方，是什么时候的经验方呢？是张仲景以前的经验方。那为什么现在咱们认为它是经典方呢？因为它经历了历朝历代中医理论的锤炼。再来说什么叫经验？经历了并且验证了，有确切的疗效在里面，就叫作经验。经方的可贵之处在于，不仅有理论，还有积累了一千八百多年的后人的实践。如果把经方认为是一个经验方的话，我们就大可以现在来补充，也就是说我们可以创造自己的经验方，只要它符合中医的理论并且临床验证了是有效的。谈到仲景学说，我们不仅应该崇拜仲景的学问，更应该崇拜仲景独立思考的治学精神。现在，我们可以学着仲景创造自己的经验方，也许若干年后，它也可以称为经方。

高：这里我要说一下，张仲景著作里的经方，应该不是他一个人创作的，应该是这些方剂在临床上使用了很长很长时间，到了张仲景这一代把它们收集起来，系统整理，加以发挥，形成文字，流传到现在。从这个角度来说，把经验方归到经方里面，这个观点是对的。但是有一点我们要意识到：每个人的智慧都是有限的，不是每个人都能创造出经方来的。作为一个学者来说，首先要意识到这一点，我们才会继续去学习。

张：我再说两句。郑板桥画竹诗里讲过"十分学七要抛三，各有灵苗各自叹"。就是说，你学习的时候得带上自己的脑子，带上自己的思维去学习，"十分学七要抛三"。

中医的传承上有很多师承的、家传的。大家能看到这样一个现象：父亲是名医，他积累了一辈子的经验肯定要玩命地传给自己的后代，但到底传下来了没有？到底能不能传下来？取决于学者，而不是传者。学习的过程是无法重复的。所以作为学生、学者，我认为咱们学习的过程中，要批判地去学习，要带着自己的独立思考去学习，不要盲目地崇拜别人，不要盲目地崇拜古人。你学得再像也不可能复制别人，所以要主动地思考、创新。

冯世纶老师在作每一次演讲的时候，上台第一句话就是"各位张仲景"，（询问高）对吧？大家都是张仲景。人类的历史相对于地球或者地球上的生物的历史来说，都是非常短暂的，一千八百年，确实是弹指一挥间。面对宇宙和真理，每个人的认识都是片面的。大家应该有自信，要当仁不让，把智慧的火花留下来。

当然做学问还是要踏踏实实地。有些人没有打好根基，就想去创新；十分不要说学七，连三分都没有做好，就急着去创新，那样的创新无疑会是"无根之水、无本之木"。

主持：既然两位老师都认为张仲景的方子是经方的主体，那么现在学术界普遍争论，包括刚一学伤寒的人都会去问的一个问题——"什么是伤寒"？请问两位老师是怎样看待这个问题的？

张：这个问题呢，我做了一些功课。曹东义教授在 2002 年写了一本书叫《中医外感热病学史》，这本书的前言部分对这个问题说得很清楚，书中讲了一段和"非典"有关系的话："现在很多人将 SARS 笼统地归于温病之中，或说它属于瘟疫……《黄帝内经》的作者能说 SARS 是温病或瘟疫吗？《难经》的作者能这样叫吗？张仲景、华佗同意吗？也就是说，如果 SARS 早发生两三千年，《素问》《灵枢》的作者就会叫它热病；《难经》《阴阳大论》、仲景、华佗、王叔和、葛洪、孙思邈等不约而同地就会把它叫作伤寒；曹植、吴又可必定力争这是疫气；叶薛吴王等温病大家势必异口同声说这是温病。都是先哲，所言全都在理，我们应当听谁的？各有经典传世，至今言犹在耳，我们能否定谁？伤寒的前身叫热病，在《素问·热病论》里面讲"今之热病者，皆伤寒之类也"，"夫伤于寒者，则为病热"。《黄帝内经》时代的热病就是伤寒时代的伤寒，然后经过不断演变。我认为这种认识上的变化是有主线的，这种演变的主线就是历史气候的变迁。《黄帝内经》时代气温偏热，大家更着重于讲热病；到了东汉时代气候忽然变冷，大家认为主要矛盾在于伤寒，所以把这个病笼统地叫作伤寒；到了温病时期又有了广义的温病。所以我们可以这样认识：热病、伤寒、温病说的是一回事情。只是在某一个时代，要强调的重点是不一样的。每个时代认识问题的角度和方法是客观使然的，不是主观的。

主持：那寒温之争的本质到底是什么？

张：寒温之争的本质是"盲人摸象"，大家都只看到了一个片面。

高：从学术的发展角度来看，张老师的这种治学方向是对的。比如从《黄帝内经》到《伤寒论》，再到《温病学》，到我们现在。但是当我们把伤寒这两个字回归到《伤寒论》的时候，我们需要去明白张仲景在写"伤寒"这两个字的时候究竟他的本意是什么。他的本意我觉得不应该是热，他的本意我觉得应该是"伤于寒"，就是论述寒邪的。当然这是属于学术问题，是有争议的，这没有关系。但是我们在研究经方的时候，在研究《伤寒论》里面方子的时候，伤寒的六经病，它的治疗有了主导思想：从寒治。张仲景的《伤寒论》是以寒立论，不管这个病到了哪一经，不管是哪一病，它最终的治疗转归是让邪气外出。邪气如果从太阳走，那是寒邪；从少阳，它要枢转推到太阳；从阳明走是热邪。但是这个热邪我们从它的处方慢慢去体会，它是从郁热的角度考虑。包括到三阴，他仍然念念不忘把这个寒邪从阴推到阳，再从太阳发出去。如果郁久化热，我们清热；如果正气虚，我们扶正。整个我们慢慢地梳理能发现，《伤寒论》理论的基调是落在一个寒字上。因此我觉得，我们把狭义的伤寒的概念仍然可以理解为伤于寒。如果我们把伤寒理解为热病的时候，就是张老师刚才说的，伤寒和温病的区别。如果我们把伤寒局限于这种狭义伤寒的概念，那么伤寒和温病就比较有意思了。当我们看温病学家的著作时，我们能发现吴鞠通在《温病条辨》里面明确地告诉读者，我的著作是"羽翼伤寒"。就是说《伤寒论》从成书到清代，以前大家在研究使用这么长时间了，这么漫长的时间里，很多学者发现，《伤寒论》远远不足以满足临床上我们对所有外感热病的治疗。基于这种现状，吴鞠通在前人的基础上，当然这个前人最直接的就是叶天士。当然叶天士还有他的前人。就是说一代一代学者的努力，最后把叶天士、吴鞠通推到历史的平台上，形成温病学派。也就是说温病学派的出现是为了补充伤寒学而出来的。它不是另起炉灶，它都是为外感学说服务的。作为外感学说的组成部分，伤寒学派和温病学派到这个阶段可能就相对比较完善了。当医学继续往后发展，在我们手上或我们后代手上，会不会再补充别的学说这都是有可能的。我们现在在临床上也能发现我们的中医临床仍然不是非常完美的，我们在临床上仍然会有很多误区或者很多盲区。对于外感热病的治疗，我们仍然能说对于一部分病我们无能为力。这时候随着时代的发展，有可能会有新的学说出现去补充发展原有的学说。应该是我们不要把伤寒和温病对立起来，但是由于各个医家师承的不同、经历的不同，甚至他的病人群的不同，包括他所处的地域的不同，导致了有一部分临床家擅长伤寒，一部分临床家擅长温病。但是这仅仅是擅长而已。从一个完整的或是完美的医生的角度来说，做学问你可以把它分开来，你可以把它合起来，这无关紧要。但是做临床和做学问不一样，做临床你只能，或者说唯一能做的就是择优而用，你不可以随便把二者混合起来，或是随便抛弃一方面的东西。比如说，当我们需要用麻杏石甘汤的时候，我们绝对不可以拿桑菊饮来凑合，当我们需要用桑菊饮的时候，你绝对不能说我只会用伤寒方，我拿麻杏石甘汤就能治了，那不一样。既然我们有更好的手段可用，我们就应该全部拿过来使用。这是我对伤寒和温病的认识。

张：对于这个寒温之争，我认为应该在很好地继承的前提下再去对待它的"争"，就是在理论上分开它，但是在临床上要合起来用。首先叶天士是一个伤寒大家，吴鞠通对于经方的研究也非常深入。前一段我在北京，讲的一个专题叫"给湿出路"。准备时参考了很多资料。在《伤寒论》和《金匮要略》，也就是仲景的体系里，风湿讲得比较多，寒湿也讲了一些。但是要找湿热的资料，就需要去参考温病的东西。为什么我前面说我们要在很好地继承的前提下，再去选择，或者说在别人的基础上你再去创新呢？比如说三仁汤和甘露消毒丹，在湿热这方面已经非常好用了，我们要做的就是去查缺补漏，去补充新的。像温病羽翼伤寒，它也是因为伤寒有一些东西解决不了临床的问题，它才会提出来。不是说主观的，而是说有客观的必然性，就是说温病的出现是时、势使然。

主持：两位老师怎么看"古方不治今病"这句话呢？

高：其实这是一种误解。我们现在用的都是古方，我们现在的《方剂学》里学的都是古方。复方里可能有今人的方子，不过大家看到今人的方子都是拿古方来加减的。"古方不治今病"应该是有它产生的基础。它产生的基础就是说有一部分后学者只是死记硬背，不会变通，就是说不会加减。你比方说碰到个外感热病，他只记得说我们应该开太阳，只会用麻黄汤、桂枝汤。他不会变通，他没想到后世医家早就变通了。你比如说九味羌活汤、荆防败毒散这些方子都可以开太阳的，不是只有麻黄汤、桂枝汤可以开太阳的。我们在学古方的时候要学会变通。当然，如果说古方不治今病的话我们也没必要学《伤寒论》了，《金匮要略》也没必要学了。应该说还是要立足于在继承古方的基础上，我们再说别的。其实最早这句话的提出，我不知道这句话是谁说的，但是古书上说到张元素曾提出来说"古方今病不相能"，就是说古代的方子和现代的病不是那么很吻合的。于是张元素在他学说里面力倡变通，力倡创新。其实金元医学的出现，对伤寒学应该是一个很大的变革。整个伤寒学特别讲究对经方的传承。而金元医学出现了，整个金元医学提倡的是一种创新，提倡一种变革。当金元医学再往下传承到明清的时候，特别是清代的时候，大家在临床上也发现有很多人变得找不着北了，变得不知道飘哪儿去了。于是才有了陈修园他们这一派大力呼吁我们要用古方，并且要用原方原量，不要随意地加减。也就是每个人立说都是在一种纠偏的环境，在一种特别的环境里面他去纠偏，其实没有什么特别的。

张：为什么有人认为"古方今病不相能"？一个是因为方学得不好，学的时候就是刻舟求剑，没有去思考它的理。一个是病症思考得不够，没有找到病症背后的理。

我一直认为学习伤寒、学习经方，首先要以它的理法为重。每个大家制方的时候有制方的理。如果这些东西你明白了，你就可以灵活应用古方治疗今病了。只要立足于理，古方今方都可以用。比如银屑病，现在通常的观点认为它应该是从血来治的，以血热为核心，有血热、血虚、血燥、血瘀。我经常讲，如果退上五十年、退上一百年我也可能会以血来论治。但是到现在为什么我会更多地用伤寒的方法，更多用经方来治呢？因为时变了，就是天、地、人都有变化。因时、因地、因人制宜，只要做到了三因制宜，古方今病是相能的。如果该用伤寒方的时候用了温病方，自然不相能，所以治病需探求病之理，用方需探求制方之理。我们学习古方学的就是制方之理，而不应该仅仅是这个方剂的药物组成，等等。你知道这个方子由什么药物构成，它的剂量比是什么，它在原文中治疗的是什么病，这只能说你见过这个方子，不能说你看懂了这个方子。

你学一个方子，应该学到什么程度呢？高建忠教授在他的书里讲过一个四味羌活汤，他认为此方的制方之理直追麻黄汤的制方之理。只有你对于麻黄汤的制方之理有所认识，在琢磨四味羌活汤的时候，你才会认为四味羌活汤的制方之理与麻黄汤的制方之理，它们两个有一些类似的地方。我认为古今理是通的，只要立足于理，古方今病，或者说古代的理论等都可以一以贯之。在《黄帝内经》上讲的就是说，"知其要者，一言而终，不知其要，流散无穷"。

主持：两位老师，我们知道一提伤寒不能不说六经，六经和六经辨证是《伤寒论》的特色。那伤寒的六经究竟是什么呢？

高：伤寒的六经实质，历代的学者都在探讨，都在争论。当然，应该是每个人心目中都有自己的六经。我们无法做到学术上的统一，因为我们真不知道当时张仲景在写《伤寒论》时他心里想的是什么。问题是张仲景也没有写六经病和六经，而六经这个概念又是后人给加上去的，于是我们学术界就存在这种争论。这倒没关系，这种争论本身会从不同的角度对同一个问题去研究，对我们后学其实是有用的。我们在《伤寒论》的教材里面学到的六经概念或是六经辨证的概念，基本上是基于六经、六经病辨证是以脏腑、经络和气化这三个方面的学说共同来构建的这些理论。但是当我们认真仔细地再去思考的时候会发现，我们用这种理论解释不了《伤寒论》里所有的方子。由于它不足以解释全部，就有别的学者从其他方面去解释它。到现在为止，每一种学说都有它的缺陷、它的不足。而经方界有一部分学者拿八纲来解释六经，就是用阴阳表里寒热虚实来解读六经。六经是怎么来的？冯世纶教授是这样解读的：我们把所有的病分为表证、里证、半表半里证，这说的是病位。在病位的基础上配上虚实寒热的病性，就会得到：在表的虚证、实证，在里的虚证、实证，在半表半里的虚证、实证。这样，三个病位配上一对病性就得到六经。在表的表实证为太阳病，在表的表虚证是少阴病，在里的里实证是阳明病，里虚证是太阴病，半表半里的实证是少阳病，虚证是厥阴病。这种解读和教材上完全不一样。大家知道山西有个"三部六病学派"，这个学派也是这样解读的。不过有一点和胡希恕老、冯世纶老的解读不一样，他们把少阴和厥阴摆的位置不一样，交叉了一下。大家感兴趣的可以看一下。

在临床上我体会六经辨证和脏腑辨证是完全不一样的。六经辨证是基于阴阳学说构建的，脏腑辨证是基于五行学说构建的。两者各有长处，需要大家在以后的学习和临床中仔细体会。

张：这个问题问的是六经，有的学者认为应该回归伤寒去学习伤寒，而伤寒中没有六经这一概念。伤寒里有六病，没有六经。所以准确地讲应该叫六病辨证，而不是六经辨证。对于六病辨证、八纲辨证和目前比较容易入手的方证辨证，它们的不同呢，我也进行过很多思考。八纲辨证，是病性的一些相对思辨，我不认为表、里是病位，我认为它还是病性的概念，因为对有没有半表半里这个病位呢，很多人做过深刻的思考后都持怀疑态度。六病辨证，应该怎么去思考它呢？很多有威望的搞《黄帝内经》的教授统计过关于三阴三阳的分类有二十多种，然后到了张仲景时代，他总结以前的和他自己的经验的时候，用了三阴三阳的这种归类方法。六病辨证实质上是对所见的临床症状、机理的概括与总结，所以应该叫六类，不存在六经。为什么有这么多的争议呢？就像是《红楼梦》有红学这个说法一样，伤寒呢应该有伤寒学这样一种说法。《红楼梦》从各个角度讲，大家都看不清，说不明，伤寒亦如此。既然说不清，我们可以立足于自己的临床，比方说你看哪一类病多一点，你可以就这一类病，创造属于自己的六病辨证，这样才能切实地指导自己的临床。

主持：刚才两位老师提到了关于经方的派别，那能不能给我们梳理一下经方的派别与趋势，以及它发展的历史大脉络？

高：当伤寒学从张仲景时代传承到明清的时候，中国人和日本人各自走了一条道，确实这一点很明显。后来中国人又从日本人那里学习、参考了他们的东西。我们中国人不屑于形而下的东西，特别是明清儒家们，他们眼睛翘得高高的，总是盯着那些形而上的东西。而日本人是很谦虚的，他们不去搞那些形而上的东西，什么天啊地啊的，他们很实在，只说这个方子怎么用，在临床上怎么才能治得了病，治什么病。所以我们能看到很多关于这方面日本人写得很精彩的内容。当然你在某一个阶段的时候看这些书会特别兴奋特别激动，觉得学到了很多知识。当你看得多了，你会发现，就这么多了，觉得没意思。也就是说，如果你需要在这个基础上继续进步的话，你还必须回归到形而上的内容。可能因为传统的问题，中国人和日本人做事的思维真的不一样，应该说各有长处。

张：我认为可以把学习经方的这些流派笼统地分两类：一类由难到易，一类由易到难。由难到易就是说先学习理论，然后再理、法、方、药一步一步下来。由易到难呢，方子治什么证、什么病，药治什么证、什么病，由此入门，再去找里面蕴含的机理。我认为我们学者这两种方法都应该学，对于方证、药证这种日本人的学习方法，我觉得很踏实。但是如果没有与人结合紧密的理（中医的生理病理），只立足于方证的话，可以治一些小病，但只是一些别人论述过的病，因为你更多的是做一个总结的工作。但是有理的话，你就可以做一些推理，别人没论述过的病，你也可以推理出来。所以我认为，症状有症状的道理，方药有方药的道理。方、药与证、症之间应该有一个桥梁，就是理。初学可以暂时对理的关注少一些，但是要登堂入室，绝对不能忽略理。

主持：谢谢老师！我知道大家还有很多问题想问二位老师，但时间有限，我们今天的讲座就到此为止，如果大家想了解更多的话，就登陆我们论坛去了解吧。请大家用最热烈的掌声欢送我们二位老师！（雷鸣般的掌声……）